大医传承文库·疑难病名老中医经验集萃系列

失眠全国名老中医治验集萃

主编 翟双庆

全国百佳图书出版单位
中国中医药出版社
·北京·

图书在版编目（CIP）数据

失眠全国名老中医治验集萃 / 翟双庆主编 . —北京：
中国中医药出版社，2024.1
（大医传承文库 . 疑难病名老中医经验集萃系列）
ISBN 978-7-5132-7955-0

Ⅰ . ①失… Ⅱ . ①翟… Ⅲ . ①失眠—中医临床—经
验—中国—现代 Ⅳ . ① R256.23

中国版本图书馆 CIP 数据核字（2022）第 231751 号

中国中医药出版社出版
北京经济技术开发区科创十三街 31 号院二区 8 号楼
邮政编码　100176
传真　010-64405721
保定市中画美凯印刷有限公司印刷
各地新华书店经销

开本 710×1000　1/16　印张 19.5　字数 285 千字
2024 年 1 月第 1 版　2024 年 1 月第 1 次印刷
书号　ISBN 978－7－5132－7955－0

定价　49.00 元
网址　www.cptcm.com

服 务 热 线　010-64405510
购 书 热 线　010-89535836
维 权 打 假　010-64405753

微信服务号　zgzyycbs
微商城网址　https://kdt.im/LIdUGr
官 方 微 博　http://e.weibo.com/cptcm
天猫旗舰店网址　https://zgzyycbs.tmall.com

如有印装质量问题请与本社出版部联系（010-64405510）

《失眠全国名老中医治验集萃》
编委会

《大医传承文库》
顾 问

顾 问（按姓氏笔画排序）

丁　樱	丁书文	马　骏	王　烈	王　琦	王小云	王永炎
王光辉	王庆国	王素梅	王晞星	王辉武	王道坤	王新陆
王毅刚	韦企平	尹常健	孔光一	艾儒棣	石印玉	石学敏
田金洲	田振国	田维柱	田德禄	白长川	冯建华	皮持衡
吕仁和	朱宗元	伍炳彩	全炳烈	危北海	刘大新	刘伟胜
刘茂才	刘尚义	刘宝厚	刘柏龄	刘铁军	刘瑞芬	刘嘉湘
刘德玉	刘燕池	米子良	孙申田	孙树椿	严世芸	杜怀棠
李　莹	李　培	李曰庆	李中宇	李世增	李立新	李佃贵
李济仁	李素卿	李景华	杨积武	杨霓芝	肖承悰	何立人
何成瑶	何晓晖	谷世喆	沈舒文	宋爱莉	张　震	张士卿
张大宁	张小萍	张之文	张发荣	张西俭	张伯礼	张鸣鹤
张学文	张炳厚	张晓云	张静生	陈彤云	陈学忠	陈绍宏
武维屏	范永升	林　兰	林　毅	尚德俊	罗　玲	罗才贵
周建华	周耀庭	郑卫琴	郑绍周	项　颗	赵学印	赵振昌
赵继福	胡天成	南　征	段亚亭	姜良铎	洪治平	姚乃礼
柴嵩岩	晁恩祥	钱　英	徐经世	高彦彬	高益民	郭志强
郭振武	郭恩绵	郭维琴	黄文政	黄永生	梅国强	曹玉山
崔述生	商宪敏	彭建中	韩明向	曾定伦	路志正	蔡　淦
臧福科	廖志峰	廖品正	熊大经	顾正华	禤国维	

总 前 言

　　名老中医经验是中华医药宝库里的璀璨明珠，必须要保护好、传承好、发扬好。做好名老中医的传承创新工作，就是对习近平总书记所提出的"传承精华，守正创新"的具体实践。国家重点研发计划"基于'道术结合'思路与多元融合方法的名老中医经验传承创新研究"项目（项目编号：2018YFC1704100）首次通过扎根理论、病例系列、队列研究以及数据挖掘等定性定量相结合的多元融合研究方法开展名老中医的全人研究，构建了名老中医道术传承研究新范式，有效地解决了此前传承名老中医经验时重术轻道、缺乏全面挖掘和传承的方法学体系和研究范式等问题，有利于全面传承名老中医的道术精华。

　　在项目组成员共同努力下，最终形成了系列专著成果。《名老中医传承学》致力于"方法学体系和范式"的构建，是该项目名老中医传承方法学代表作。本书首次提出了从"道"与"术"两方面来进行名老中医全人研究，并解析了道术的科学内涵；介绍了多元融合研究方法，阐述了研究实施中的要点，并列举了研究范例，为不同领域的传承工作提供范式与方法。期待未来更多名老中医的道术传承能够应用该书所提出的方法，使更多名老中医的道术全人精华得以总结并传承。本书除了应用于名老中医传承，对于相关领域的全人研究与传承也有参考借鉴作用。基于扎根理论、病例系列等多元研究方法，项目研究了包括国医大师、院士、全国名中医、全国师承指导老师等在内的136位全国名老中医的道与术，产出了多个系列专著。在"大医传承文库·对话名老中医系列"中，我们邀请名老中医讲述成才故事、深入解析名老中医道术形成过程，让读者体会大医精诚，与名老中医隔空对话，仿佛大师就在身边，领略不同大医风采。《走近国医》由课题组负责人、课题组骨干、室站骨干、研究生等组成的编写团队完成，阐述从事本研究工作中的心得体会，展现名老中医带给研究者本人的收获，以期从侧面展现名老中医的道术风采，并为中医科研工作者提供启示与思考。《全国名老中医效方名论》汇集了79位全国名老中医的效方验方名论,是每位名老中医擅治病种的集中体现,荟萃了名老中医本人的道术大成。"大医传承文库·疑难病名老中医经验集萃系列"荟萃了以下重大难治病种著作:《脑卒中全国名老中医治验集萃》《儿科病全国名老中医治验集萃》《慢性肾炎全国名老中医治验集萃》《慢性肾衰竭全国名老中医治验集萃》《2型糖尿病全国名老中医治验集萃》《慢性肝病全国名老中医治验集萃》《慢性阻塞性肺疾病全国名老中医治验集萃》《免疫性疾病全国名老中医治验集萃》《失眠全国名老中医治验集萃》《高血压全国名老中医治验集萃》《冠心病全国名老中医治验集萃》《溃疡性结肠炎全国名老中医治验集萃》《胃炎全国名老中医治验集萃》《肺癌全国名老中医治验集萃》《颈椎病全国名老中医治验集萃》。这些著作集中体现了名老中医擅治病种的精粹,既包括学术思想、学术观点、临证经验,又有典型病例及解读,可以从书中领略不同名老中医对于同一重大难治病的不同观点和经验。"大医传承文库·名老中医带教问答录系列"通过名老中医与带教弟子一问一答的形式,逐层递进,层层剖析名老中医诊疗思维。在师徒的一问一答中,常见问题和疑难问题均得以解析,读者如身临其境,深入领会名老中医临证思辨过程与解决实际问题的思路和方法,犹如跟师临证,印象深刻、领悟透彻。"大医传承文库·名老中医经验传承系列"在扎根理论、处方挖掘、典型病例等研究结果的基础上,生动还原了名老中医的全人道术,既包含名老中医学医及从医过程中的所思所想,突出其成才之路,充分展现了其学术思想形成的过程及临床诊疗专病的经验,又讲述了名老中医的医德医风等经典故事,总结其擅治病种的经验和典型医案。"大医传承文库·名老中医特色诊疗技术系列"展示了名老中医的特色诊法、推拿、针灸等特色诊疗技术。

以上各个系列的成果,期待为读者生动系统地了解名老中医的道术开辟新天地,并为名老中医传承事业做出一份贡献。

以上系列专著在大家协同、团结奋斗下终得以呈现,在此,感谢科技部重点研发计划的支持,并代表项目组向各位日夜呕心沥血的作者团队、出版社编辑人员一并致谢!

总主编　谷晓红

2023年3月

前　言

　　《失眠全国名老中医治验集萃》是"国家重点研发计划——基于'道术结合'思路与多元融合方法的名老中医经验传承创新研究"（NO.2018YFC1704100）之五"东北部地区名老中医学术观点、特色诊疗方法和重大病防治经验研究"（NO.2018YFC1704105）的重要成果。本著作编写不局限于课题研究地域，在全国范围内搜集名老中医治疗失眠经验，在此对参编的名老中医工作室一并致谢！

　　名老中医是中医理论和临床实践的杰出代表，兼收并蓄前人经验，善于抓住疾病本质，思维严谨，用药精准，是中医从业人员的学习楷模。继承发扬名老中医的学术思想，提高中医临床疗效水平势在必行。为系统呈现名老中医群体治疗该病经验，本书荟萃了来自全国8个地区的12位国家级名老中医，分别是国医大师王琦教授、孙申田教授、严世芸教授，全国名中医王辉武教授、刘茂才教授、李景华教授、张之文教授、张震教授、项颗教授，全国师承指导老师谷世喆教授、商宪敏教授、曾定伦教授。他们在失眠治疗领域独具特色，在全国享有盛誉。他们的学术经验荟萃，将会对中医从业人员诊治失眠具有极大的指导作用。书中按照名老的姓名笔画顺序进行排序，逐一介绍名老的治疗经验及学术观点。

　　该分册分别从医家介绍、学术观点、临床特色、病案精选四方面对12位名老中医临床经验进行了阐述。医家简介部分介绍了名医的学术背景、地位以及成就。学术观点部分展现了名医独特的学术观点，及其源流与发展过程。临床特色部分展现了医家诊治的特点，如特色诊疗、常用方药、特殊药物剂量、药物配伍等。其中精要部分，如王琦教授从交通阴阳，调肝安魂入手，自创高枕无忧汤治疗失眠；王辉武教授自创经验方合欢解郁汤治疗情志压力所致失眠；刘茂才教授研制了院内制剂养心安神口服液，主治肝血不足所致的虚烦失眠；孙申田教授重视经络分经，结合头针、腹针等多种针法治疗失眠；严世芸教授以补肾通督为中心治疗失眠，认为生发肾中阳气可滋养脑髓，益脑即可安神；李景华教授创院内制剂益神健脑胶囊治疗失眠；谷世喆教授以"根结""气街"理论指导选穴治疗失眠；张之文教授提出失眠辨证，首辨神伤，次辨气郁，再辨本虚，后辨邪郁；张震教授提出以"两态三三构型规律"辨治失眠；项颗教授创立疏肝安神汤治疗失眠；商宪敏教授从五脏虚实角度整体辨治失眠；曾定伦教授认为心神受扰是各种失眠症的共同病机。

验案精选部分则选取了反映医家临床的经典案例，体现了老中医特有的诊疗思维。该部分通过专家按语的形式对验案进行点评，辨析患者脉证，详解诊断依据，阐释立法思路、药物加减变化等。全案例整体分析与各诊次解读相结合，体现诊次之间的动态变化，展现名医临证思维方法。此外，书中还结合实景再现当时的诊疗情况，立体展示了名老中医临床诊疗与弟子跟诊记录全貌，体现"道术结合"的传承内涵。同时，从人文关怀的层面，还原了名老中医如何用其认识感知世界的丰富经验来关切患者生命及与之共情的过程，增加了全书的高度和温度，是中医从业人员学习不同名老中医辨治失眠道术的专业书籍。

本书编委会
2023 年 6 月

目　录

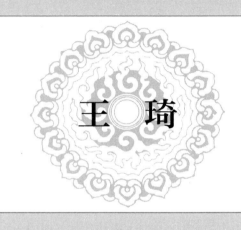

王〇琦

一、医家简介

王琦，男，1943年生，江苏高邮人。中国工程院院士、国医大师、北京中医药大学二级教授、主任医师、研究员、博士研究生导师，国际欧亚科学院院士，北京中医药大学国家中医体质与治未病研究院院长，国家重点学科中医基础理论学科带头人，国家重点基础研究发展计划（973计划）"中医原创思维与健康状态辨识方法体系研究"项目首席科学家，享受国务院特殊津贴的有突出贡献专家，人力资源和社会保障部、卫生部、国家中医药管理局遴选的全国名老中医之一，全国老中医药专家学术经验继承工作优秀指导老师，全国和北京市优秀中医临床人才研修项目优秀指导老师。现任国家中医药管理局中医体质辨识重点研究室主任，教育部中医养生学重点实验室学术委员会主任委员。兼任中华中医药学会中医体质分会主任委员，中华中医药学会常务理事，中华中医药学会男科分会名誉主任委员，中华中医药学会中医基础理论分会副主任委员，中国中医药研究促进会副会长、生殖医学主任委员，国家中医药管理局"治未病"工作咨询专家，国家中医药管理局中医药文化建设与科学普及专家委员会委员，卫生部"健康中国2020"专家组成员，中华中医药学会首席健康科普专家，科技部国际科技合作计划评价专家，优秀中医临床人才研修项目专家指导委员会成员，中华中医药学会科技创新首席科学家，中华医学会医疗事故技术鉴定专家，国家中医药管理局王琦全国名老中医药专家传承工作室指导老师，北京市中医药薪火传承"3+3"工程项目王琦名医传承工作站指导老师。英国皇家医学会会员，日本东洋医学会会员。2013年获全国优秀科技工作者称号、首都劳动奖章、何梁何利基金科技进步奖，2014年获中华中医药学会终身成就奖，2018年获中国（澳门）中华中医药杰出贡献终身成就奖。

主要从事中医体质学与中医生殖医学的研究工作。先后主持国家级科研项目16项（包括973项目2项，国家自然科学基金重点项目2项，国家社会科学基金重大项目1项），获得国家科技进步二等奖1项，省部级一等奖9

项，二等奖 6 项，发明专利 18 项。主编专著 67 部，以第一或通信作者发表中文论文 498 篇，SCI 论文 45 篇，H 指数 58，他引 20030 次。先后培养博士后 16 人，博士、硕士 120 余名，国家级学术传承 11 人，各省师承人员 60 人及省市研修人才数十名。

二、学术理念

（一）治学——临证是源头活水

从事中医工作要取得真知，重要的一点就是医生离不开病人，理论离不开实践，研究离不开临床。多年的临床实践使王琦教授深深感到，中医理论思维一旦脱离了临床，就成了无源之水，更难以谈新的进展。中医腹诊有着悠久的历史，《内经》奠定了腹诊的理论基础，至仲景已形成了较为完整的理论体系，但由于历史原因，腹诊没有得到更好地运用和发展，而日本医家从 16 世纪起开始提倡腹诊，时至今日仍广泛地运用于临床。腹诊作为中医重要的诊察手段，确有重新学习和研究的必要。因此王琦教授在临床工作中开展了腹诊的专题研究，进行腹诊的科研设计，摸索心下痞、心下痞满、心下痞坚、心下支结、胸胁苦满、腹满、腹痛、动悸、少腹急结等腹象与不同汤证的对应关系，并对胸胁、心下、少腹、脐部、大腹证等进行辨析，积累资料，写出《中医腹诊》初稿，作为研究生的专题教学讲稿。

学习借鉴前人经验，可以不断提高施治水平。仲景《伤寒论》《金匮要略》所载诸方药专力宏，法度严谨，疗效很好，被历代医家称为"群方之祖，众法之宗"，王琦教授在临床中注重经方的研究运用，取得了较好的疗效。《金匮》泽泻汤，药仅白术、泽泻两味，功能健脾利水，蠲除痰饮，主治"心下有支饮，其人苦冒眩"，治水饮之邪，上乘清阳之位所致眩晕，王琦教授常以此方加味治疗内耳眩晕症，屡获效益。又如麻黄连翘赤小豆汤，清泄湿热而兼宣透，王琦教授以本方加茜草、益母草、紫草治疗紫癜性肾炎，亦多应手。

继承老中医的经验，可使我们见到名家手眼，丰富我们的临床阅历，启迪临床思路。1976年王琦教授在全国中医研究班随岳美中、赵锡武、王文鼎、方药中等名老中医查房门诊，他们尽管学术风格各异，但均熟谙经典，擅用经方，目睹其治验甚多，常以经方起沉疴，愈顽疾，不唯理法谨严，学有渊源，且圆通活变，独具匠心。王琦教授和盛增秀等对他们的经验进行认真整理，结合自己的临床体会和近人经验写成了《经方应用》一书，由于临床实用，出版后受到了读者的欢迎。

独立思考，勇于实践。对阳痿的治疗，长期以来多从肾治，许多病人选进温补收效甚微，甚至副作用很多。王琦教授认真调查研究了许多病例，发现此病中青年患者数量颇多，甚至是新婚不久即发病，追溯病情，多由情志不遂，肝之疏泄失司引起，并不是真正的性功能衰弱。于是王琦教授试用疏肝通络法治疗，有些病人在短期内就取得了明显效果，于是王琦教授便开展了专题门诊，总结积累了一定的病例，提出了"阳痿从肝治"的论点。又如昏迷的治疗，一般多囿于心主神明，而从心治，常以"热入心包""痰迷心窍"概之。其实，"昏迷非独治心"。胃络通心，胃燥昏谵需通阳明；肝热神昏，可清泄肝热；另外，瘀阻脑窍也可神昏。如有一胡姓病人，女，45岁，因脑出血昏迷3天，住北京某医院，CT扫描发现脑有血肿。服了许多开窍药未能苏醒，王琦教授用建瓴汤为底方送服水蛭粉，24小时后开始清醒。

历史上许多伟大医学家成才的要素之一，就是扎根临床之中，否则难以有新理论、新技术的产生，这就是"纸上得来终觉浅，绝知此事要躬行"。

（二）创新——走自己的路

知识的积累固然重要，但积累知识的目的是培养能力，形成见解。1977年王琦教授与盛增秀教授提出中医体质学说时，开始杂志社有顾虑，不同意刊登其论文。说中医只有阴阳学说、五行学说、藏象学说，哪有体质学说。学说，即在学术上自成系统的主张、理论。过去没有的学说，今天可以出现。经王琦教授他们反复解释，终于发表。

体质学说的提出，起初总有人不习惯，但王琦教授并不因此而中辍，反而在原有基础上进行充实提高，并从临床上加以观察总结。终于写出了《中医体质学说》一书，江苏科学技术出版社闻讯欣然出版，并在新书介绍中指出："中医治病，非常重视人的体质差异，认为即使相同的病，它的发生、发展及诊断治疗，都会因人而异，因此需因人制宜，这种思想贯穿在整个中医学里，本书第一次把这一理论系统地加以整理，显要地给予提示，使之成为中医理论体系中一门新的、独立的学说。"方药中研究员在该书序中说："深信此书既出，必将对中医学的继承与发扬产生积极良好的作用与影响。"任应秋教授指出，开展这一问题的研究，"在医学科学发展上是一个创造，对于进一步深入研究人体具有开拓意义"。周凤梧教授说："本书作者列举禀赋强弱、年龄长幼、男女有别、疾病新久、生活优劣、地区差异等方面的因素，强调治疗时体病结合，这对指导临床确有深刻的实用价值，值得一读。"嗣后《陕西中医》《山东中医学院学报》《上海中医药杂志》《青年中医》等杂志，纷纷发表书讯、书评，该书一出，即一售而空。

10 年之后的 1987 年，中国中医研究院研究生部与河北省中医学会共同举行了首届全国中医体质学说学术研讨会，王琦教授主持了大会。国内及日本、美国、新加坡一些著名专家、单位先后发来了贺电、贺信。会议回顾了体质学说研究的发展过程及近年来的进展，肯定了已取得的成绩。1987 年王琦教授首次招收了中医体质学说研究生，并将以此作为终生研究的课题，以期使这一学说成为中医理论研究的突破口。

中医临床学科需要在实践中建设，但专门把男性病作为一个专科来研究，在国外也仅始于 20 世纪 70 年代，而有关研究表明，某些男性病将成为 21 世纪威胁人类繁衍的主要疾病。在这一背景下，王琦教授开展了男性疾病研究工作，开设了中医男科专家门诊，并担任了我国首部《中医男科学》的主编，该书系统论述了 40 余种主要男性病证的施治。男子更年期综合征、男子不育症、男性性功能障碍等，都是中医男科的重要研究对象。此外，作为研究男性生殖系统和生理结构与功能的专科，它不可能不进入一个"禁区"，即研究指导男性的性生活和性保健。1987 年 9 月 1 日《科技日报》以头版显著位置，在"我国中医界着手创建男性病专科"的标题下，详细报道了上述内容。

敢于质疑，提出新见。在《伤寒论》的教学实践中，王琦教授发现许多概念与原著相背，需要重新认识和探讨，如《伤寒论》的"六经"是不是经络的经？有没有"循经传""越经传""首尾传""传足不传手"？为了弄清这一问题，王琦教授反复认真地学习原著，并对皇甫谧、成无己等人著作进行考察，研究了日本和新中国成立以来探讨三阴三阳的文献，写出《六经非经》一文，指出六经当指三阴三阳六类病的划分，仲景运用三阴三阳作为对多种外感热病的归类，从而对某经配某病的逐一对应关系作了否定，并对太阳经证、腑证等概念作了澄清。《中医杂志》以头版位置全文发表后，一时间"风乍起，吹皱一池春水"，各种意见众说纷纭。然而在历届研究生的教学实践中，大多数同学都对王琦教授的观点给予肯定。他们说，这些观点在继承前人的基础上，以原著为凭，认识深化了，对一些方剂的认识，如小柴胡汤，冲破了"少阳专方"的框框。有的研究生说"这种教学有开拓精神，冲破了历代很多人云亦云的观点，而达到了'柳暗花明又一村'的境地"。不仅如此，近些年，王琦教授先后应邀到贵州、河北、山东、安徽、河南、云南、江苏、浙江等地讲学，这些学术观点受到广泛欢迎。王琦教授认为做学问不能以传统是非为是非，对问题怎么看就怎么说。诚如但丁所说："走自己的路，让别人去说吧。"理论不求新，就没有生命力，而治学之道贵在探索创新，故需不为成说所囿，不为众议所拘，若是陈陈相因，那只能磨灭理论的锐气，僵化人们的思想，也就不可能有新的开拓。王琦教授在《让中医学在求异思维中扬帆》一文中，表述以下思想：中医学要加速发展的进程，就必须大力提倡求异思维，从多种不同角度去思考问题，运用反常规的思路，提出同固有或流行观点不相同的见解，即标新立异。求异思维是一种崭新的探求，是开拓未知领域的犁铧，是萌生科学良知的先导，它以不同凡响的气势，激发创新的火花。然而长期以来，在中医队伍中的一些人，似乎认为求异思维大逆不道，而习惯思维才属正宗。某人某书某句话，一经流传，便成千古绝唱，凡是名人说的都对，凡是古人说的都对，这两个"凡是"，长期以来遏郁、阻碍了人们的创新思维。爱因斯坦曾说，科学不过是对日常思维的一种提炼。时至今日，时代的发展，对中医学提出了新的要求，中医理论体系和临床实践面临着新的探索和变革。中医必须在求异思维中保持蓬勃生机，这就需要胆略和勇气来探索"柳暗花明"的新天地。

（三）终身求学——不断更新优化知识结构

王琦教授认为，需要不断地更新、优化、丰富自己的知识结构。"书到用时方恨少""学然后知不足，教然后知困惑"，这是一点不假的。某种专业人才的知识结构的建立，与本学科理论体系和实践是分不开的。中医学是一个开放性的知识密集型学科，因此中医人才需要有一个网络型的知识结构。《素问·气交变大论》认为，一个合格的医生应该是"上知天文，下知地理，中知人事"。仅就《内经》所论，医学、哲学、天文、气象、地理、音律、象数无不涉猎，形成了医学知识、自然知识、社会知识相互交叉渗透的知识载体。许多名医的杰出成就与他们渊博的知识是分不开的。孙思邈对"大医"提出的标准是："学者必须博极医源，精勤不倦"，"凡欲为大医，必须谙《素问》《甲乙》《黄帝针经》《明堂流注》、十二经脉、三部九候、五脏六腑、表里孔穴、本草药对，张仲景、王叔和……诸部经方……如此乃得为大医。"所谓"大医"，用现在的话说，就是高级中医人才。

历代名医之所以取得杰出的成就，具有博大精深的学术造诣，无不与他们丰富全面的知识结构有关。张景岳深究先秦诸子、宋明理气之学，通晓天文、历法、数术、律吕，主张学医必先知易，通过消化大量知识而达到了医学高峰。李时珍数十年"耽嗜典籍，若啖蔗饴"，他除了对经典著作精读深研外，举凡"子、史、经、传、声韵、农圃、医卜、星相、乐府诸家"无不博览，可见做一个一般中医尚易，成为一个中医学者则不易。

历史发展到今天，各学科之间相互渗透，边缘学科、横向学科不断涌现，中医学面临着新的挑战。随着医学模式的演变，以及人类疾病谱和研究重点的转移，中医学要跻身于世界医学之林，取得重大进展，这就需要具备知识密集型的头脑与横向通才，既具有坚实而广博的中医基础，又兼通多学科知识，形成合理的、多样化的知识结构，还要有较好的智能和科学的方法，才能使中医学得到很好的继承和发扬。

中医临床优势是显而易见的，但有些问题不能不引起我们深刻反思，如临床思维方法与时代紧密同步问题，中医学对当代临床与三五十年前中医的不同之处缺乏深入思考，对现代条件下造成的一些职业病、放射病、药源性疾病的施治缺乏规律性认识，仅仅依靠典籍的考据印证，是远远不够的；临床中由于缺乏严密的科研设计，直接影响学术发展；现代医学的诊疗技术得到长足进步的原因，就在于它与自然科学技术的紧密结合，随着科学技术的发展而不断补充更新，中医学若仅靠原有的望、闻、问、切等手段，满足不了现代临床的需要等。王琦教授从实际情况和自然科学发展的普遍规律出发，写成了《中医临床存在的十大问题及其对策》一文，在中国中医研究院第一届中医战略学术发展讨论会演讲，被评为一等奖。《健康报》以头版头条显著位置作了重点介绍，《山东中医学院学报》《中西医结合杂志》相继发表了他撰写的有关论文和讨论纪要，引起了积极反响。1987年春，王琦教授在参加"2000年中医药学继承与发展"规划专家论证会的过程中，深深感到中医药学要加速自身发展，发挥优势，并在生命科学领域取得突破，任重而道远，时代已向这一代和未来中医工作者提出了严峻的要求，现代中医要"终身求学"，不断更新优化知识结构，建立起自己的系统工程。

三、临床特色

（一）辨体－辨病－辨证相结合的临证模式

辨体－辨病－辨证相结合是在体质、疾病、证候三者联系的前提下，根据"体病相关""体质可调"理论，以辨体论治为核心，将辨体、辨病、辨证密切结合，进行综合临床运用的一种诊疗思想。它强调辨体、辨病、辨证相结合，对全面认识疾病本质、指导临床诊治具有重要性作用。辨体－辨病－辨证相结合的诊疗思想构建起中医临床思维的新模式，形成了对人体疾病与健康生命现象的独特认知体系。

例如王琦教授治疗一患者，田某，女，45岁。既往西医诊断有更年期综合征、高血压病。因眩晕，呕恶，呕吐痰涎，肥胖超重来诊。查苔白腻，脉弦滑。王琦教授的临床思维过程是：首先针对患者辨体，根据患者的肥胖体形及白腻苔、弦滑脉，辨此患者属于肥胖痰湿体质；再以其年龄（45岁）考虑处于更年期，结合既往的西医诊断，辨病为更年期综合征、高血压；最后综合四诊资料辨证为痰湿蒙蔽清阳。治疗选用二仙汤合化痰湿的半夏白术天麻汤加减：仙茅10g，淫羊藿10g，巴戟天10g，当归10g，黄柏10g，知母6g，葛根20g，天麻10g，钩藤10g（后下），川牛膝20g，川楝子10g，白芍15g，豨莶草15g，夏枯草15g，海藻15g，清半夏9g，陈皮10g，茯苓20g，泽泻20g。此方以针对更年期体质特征的二仙汤为主方，茯苓、泽泻乃针对其痰湿体质，清半夏、陈皮、天麻、钩藤等针对呕吐、痰涎和头晕的辨证用药。

在诊疗中，体质、疾病、证候三者反映了疾病的本质、规律与特征的不同角度和不同层面。辨体是根据体质状态与特征寻求发病与治疗的规律；辨病是全过程的病理特点与规律；辨证是某一阶段的病理特点与规律。所以，三者结合起来，相互联系，密不可分，缺一不可，构成了一个完整的综合的临床诊疗模式，体现了多元和复杂的中医临床思维。若将体质、疾病、证候三者割裂开来，则不能全面准确地把握疾病现象。

王琦教授认为，在病、证、体三者关系中，体质因素是主要矛盾，体质为本，病证为标；体质是病与证的发生背景，病是第一层次，证是第二层次。对于病与证，病规定证，证从属于病；病是整体，证是局部；病贯始终，证是阶段。在辨体、辨病、辨证三者中，辨体是核心，在疾病的发生、发展、转归中，体质起着重要作用，制约和影响着证候的形成与演变，从某种意义上说，治本即是治体，立法处方要充分考虑体质因素。

（二）主病主方的组方用药特点

王琦教授根据清·徐灵胎《兰台轨范》中提出的"主病主方主药"思想，将主病主方的内涵界定为，一病多方中高度针对贯穿整个疾病始终的主导病机的方剂。如东汉时期张仲景论治百合病用百合地黄汤、百合知母汤、滑石代赭汤、栝蒌牡蛎散多方，其中高度针对百合病心肺阴虚内热这一主导病机的主方是百合地黄汤；明·孙志宏《简明医彀》在各种疾病后列有主方、成方及简方。所列主方多系参酌古今文献，结合个人经验体会的自订方，虽无方名，但立方缜密，遣药灵变，或附加减用法，均能切中病机，着意于探索多种疾病的规范化治疗，便于读者参酌选用。如选用当归、生地、白芍药为三消主方，对于上消加人参、麦冬、五味子、天花粉，水煎，入生藕汁、鲜地黄汁、人乳共服，中消加石膏、知母、甘草、滑石、寒水石，下消加黄柏、知母、熟地、五味子之类。这种制方思路，在主病主方的发展过程中具有典型意义。王琦教授创用黄精赞育胶囊治疗男性不育，疏肝益阳胶囊治疗阳痿，二药已获批国家新药，海内外患者皆有服用，多效。

主病主方有别于一病一方的专病专方，也异于一方可治多病的通治方。审机制方是辨病论治的精髓，是主病主方的逻辑基础。清·柯琴将审机制方作为评价，良工的依据，"因名立方者，粗工也；据症定方者，中工也；于症中审病机察病情者，良工也。仲景制方不拘病之命名，惟求症之切当，知其机得其情。"（《伤寒论翼·制方大法第七》）清·罗浩进一步指出上工审机与组方的先后顺序："医者精于四诊，审察病机，毫无遗误，于是立法以用药，因药以配方。知此乃神圣之极功，上工之能事也。"（《医经余论》）由此可见，"审察病机"是辨病论治的关键所在，明辨病机是论治中立法遣药制方的前提。根据病机所涉及的病因、病位、病性和病势等基本要素，临床辨病论治是依据患者的信息，辨识出主病所涉及的因、性、位、势，在此基础上针对病机诸要素遣药制方。审机制方的实施思路有三：一是分清病机层次，有序遣药组方；二是揆度病机态势，把握制方法度；三是辨识复杂病机注重"无者求之"。

（三）交通阴阳，调肝安魂治疗失眠

王琦教授常以"交通阴阳""调肝安魂"八字作为治疗慢性失眠的纲领。《灵枢·大惑论》云："夫卫气者，昼日常行于阳，夜行于阴。"并指出

"阳气尽则卧，阴气尽则寐。"日·丹波元简指出："阴气虚，卫气独行于阳，故不得眠。"皆阐明了卫气出阳入阴与寤寐的关系，即卫气循行失常，卫不交阴，则致不寐。王琦教授认为慢性失眠的根本原因是卫不入阴，阴阳失交。因此交通阴阳，为治疗慢性失眠之大法。高枕无忧汤是由王琦教授通过总结其临床经验自拟而成，体现了"交通阴阳""调肝安魂"的失眠治疗大法。方由夏枯草、半夏、苏叶、百合、合欢皮组成，其中夏枯草、半夏这一药对即是取其能够顺应天时，调整阴阳，使营卫循行有序，使阴阳得以交通而达治疗失眠之意。《本草纲目》云夏枯草为"夏至后即枯，盖察纯阳之气，得阴气则枯"，通常四月采收，五月枯，得阳而长；半夏"为五月半夏生"，农历五月间多为夏至，这是自然界开始变更阴阳二气盛衰之时，得到了初生的阴寒之气后，半夏才开始生长，可知半夏得阴而生。夏枯草得阳而长，可收卫气归入阳；半夏得阴而生，使卫气从阳引入阴，二药一收一引，使卫气得以从阳入阴，协调了阴阳之气，暗合了人体营卫循行的节律，再则肝藏魂，肝血瘀阻，则魂失藏，眠不安。王孟英谓："夏枯草微辛而甘，故散结之中兼有和阳养阴之效，血瘀不寐者，服之即寐，其性可见矣。陈久者，其味尤甘，入药为胜。"夏枯草调肝血，肝血充则魂安神定，眠自得安。《素问·逆调论》云："胃不和则卧不安。"半夏有和胃的作用，胃和则卧安。故半夏、夏枯草配合应用，可和调肝胃，平衡阴阳而治失眠。

高枕无忧汤中，除半夏、夏枯草之外，复加苏叶、百合、合欢皮相配，更相得益彰。盖苏叶辛温气薄，理气和营；百合甘微寒，叶橘泉《食物中药与便方》载其"治失眠不宁，易惊醒"，陈士铎的《辨证录》载有上下两济汤，则为百合与苏叶同用（全方为熟地黄、山茱萸、党参、茯神、百合、苏叶、黄连、肉桂）；而合欢皮甘平，安神解郁。三药的生长特点均为昼开夜合，具有和人类寤寐同步的昼夜阴阳消长规律，可引阳入阴，交通阴阳。综上所述，高枕无忧汤方药虽只五味，但可交通阴阳，循行营卫，调肝安魂，故临床常获奇效。

高枕无忧汤的组方思路突破了治疗失眠常用的安神定志法，亦从繁琐的辨证分型中解脱出来，以一病一主方的思路，从交通阴阳，调肝安魂入手，抓住了慢性失眠的病机特点，体现出王琦教授的独特治疗理念。

在当今，不论中医还是现代医学，失眠症的主要病因首先考虑情绪状态的不良影响。王琦教授认为：失眠主因肝失条达，魂不安藏。寤寐与魂有重要关系，《灵枢·本神》云："肝藏魂。""随神往来者谓之魂。"即言其在精神上有调控作用，故《血证论·卧寐》云："肝病不寐者，肝藏魂，人寤则魂游于目，寐则魂归于肝，若阳浮于外，魂不入肝，则不寐。"现代社会竞争激烈，易致思虑劳倦过度，情志不遂，气机郁结，郁而化火，火邪伤阴，阴血不足，血不养神，神不守舍而失眠；火邪伤津，炼津成痰，痰热互结，扰动心神而多梦怪异，正如《血证论》谓："阳浮于外，魂不入肝，则不寐。"《景岳全书·不寐》云："痰火扰乱，心神不安，思虑过伤，火炽痰郁而致不寐者多矣。"

临床中，王琦教授治疗失眠，在交通阴阳的同时，重视调肝，对由情志所伤、肝失条达而致的肝郁血虚之失眠，常在辨体辨病的同时，加柴胡、当归、白芍之属以解郁养血；对肝郁化火所致的失眠，则加珍珠母、栀子、丹皮之属以清解肝热，宁肝安魂；对肝胃不和，痰热内扰者，则加竹茹、枳实、橘红以平肝和胃，清热化痰。

四、验案精选

（一）活血化瘀，调肝安魂法治疗失眠病案

患者，男，50岁，2018年4月12日初诊。

半年前无明显诱因出现入睡困难。常23：30就寝，6：00起床，入睡困难，每晚睡前服用艾司唑仑片1.5～2mg，易醒，每晚醒五六次，如处梦中。疲乏，肩颈不适，急躁，口干，双足冷，夜尿1～2次。舌体瘦、苔薄，寸脉浮、尺脉沉。

西医诊断：焦虑状态。

中医诊断：不寐（阴阳失交，营卫失和）。

治法：交合阴阳，调和营卫。

处方：交合安魂汤加减。夏枯草20g，法半夏10g，紫苏叶15g，百合20g，甘松10g，延胡索10g，21剂，每日1剂，水煎分两次口服，16：30、21：00服药，每晚睡前口服艾司唑仑片1.5～2mg。

二诊（2018年5月9日）：睡眠稍有改善，颈背仍酸痛不适，烦躁，舌质暗、苔薄白，脉弦细。

处方：川牛膝10g，桔梗10g，北柴胡12g，麸炒枳壳10g，当归10g，川芎10g，赤芍10g，生地黄15g，桃仁9g，红花6g，甘松10g，14剂，每日1剂水煎，分两次口服，16：30、21：00服药，每晚睡前口服艾司唑仑片1.5～2mg。嘱患者如果有效，可以继服14剂，如效不显，随时来诊。

三诊（2018年6月5日）：服药7剂后入睡较快，停服艾司唑仑片，第13天醒来次数减少为每晚三四次，第17天无明显诱因失眠，恢复至初诊前情况，甚至彻夜不眠，时有心悸。就诊时口渴，每晚夜尿2次，舌红，脉弦滑。

处方：川牛膝10g，桔梗10g，北柴胡10g，麸炒枳壳10g，当归15g，川芎10g，赤芍10g，生地黄20g，桃仁9g，红花9g，苦参15g，延胡索10g，28剂，每日1剂，水煎分两次口服，16：30、21：00服药。

四诊（2018年7月10日）：每晚可熟睡6小时以上，颈肩部不适，足冷。上方显效，加减继服。

处方：川牛膝10g，桔梗9g，北柴胡9g，麸炒枳壳9g，当归10g，川芎10g，赤芍10g，生地黄15g，桃仁6g，红花6g，28剂，每日1剂，水煎分两次口服，16：30、21：00服药。

五诊（2018年8月21日）：现每晚可熟睡6小时。舌苔根微腻，脉稍沉。

处方：太子参20g，麦冬10g，五味子10g，夏枯草15g，法半夏10g，百合30g，紫苏叶15g，28剂，每日1剂水煎，分两次口服，16：30、21：00服药。

六诊（2018年9月18日）：每晚可熟睡6小时以上，颈肩不适，脉弦。

处方：川牛膝 10g，桔梗 9g，北柴胡 9g，麸炒枳壳 10g，当归 10g，川芎 10g，赤芍 10g，生地黄 15g，桃仁 6g，红花 6g，葛根 15g，28 剂，每日 1 剂，水煎分两次口服，16：30、21：00 服药，同时口服生脉口服液，每次 10mL，每日两次。

随访至 2018 年 11 月 2 日，患者服药后睡眠安好，自行停药。

按： 患者初诊以交合安魂汤加甘松、延胡索，正如《医学衷中参西录》载："用甘松者，为其能助心房运动有力，以多输血于脑，且又为调养神经之要品，能引诸药至脑以调养其神经也。"盖为其气香，故善兴奋心脏，使心不至于麻痹，而其馨香透窍之力亦自能开痹通瘀也。其味酸，能保安神经，使神不至于妄行，而酸化软坚之力，又能化多年之癥结，使尽消融也。至于其能补痿，能治霍乱转筋者，即心脏不麻痹，神经不妄行之功效外著者也。延胡索活血、行气、止痛，现代研究证实有镇痛催眠、镇静安神等作用。二诊时患者睡眠略有好转，诉烦躁、颈肩不适明显，足冷，王琦教授考虑患者体质属于气郁质，加之平时工作压力大，气机郁滞，心烦气躁，阳气不达四末，故颈肩不适、足冷。久病气滞导致瘀血，《灵枢·本神》有"肝藏魂""血舍魂"，气血违和则影响魂之所舍，而目难暝，患者夜间醒六七次，正如《医林改错》所云："夜不安者将卧则起，坐未稳又欲睡，一夜无宁刻，重者满床乱滚，此血府血瘀。"王琦教授认为血府瘀阻、魂不安藏是该患者失眠的核心病机，故投血府逐瘀汤加甘松治疗。患者服药 7 剂后显效，第 13 天患者失眠有反复，考虑与停服艾司唑仑片有关，但总体有效。三诊时守原法，去甘松，加苦参、延胡索。四诊时睡眠明显好转，颈肩痛、心悸明显减轻，处方以三诊方去延胡索、苦参，其他药量稍减续服。五诊时兼有气阴不足，与生脉饮合交合安魂汤加减。六诊患者仍有颈肩不适，予血府逐瘀汤加葛根以生津宣痹，《神农本草经》载葛根"味甘，平。主消渴，身大热，呕吐，诸痹，起阴气，解诸毒"。该病案基本上体现了王琦教授治疗不寐的学术特色。

失眠作为一种疾病，王琦教授认为慢性失眠的根本原因是阳不入阴，阴阳失交、营卫失和，因此交通阴阳为治疗慢性失眠之大法。王琦教授善用小方、药对，通过临床实践自拟交合安魂汤（夏枯草、半夏、紫苏叶、百合）。临床以此四药为主方加味治疗失眠常获佳效，又辨其气郁质加减用药，体现王琦教授辨体为本，辨体 - 辨病 - 辨证相结合的诊疗模式，以及主病主方的学术思想。

（二）疏肝理气，安神和胃法治疗失眠病案

患者，女，37 岁，2018 年 6 月 13 日初诊。

3 年前无明显诱因出现失眠，后有所缓解。1 月前行子宫内膜息肉切除术后，复又出现重度失眠。整夜无法入眠，服用安定镇静类西药后，偶尔能睡 5 ～ 6 小时，有时服药后仍失眠。现自服某医院自制药物可入睡。平素易精神紧张、焦虑，自诉有轻度抑郁，胆怯、自卑等，失眠后不良情绪尤重，晨起心烦意乱，坐卧不安，胡思乱想，头部有紧束感。紧张时或劳累后出现短暂性头痛及心悸。焦虑自评量表（SAS）34 分。胃部不规律疼痛，时伴呕吐、烧心、灼热感，易嗳气、呃逆，胃部不适遇寒加重。胃脘上部、食道至咽喉部都有烧灼感，咽部痒感，易诱发咳嗽，咳吐色白质稀稍黏液体，胸部轻微憋闷。曾行辅助检查，未见明显异常，自服泮托拉唑钠肠溶胶囊等，药后胃部不适及咳嗽有所缓解。舌红苔稍黄腻，弦滑。

既往史：慢性咳嗽病史 5 月余。1 月前行子宫肌瘤内膜息肉切除术。

婚育史及家族史：不详。否认家族慢性遗传性疾病史。

中医诊断：不寐（肝胆气郁）；郁证（肝胆气郁）。

西医诊断：失眠，焦虑状态。

处方：柴胡 12g，黄芩 10g，半夏 10g，桂枝 10g，磁石 20g，生龙骨 30g，生牡蛎 30g，红枣 10g，生姜 10g，熟大黄 6g，八月札 20g，五味子 10g，干姜 10g，神曲 15g。共 30 剂，水煎服，日 1 剂，早晚分服。

按：患者为中年女性，年过五七，情志失调，肝胆气郁，失于畅达，气血阴阳失调，肝魂不藏，故失眠。肝主疏泄，调畅情志，情志不舒则肝气郁结，加重不良情绪。肝气畅达则可协调脾胃之气的升降，从而促进脾胃运化，肝气郁结，脾胃升降失调，气机不畅，则胃痛、呕吐、烧心、反酸等。

肝主升，肺主降，为一身气机调节的重要环节，肝气郁结，则肺宣发肃降功能亦受影响，故易咳嗽，咳吐黏液。结合患者舌、脉、症，中医诊断为不寐、郁证，辨证属肝胆气郁。

以柴胡加龙骨牡蛎汤为主方加减，方中柴胡、桂枝、黄芩和里解外，半夏、生姜和胃降逆，大枣益气养营，龙骨、牡蛎重镇安神，大黄泄里热和胃气，磁石加强重镇安神之力，八月札疏肝理气，五味子酸敛，既宁心安神，又与干姜配伍，一散一收止咳嗽，神曲消食和胃。全方有疏肝理气、安神和胃止咳之功，用于不寐肝胆气郁之证。治疗过程中，既治患者痛苦繁杂之兼症，又准确抓住病机之根本，从源头上治疗疾病，往往能起到事半功倍的效果。疏肝为主，佐以安神和胃止咳，面面俱到而主次分明。

临床上导致失眠的原因很多，病理机制复杂，对工作、生活影响较大。中医认为阴阳失交是失眠的关键所在。《灵枢·大惑论》言："卫气不得入于阴，常留于阳。留于阳则阳气满，阳气满则阳跷盛；不得入于阴则阴气虚，故目不瞑矣。"此外，肝不藏魂也是失眠的重要原因，肝藏魂，人寤则魂游于外，寐则魂归于肝，肝气郁结，魂浮游于外则不寐。临床不寐的证型多，治疗的方剂、中成药也多，其中更是虚实不一，辨证错则治错，可能还会加重病情，因此准确辨证就显得尤其重要。柴胡加龙骨牡蛎汤在《伤寒论》中主"伤寒八九日，下之，胸满烦惊，小便不利，谵语，一身尽重，不可转侧"，现常用于治疗精神疾患，包括肝气不舒的失眠，以及癫痫、神经官能症、梅尼埃综合征、高血压病等病机相符者。患者易出现紧张焦虑情绪，易失眠，中医考虑肝胆气郁，投以疏肝安神之品，另对症投以和胃止咳之辈。

（三）从肝论治，辨体调体法治疗失眠病案

患者，女，52岁，2011年3月2日初诊。

1998年离异后情绪低落，2001年诊断为轻度精神分裂症，于西医院接受治疗，3年后病情好转。2005年行宫颈癌行盆腔清扫手术，术后无复发。2006年因家庭变故再度引发抑郁症，服抗抑郁药至今。其间多发它病，心情不畅。刻诊：失眠4年余，日服安定2片，每晚间断性睡4小时，多梦易

醒，白天精神差，疲惫不堪。平素易出汗，活动后为甚，恶风畏寒，纳食不香，大便 3～7 日一行。舌淡苔薄，脉沉细。

辨证：气郁质失眠。

处方：夏枯草 20g，法半夏 10g，苏叶 10g，百合 30g，生龙、牡各 30g，桑叶 20g，稽豆衣 30g，白术 30g，杭白芍 30g，炙甘草 10g，郁金 12g。30 剂，水煎服，日 1 剂。

二诊（2011 年 4 月 6 日）：可熟睡 4 小时以上，精神振作，可操持家务，大便 2 日一行，出汗已控制。

处方：白术 30g，枳壳 10g，白芍 30g，炙甘草 10g，百合 20g，苏叶 10g，法半夏 10g，夏枯草 20g，刺五加 15g，郁金 15g，莪术 20g，珍珠母 30g。30 剂，水煎服，日 1 剂。

三诊（2011 年 5 月 11 日）：可顺利入睡，乏力已除，大便顺畅。

处方：血府逐瘀汤加味。柴胡 12g，枳壳 10g，桔梗 10g，川牛膝 15g，桃仁 10g，红花 10g，当归 10g，川芎 10g，地黄 15g，赤芍 10g，杭白芍 30g，生甘草 6g。30 剂，水煎服，日 1 剂。

后随访，诉症状消失，精神情绪如常。

按：患者虽以失眠为主诉，但究其原因是生活境遇突变，诱发精神刺激，导致情志不遂，睡眠障碍，此般情况在临床上颇为多见。王琦教授言专病须以专方、专药治，中医自古以来就重视病与方药的对应关系。张仲景《金匮要略》以专病成篇，"辨病脉证治"体现了专病专方思想，如治百合病用百合剂，治黄疸病用茵陈剂，治蛔厥用乌梅丸等。又如《肘后方》用青蒿治疟疾。现代医家姜春华指出："古人有专病、专方、专药，不要有唯证论观点。"王琦教授认为专药用量宜大，专药不宜单用，应与治体药、治病药、治证药配伍使用。

在失眠的治疗中，王琦教授在从肝论治、辨体调体的同时，尤其注重专药的运用。上方中所用的夏枯草、半夏、苏叶、百合，是王琦教授临床治疗失眠的常用专药。他认为半夏得至阴之气而生，夏枯草得至阳之气而长，二药配伍，和调肝胃，平衡阴阳而治失眠。苏叶辛温气薄，理气和营，引阳入阴；百合甘微寒，可治失眠不宁，易惊醒。四药合用共奏交通阴阳、理气宁心之效，是治疗失眠症常用专药组合。此外，该患者初诊时有自汗多症状，王琦教授以稽豆衣配桑叶治疗，临床用之屡屡奏效。

（四）活血祛瘀，疏肝解郁法治疗失眠病案

患者，女，51岁。2010年11月3日初诊。

患者诉自1999年开始出现失眠，神情淡漠，不喜与人交流，后被诊断为抑郁症，经抗抑郁治疗后病情好转，睡眠仍需服安眠药维持。每夜断续睡4～5小时，多梦易醒。平素易胸闷。舌暗苔白，脉细涩。

辨证：气郁质兼血瘀质，失眠。

处方：血府逐瘀汤加味。柴胡12g，枳壳10g，川牛膝10g，桔梗10g，桃仁10g，红花10g，当归10g，地黄10g，川芎10g，赤芍10g，甘松15g，酸枣仁30g，黄连10g，丹参15g。21剂，水煎服，日1剂。

二诊（2010年11月24日）：睡眠已有所改善，抑郁情绪仍存。

处方：逍遥散加减。当归10g，白芍10g，柴胡12g，茯苓10g，白术10g，炙甘草6g，薄荷6g，郁金20g，石菖蒲10g，法半夏10g，磁石20g，桂枝10g，大黄6g，生龙骨、生牡蛎各30g，甘松15g，徐长卿15g。再予21剂。

三诊（2010年12月15日）：睡眠质量明显改善，每晚可熟睡6小时，抑郁症状好转，心情较前舒畅。

处方：小柴胡汤合柴胡加龙骨牡蛎汤加减。柴胡12g，黄芩15g，法半夏10g，生姜10g，党参15g，桂枝10g，茯苓20g，生大黄6g，磁石20g，生龙骨、生牡蛎各30g，刺五加20g，郁金20g，石菖蒲10g，苦参20g，甘松15g，夏枯草20，苏叶15g，百合30g，丹参15g。21剂。

后随访，西药已停，睡眠正常，情绪渐佳。

按：血府逐瘀汤方出自清代医家王清任所著《医林改错》，该方以活血化瘀药配伍疏肝解郁之品，凉血清热之生地黄配当归养血润燥，使瘀去不伤阴。全方动静结合，升降有序，阴阳相济，既行血分瘀滞，又解气分郁结，

王琦教授在临床上常用本方治疗抑郁症患者的顽固性失眠。逍遥散出自《太平惠民和剂局方》，是疏肝解郁、调理肝脾的著名方剂。王琦教授常以此方作为气郁质调体的主要方剂。同时在临证时，他还强调方中柴胡和薄荷的使用，据《医贯》记载："以一方治木郁，而诸郁皆解，逍遥散是也，方中柴胡、薄荷二味最妙……柴胡、薄荷能发散，温能入少阳，古人立方之妙如出。"柴胡味苦、辛，性微寒，专入肝胆经，功能疏肝解郁、升举阳气，而气郁质的形成多因长期情志不畅、气机郁滞所成，肝性喜条达而恶抑郁，故柴胡为临床调节气郁质的要药。

该患者情志不遂，失眠抑郁。因此，王琦教授强调，治疗失眠，不可单纯以宁心安神之法组方用药，不究其病因，往往事倍功半。在王教授治疗失眠的组方中，药对亦是其常用之法。"药对"含义有二：其一，指与"主病"相对的药物而言（见于南北朝徐之才《药对》）。其二，是指由两味药搭配而形成有特定配伍功效的处方用药。二者或寒热互用，或补泻兼施，或散敛协同，或升降相须，或刚柔相济，或润燥制宜，或动静配合等，临证中可以一两个或多个药对寓于处方中配合应用，以增强疗效。上方中，王琦教授以柴胡配薄荷，菖蒲配郁金，意在疏肝理气，活血解郁。同时，王琦教授还强调，许多郁证患者因长期情志抑郁，肝气不畅，后郁而化火，西医通常以抗抑郁药来掩盖现象，而中医需"宣发"以使肝气条达，可用炒山栀，必要时大量应用以达功效。

（五）理气活血，和胃化痰法治疗失眠病案

患者，女，53岁。2010年11月8日初诊。

患者自诉5年前开始出现入睡困难、易醒。2006年在北京军区总医院检查，诊为抑郁症，至今服用西药抗抑郁，早服抗抑郁药，晚服安眠药。刻下见失眠、胃痛，面部黄褐斑，大便偏干，日一行。血压不稳定，舌红，有齿痕。

中医诊断：不寐，气滞血瘀证。

西医诊断：失眠。

处方：柴胡12g，枳壳10g，川牛膝20g，桔梗10g，桃仁10g，红花6g，当归10g，赤芍10g，川芎10g，干地黄15g，竹茹20g，法半夏15g，沉香末3g（冲服），百合20g，苏叶15g，郁金20g。21剂，水煎服。

二诊（2010年12月13日）：血压120/80mmHg（原来140/90mmHg），西药科素亚1粒减至半粒，睡眠由2小时增加至5小时。面斑明显减退，大便正常。

处方：柴胡12g，枳壳10g，桔梗10g，川牛膝20g，当归10g，桃仁10g，红花10g，赤芍10g，川芎10g，槐角20g，干地黄20g，竹茹20g，大蓟30g，地骨皮20g，苦参15g，百合20g，苏叶10g。21剂，水煎服。

按：本案患者失眠5年伴有高血压和黄褐斑。从患者患有抑郁症、胃痛、面部有黄褐斑、失眠等症状判断患者为气郁血瘀体质，因此治疗失眠从调气活血入手。选用血府逐瘀汤行气活血、化瘀祛斑，配合法半夏、苏叶、百合、郁金治疗失眠，配合竹茹、沉香治疗高血压，病人服用21剂后睡眠时间延长、血压下降、黄褐斑消退、大便易解，诸症悉减。二诊时增加槐角、大蓟清肝凉血，增强降压功效。

该患者为血瘀体质，以辨体用方为指导选用血府逐瘀汤取得良效。卫阳不得入于阴故而不寐，《素问·疟论》曰："卫气者，昼日行于阳，夜行于阴。"《素问·生气通天论》曰："阳气者，一日而主外，平旦人气生，日中而阳气隆，日西而阳气已虚。"故而根据人体卫气昼夜循行规律，嘱患者于下午及晚上入睡前服药，以助阳入于阴而改善睡眠。

（六）清热化痰，调肝安魂法治疗失眠病案

患者，女，34岁。2010年9月20日初诊。

患者近8年来失眠，入睡困难，多梦，睡眠质量差，易醒，甚则彻夜不眠。中药治疗效果差。焦虑，近3～4年服抗抑郁药，于去年停服。全身湿疹，咳嗽，咳黄稠痰，心慌，气短，中药治疗湿疹，症状减轻，近1年失眠加重，需服安眠药。现症见：活动后自觉胸闷，堵塞感，咳嗽，失眠急躁，自觉有重物压身，怕冷恶风，不喜空调。纳可，大便难但不干，量少，2日1

次，小腹胀。血常规：白细胞 $3.35×10^9$/L。舌质红苔黄。

既往史：子宫肌瘤 3～4 年。

个人史：性情急躁易怒，胆怯。

家族史：母亲失眠，父亲过敏体质，儿子过敏体质。

月经史：月经周期正常，婚前痛经，有血块，色暗，异味，量正常。

中医诊断：不寐，痰火扰心证。

西医诊断：失眠。

处方：竹茹 20g，枳实 10g，茯苓 15g，法半夏 10g，制胆星 6g，紫石英 20g，黄连 10g，五味子 10g，丹参 15g，夏枯草 15g，百合 20g，苏叶 10g，甘松 10g。21 剂，水煎服。

二诊（2010 年 10 月 18 日）：药后有睡意，基本能入睡，近日睡眠欠安。

处方：上方加生、熟枣仁各 15g，桃仁 10g，川芎 10g，郁金 15g，佛手 10g，合欢皮 15g，萱草（自备）15g。21 剂，水煎服。

三诊（2010 年 11 月 8 日）：睡眠障碍，原服安定，亦不入寐，加服中药可以入睡，梦多。目暗，经期血块，有子宫肌瘤。

处方：柴胡 12g，枳壳 10g，桔梗 10g，川牛膝 10g，桃仁 10g，红花 10g，赤芍 10g，当归 10g，川芎 10g，干地黄 15g，甘松 15g，徐长卿 30g，仙鹤草 30g。21 剂，水煎服。

四诊（2010 年 11 月 18 日）：能熟睡 2 天，浅睡眠 5 天。

处方：柴胡 12g，枳壳 10g，桔梗 10g，川牛膝 10g，桃仁 10g，红花 6g，赤芍 10g，当归 10g，川芎 10g，干地黄 15g，甘松 12g，酸枣仁 30g，鸡内金 10g，重楼 20g，三七粉 3g（分冲）。30 剂，水煎服。睡前 1 小时服用。

五诊（2010 年 12 月 11 日）：晚上 11 点至次日清晨 5～7 点可以入睡。月经正常。

处方：柴胡 12g，枳壳 10g，川牛膝 15g，桃仁 10g，红花 6g，赤芍 10g，当归 10g，川芎 10g，酸枣仁 20g，鸡内金 10g，草河车 30g，石见穿 30g，白花蛇舌草 30g，麦芽 60g，莪术 30g，苦参 10g。30 剂，水煎服。

按：本案患者失眠时间较长，有9年病史。患者第1次就诊时还伴有咳嗽、咯痰黄稠，苔黄，因此选用温胆汤合高枕无忧汤加减治疗。温胆汤是治疗痰热扰神所致失眠的名方，配合高枕无忧汤增强安神的功效，温胆汤还能清热化痰止咳，治疗咳嗽。病人服用21剂后，睡眠虽有改善，但仍欠佳，考虑病人经期有血块、患子宫肌瘤、多梦、胸闷气短，乃血瘀之象，因此又增加生熟枣仁、桃仁、川芎、郁金、佛手、合欢皮、萱草等药，理气活血化瘀，增强安神的功效。三诊后改用血府逐瘀汤合高枕无忧汤治疗，失眠症状逐渐改善的同时，月经也随之正常，体现了中医异病同治的优势。

现代社会竞争激烈，易致思虑劳倦过度，情志不遂，气机郁结，郁而化火，火邪伤阴，阴血不足，血不养神，神不守舍而失眠；火邪伤津，炼津成痰，痰热互结，扰动心神而多梦怪异，正如《血证论》谓："阳浮于外，魂不入肝，则不寐。"《景岳全书·卷十八·不寐》云："痰火扰乱，心神不安，思虑过伤，火炽痰郁而致不寐者多矣。"逍遥散舒畅气机兼以补血安神，温胆汤理气化痰，清热安神。二方合用则肝气舒，痰热清，心神宁，故诸证得解。

【参考文献】

［1］冯淬灵，王琦.王琦辨体－辨病－辨证治疗失眠经验［J］.中医杂志，2020，61（17）：1498-1502.

［2］赵永烈，王济，王琦.王琦教授应用柴胡加龙骨牡蛎汤治疗失眠经验［J］.世界中西医结合杂志，2019，14（4）：493-495.

［3］郑璐玉，王琦.王琦教授治疗气郁质失眠经验［J］.中华中医药杂志，2012，27（7）：1853-1855.

［4］姚海强，崔红生，郭刚，等.王琦运用血府逐瘀汤治验［J］.中医杂志，2016，57（5）：375-378.

［5］姜敏.浅谈王琦教授治疗失眠的经验与思路［J］.北京中医药大学学报，2010，33（6）：425-426.

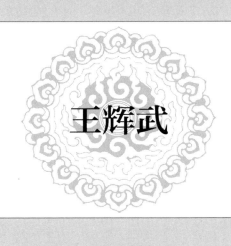

王辉武

一、医家简介

王辉武，男，1943年生，四川资阳人，主任中医师，重庆医科大学附属二院教授、首届全国名中医、第三至第七批全国老中医药专家学术继承工作指导老师、全国中医药传承博士后合作导师、重庆市名中医、重庆市中医内科学术带头人。曾任中华中医药学会科普分会主任委员、重庆市中医药学会副会长兼任秘书长。现任重庆市中医药学会名医专业委员会主任委员、重庆市中医药行业协会名医分会副会长、《实用中医药杂志》《肝博士》杂志副主编。

王辉武从医50余年，临床经验丰富，在中医学术方面，首先发现"中医禁忌"的价值。经过30余年的不懈努力，1986年出版《病家百忌》，2009年出版《实用中医禁忌学》，并先后开展国家级、市级继续教育活动，对培养临床医师的禁忌思维，减少医疗失误与差错，保障医疗安全提供了别开生面的思路，填补了学术空白。临床中还提出"病毒多为湿""久病皆郁""七情之外另有情""八法皆为通法""郁乃心病"等学术观点；创制了化湿汤、头风汤、开胃饮、鹿衔止咳饮、运脾通润汤等行之有效的新方。

著有《老医真言》《伤寒论使用手册》《中药临床新用》《药物与饮食禁忌》《疾病禁忌》《实用中医禁忌学》《中医禁忌学》《中医百家药论荟萃》《心病条辨》等，主持编写《健康自助精品系列丛书》等10余种学术及科普著作，发表科技论文80余篇、科普文章700余篇，全国中医药行业高等教育"十四五"创新教材《中医禁忌学》第三版修订已顺利完成，即将印刷发行，2022年1月首版《失眠门诊手记》发布，为失眠患者树立榜样，给予他们战胜失眠的信心。曾获重庆市促进中医发展工作先进个人、中华中医药学会首届中医药传承特别贡献奖、重庆市优秀教师称号、全国第四批老中医药专家学术经验继承工作优秀指导老师、重庆医科大学发展贡献奖、重庆市科委科学技术三等奖、重庆市卫健委科学技术二等奖、四川省中医药科学技术进步三等奖、西北西南地区优秀科技图书三等奖、中华中医药学会科学技术奖（学术著作奖）优秀奖、2010年度学术著作奖二等奖、优秀中医药专著一等奖、优秀中医药专著二等奖、首届高士其科普基金奖、重庆市首届优秀科普作品二等奖、重庆医科大学优秀科普工作者奖、重庆市科普工作先进个人称号、重庆市第一届科学技术普及工作奖等。

二、学术观点

（一）久病皆郁论

王辉武教授认为"久病皆郁"之"郁"，应是"鬱"一字，作忧愁、愁闷讲。中医学首先说"郁"者，当推《内经》。《素问·六元正纪大论》中以"五郁"立论，提出了"木郁达之，火郁发之，土郁夺之，金郁泄之，水郁折之"的治则。汉代张仲景未直论"郁"，但四逆散、小柴胡汤、半夏厚朴汤、甘麦大枣汤等方对后世论郁、治郁产生了影响。金元朱丹溪创"六郁"说："郁者，结聚而不得发越也。当升者不得升，当降者不得降，当变化者不得变化也。此为传化失常，六郁之病见矣。"同时又强调说："气血冲和，万病不生，一有佛郁，诸病生焉。故人身诸病，多生于郁。"（《丹溪心法·六郁》）这也许就是我们常说的"多郁"。

《礼记》云："喜、怒、哀、惧、爱、恶、欲，七者弗学而能。"这是古代的"七情"，它是世上所有人与生俱来的精神情感，是本能使然，不需学习，均为心所自生。中医学也有七情，为喜、怒、忧、思、悲、恐、惊。王辉武教授说"七情总归心"。人类这七种情志，能包罗全部情感吗？王教授提出"七情之外另有情"，此情心中自生，非纯属肝气之郁也，今人称之为压力，此为情志之阃也，"压力"就是传统七情之外之情志，称为"阃"。关于"阃"之情古今均不少见，达官、富豪者虽家财万贯，但其压力之情远比平民更多。有吃有穿，地位显赫，虽无温饱之忧，但多责任之愁，或增钩心斗角之烦恼，致其郁滞，另有躯体创伤、疾病、失恋、离婚、监禁、战争，致其道不通者，常心神不宁，出现纷繁而不可理解之怪病、难症，诚乃心病之一。释压以解郁，诚为另一路径也。

王履在《医经溯洄集·五郁》中说："凡病之起多由乎郁，郁者，滞而不通之义。或因所乘而为郁，或不因所乘而本气自郁，皆郁也。"扩大了致郁的范围。明代张介宾在《景岳全书·杂证谟·郁证》中说："郁病大率有六……或七情之邪郁，或寒热之交侵，或九气之怫郁，或两湿之侵凌，或酒浆之积聚，故为留饮湿郁之疾。"清代陆锦燧引沈明生云："夫郁者，闭结、凝滞、瘀蓄、抑遏之总名也。"（《鲟溪医论选》）现代任应秋先生曾总结说："无论外感内伤，均可致郁。"他们都没有提到久病成郁的问题。只有王伦在《明医杂著·医论》中记有"郁久而生病，或病久而生郁，或误药杂乱而成郁。"但没有"皆"字，这个"皆"字，又把郁的发病扩展了许多。

王辉武教授在多年的行医过程中发现了这样的规律，即凡病程很长，数年或数月病情未见好转，或反复发作，或恶化的患者，或多或少都有不同程度的"郁"。这种情况，乃人之常情，疾病之痛痒诸症令人不适，甚至辗转不安，彻夜不眠，危及生命，导致患者焦虑、悲伤、忧愁、恐惧、惊慌是必然的。一般来说，对于重病痼疾，如中风、癌症等，郁也更重；在诊治过程中造成误诊、误治而成为坏病、逆证者，其郁也重；远道求医，登门而执着者，医者应警惕其郁。此外，体质虚衰，多疑善悲，老年多病，妇女老妪，常是郁病多发者，诊治中应时时想到"郁病"。郁在内、外、妇、儿各科都十分常见，医者在治病中应处处留心，遣方用药时不要忘记郁。在语言沟通中，也不能忽视心理疏导，良言通郁。

（二）郁乃心病论

王辉武教授认为"郁"是"鬱"的简化字，严格说来，这个字不该简化，繁体字才能体现中医"郁病"之义。"鬱"从造字意义上说，有塞、闷、压抑、紧密、不通的意蕴。

"郁病"比西医所谓抑郁症，其意蕴广得多。单就《素问·六元正纪大论》而言，完全可以证明中医治郁远优于现代医学。"郁之甚者，治之奈何？岐伯曰：木郁达之，火郁发之，土郁夺之，金郁泄之，水郁折之。"这里的达之，是疏泄畅达，使气得通；发之，是发散；夺之，指吐下攻夺使通；泄之，即宣泄降逆；折之，是驱邪利水。其治法之多样，有供临床选择的余地，是保证疗效之关键。

后世金元医家朱丹溪首创六郁之说，即气、湿、热、痰、血、食之六郁病证。他在《丹溪心法》中说："郁者，结聚而不得发越也。当升者不得升，当降而不得降，当变化而不得变化也。此为传化失常，六郁之病见矣。"同时又说："气血冲和，万病不生，一有怫郁，诸病生焉。故人身诸病，多生于郁。"王履《医经溯洄集·五郁论》指出："凡病之起而多由乎郁，郁者滞而不通之义。"不通致郁，一语道破"郁病"之总病机。看看"郁"这个字的形态，其壅塞不通之状可谓形象之至也。什么不通呢？传统各家都认为郁乃肝气之不通，经过王教授等在长期的临床观察中发现，郁并非肝气，归根结底是心病。中医所言之"郁病"，或多或少与心神不畅，使道不通相关。无独有偶，明代张介宾也持这个观点，他在《景岳全书·杂症谟·郁证》中，一针见血地说："情志之郁，则总由乎心。"可谓古今所见略同也。

"郁病"所出现的临床表现，据《中医内科学》所列，计有精神不快，胸胁不舒，善叹息，忧愁思虑，饮食乏味，神疲乏力，心悸胆怯，坐立不安，烦闷难眠，烦躁易怒，身重懒言，胸闷痞塞，筋惕肉𥆧，头晕思睡，健忘忧惚，咽中不适如有物梗塞，身体局部阵发冷与热感，悲伤喜哭，喜怒无常，骂詈号叫，不避亲疏，谵语狂躁，郑声摸床等。

上述这些症状表现，多无形质可见、可触、可查，但的确又是困扰人们的病，非常痛苦的病，此形而上者，是心之神识出了问题。此种病，必须治心，否则乏效。如临床用逍遥散，如加上通心之法，药物结合非药物疗法，疗效必然提高，通畅心神之使道，过去所用疏肝解郁，其实质也在治心，而并非一味治肝，因为郁乃心病。

（三）心神使道论

中医学以生命过程的整体观念著称，认为心为人体之主宰。《中医学基础》强调心主神明，主不明则十二官危。心神正常则康健无落，再学《黄帝内经》的本意，人体要维持正常的生命过程，除了心神明而不晦外，还必须有使道畅通的基本条件，否则也很难保证四肢百骸、九窍情志的正常发挥。如《素问·灵兰秘典论》云："使道闭塞而不通，形乃大伤，以此养生则殃。"这是中医学原创的"使道"概念。

"使道"，顾名思义，使者，伶也，弄也，《说文》：道者，所行道也。王冰注为："谓神气行使之道也。"也有心神驱使之道之说。这"道"，应是形而上之道，形而下的血管、神经等有形之物都不能说是"使道"，即是今天还看不见、摸不着的道，但又确实存在的真实之道。按《内经》此说旨意，人体生命过程的正常进行需有两方面的基本条件，第一是主明，第二是使道畅通。使道是用来传达心主明旨的，仅有主明还不够，心之旨意应该原本不走样、畅通无阻地传达至全身每一角落，才能保证生命过程的正常维持。王辉武教授认为心为人体之大主，五脏六腑、经络气血津液，如因使道构建不善，或因后天训练不够，以及各种邪气所滞，导致使道阻塞不通而发生的众多疾病与证候，都应归属"心病"范畴，通畅"使道"是中医治疗"心病"的重要方法。

心神使道的构建是与生命过程，形神发育同步进行的，即"两精相搏"时就开始了，良好的胎教对使道的构建有一定益处。胎儿出生后，心神使道的功能需要训练才能完善。而对陌生的大千世界，五官九窍受到各种刺激，如声音对耳窍、光色对眼睛及亲吻抚摸对腠理毛窍的知觉、触觉等，都是使道完善不可缺少的训练。使道的构建与完善的过程，促使内舍于五脏的神、魂、魄、意、志五脏神，外达于相应所配属的眼、耳、鼻、舌、口及皮肤、毛窍等外部"知类"官窍，进而建立往来通道，并使之畅通无阻，使新生命的感知觉、感触觉反应灵敏而正常，为以后心神"任物"的认知发展奠定基础。

婴幼儿的"使道"训练是渐进的，需要较长的时间，必须有耐心培育。小儿3月龄前，是"使道"构建完善与通畅训练的关键时期，切勿轻视。父母应有意识地重视在声、色、光、语言、抚触、眼神、移动景物等多方面对婴幼儿的各种感官进行良性刺激，让内藏于五脏的神、魂、魄、意、志五脏神，能逐步外寓于眼、耳、鼻、舌、口等感官，让体表的五官神窍与内在的五脏神之间建立有效沟通。众所周知，婴幼儿不会分辨五味，1岁以前没有盐的食物都爱吃，经过父母的引导与尝试，才萌生对美味的欲望，这个过程即是"所以任物者谓之心，心有所忆谓之意，意之所存谓之志"的认知发展过程，待"任物"丰富多样，经验教训积累到一定程度后，才会有"因志而存变谓之思，因思而远慕谓之虑，因虑而处物谓之智"的高级认知发展过程。所以，"使道"的构建、训练与畅通是心神"任物"与"处物"的前提和保证，也是心病辨识与治疗的重要依据。后天导致使道不通或闭塞的因素是多方面的。如婴幼儿时期缺乏亲情的沟通、交流与关爱，而出现感知、认知功能零散，使"任物"过程不能完成，"处物"能力无法获得，内外世界无法沟通，只能生活在孤独的自我中，这是"使道闭塞不通"之严重心病，如现代医学所称的小儿自闭症等。成人时期，可因邪气之阻塞，如饮、湿、痰、瘀、食之阻滞；也可因过度之欲望，如情、色、权、钱；以及犯错、犯法、患病之压力，导致不同程度的"使道不通"而罹患心病，出现对日常的美食、美景、美言、美色、美物等不感兴趣，甚至对自己的生命都觉得无意义。

三、临床特色

（一）倡导《内经》心神理论

《内经》以自然界日夜节律为参照，认为人体营卫之气的运行随着自然界昼阳夜阴节律的变化而发生改变，并将营卫配属阴阳属性，确立失眠总病机为"阳不入阴"。后世医家逐渐强调神志在睡眠中的地位和作用，认为睡眠符合人神志活动的范畴，由神所主，而神由心所统帅，神静魂藏，则安然睡眠。关于"神"的内涵，在《内经》中记载较多。《黄帝内经研究大成》将其涵义归纳为三类，分别为自然界事物的运动变化及其规律性，人体生命现象的总概括，人的精神活动，包括意识、思维、情志、灵感等。

睡眠的产生与人的精神活动有着密切的关系，是人体生命活动的重要组成部分。《庄子·齐物论》记载："其寐也魂交，其觉也形开。"孙思邈在《千金要方·卷二十七·道林养性》提出："凡眠，先卧心，后卧眼。"认为睡眠应先使心神宁静，摒除杂念、放松精神，方能闭目安睡。南宋理学家蔡季通《睡诀铭》提出："睡侧而屈，觉正而伸，勿想杂念。早晚以时，先睡心，后睡眼。"言简意赅地总结了睡眠应当注重姿势、环境、时间和方法4个要素。睡时应侧卧屈曲身体，醒后应平躺舒展，保持心境纯粹无杂念，早晚规律作息。宋代周密在《齐东野语·睡》中也引述了孙思邈的说法，赞其有古今未发之妙。明代医家张景岳在《景岳全书》中提道："盖寐本乎阴，神其主也，神安则寐，神不安则不寐。"认为睡眠由神所主，失眠是由神气不安所致。人之寤寐更替取决于神之所驻，神栖于目谓之寤，神栖于心始为寐，只有心神相会，才能安稳入睡。清代王夫之在《庄子解》注释："开则与神化相接，耳目为心效日新之用，闭则守耳目之知而困于形中。"人在觉醒的时候，神气运于中而张于外，携魂魄感知、应对内外刺激而显于事。人在将要睡眠之时，神气也随之内敛，隐潜于中而幽于事，此时人的意识活动休而不作，魂魄也随着神气潜藏而内敛，所以感知能力也会下降减退。可见人有神魂魄意志，神与睡眠关系最为密切，寐由神所主，神安则能寐。

王教授温习《内经》及历代医家典籍，总结睡眠乃由神所主，神出则寤，入则寐。"万病困扰皆可失眠"，各种因素所致心神失舍，阳不入阴引起失眠，可见失眠的基本病机是"心神出而不入，动而不静"。因而王教授在临床中常说"失眠总归于心神"，并倡导失眠应从《内经》心神而治，使之阳入阴、动入静。

（二）重视"治心"的战略性

《素问·灵兰秘典论》曰："心者，君主之官，神明出焉。"认为心为一身之大主，为君主之官，主藏神。心藏神，是生命的根本，主宰着神的变动，心安则神定，心乱则神无所主。张景岳言："心藏神，为阳气之宅，卫主气，司阳气之化，凡卫气入阴则静，静则寐，阳有所归故神安而寐。"可见心主神、神主寐，唯有心安方能神定，唯有神定方得安寐。北宋邵康节的诗歌《能寐吟》将不寐的原因总结为："大惊不寐，大忧不寐，大病不寐，大喜不寐，大安能寐。何故不寐？湛于有累；何故能寐？行于无事。"大惊、大忧、大喜等情志异常是不寐的重要因素，喜怒忧思的过度令人心有所累、神无所主。心主血脉，《灵枢·营卫生会》曰："血者，神气也。"血行于经脉之中，心主血脉，所以人身之经脉，皆由心所主；心主血脉，血脉充盈，运行如常是实现"心藏神"功能的物质基础，心血亏虚则营卫失养，心火炽盛则血热烦躁，血行逆乱则神不守舍，营卫气血运行障碍都会影响睡眠质量。老年人常苦于昼不能精、夜不得寐，《难经·六十四难》指出这是由于老人血气衰少，肌肉不滑，营卫之道涩，白昼神不能游于目而昏盲不明，夜寐神不能栖于心而睡卧不安。

睡眠由心神所主，心神安则寐，神不安则不寐。神为心所主，心在生命过程中，通过"使道"协调各脏腑、四肢百骸的功能，起着统帅和主宰的作用。影响睡眠的因素分为两个方面，分别为心神安宁和使道通畅。张景岳在《景岳全书》中言："盖心藏神，为阳气之宅也，卫主气，司阳气之化也。凡卫气入阴则静，静则寐，正以阳有所归，故神安而寐也。"可见睡眠由心神所主，卫气入阴的机理也在于阳有所归，心神得安；使道通畅是指的十二脏腑气血运行通道通畅无阻，神气运行正常，能够将神气潜藏于阴分，才能产生正常的睡眠。如果使道阻塞或不畅，心神无法传递，同样可致睡眠异常的产生。可见整个睡眠过程的维持，首先需要"心主神明"，心君功能正常；同时使道通畅，才能把君主的正确指令传达于五脏六腑、四肢百骸等处，倘使道闭塞，不仅会导致失眠，也会导致其他疾病的发生，甚至生命也难以维持。睡眠由神所主，神出则寤，入则寐，而心能藏神，血脉通达，阳能入阴，则睡眠正常。情志异常、饮食失节、外邪侵袭或气血亏虚等，往往会影响脏腑气血，阴阳运行失常，最终导致邪热扰心或心虚失养引发失眠。因此王教授治疗失眠，总以"清火热、养阴血"为主要方法。传统的安神、宁神、定志、镇心、清心、潜阳，都是围绕这两个方面进行的。外邪扰内之火热，情志失常化火，饮食痰瘀郁热，体虚年高、大病久病之虚热，万般病因最后均可致邪热扰心，或使心虚失养。有邪者，心神为邪热扰而不静，不静则不寐，乃实证也，去其火热则寐矣。若无邪者，皆由营气之不足，营主血，血虚则无以养心，心虚则神不守舍，故或为惊惕，或为恐畏，或有所系悬，或多所妄思，以致神魂不安，终夜不寐，此虚证也，治宜养阴血补心虚，则心神得安。因此在临床治疗中应以"治心"为纲领，以"清火热、养阴血"使邪去正安为治疗失眠的主要方法。

（三）治疗强调"方证合一"

失眠是一个临床症状，近半个世纪以来，中医内科学按照辨证论治的方法，分作若干证候型，并以证立法，据法立方遣药，企图通过这种方法指导临床。经过多年的临床实践，王辉武教授认为，辨证论治是中医临床的核心，但并不是全部。方证辨治作为经验传承体系，与辨证论治体系共同构筑了中医的特色和精髓。这种方法论治失眠，临床更好操作。

"方证"是仲景及历代医家创立的经验传承体系，多年来被日本汉方家奉为圭臬。"方与证是《伤寒论》的核心"，证，"简而言之，凡人之疾病，反映体之内外上下，以及各种痛痒、各种异常现象，一些蛛丝马迹都可以称之为证。证，就是'证明'，客观存在，而领事物之先。"（《刘渡舟医学全集》）因此，"方证辨治"也具有一些辨证元素，临床上每一病证必有一最优方剂匹配。当失眠作为临床之主症，其核心是方与证的最佳对接。这就是，总结识证、遣方与选药方面的经验，使方与证之间达到最佳组合，从而确保临床疗效。所以王辉武教授在失眠的临床诊治中提倡方证辨治，以期更好地临床操作和传承。以下为王辉武教授治疗失眠常用方剂与运用思路。

1. 天王补心丹方证

源流：《校注妇人良方》中薛己附方。书中云：天王补心丹"宁心保神，益血固精，壮力强志，令人不忘。清三焦，化痰涎，祛烦热，除惊悸，疗咽干，育养心神"。

组成与用法：人参（去芦）、茯苓、玄参、丹参、桔梗、远志各五钱，当归（酒浸）、五味子、麦冬（去心）、天冬、柏子仁、酸枣仁（炒）各一两，生地黄四两。上为末，炼蜜丸桐子大，每服二三十丸。用朱砂为衣，临卧，竹叶煎汤送下。

主症：心悸失眠，虚烦神疲，梦遗健忘，手足心热，口舌生疮，舌红少苔，脉细或细数。

病机：阴虚血少，心火旺盛。《摄生总要》："心者神明之官也。忧愁思虑则伤心，神明受伤则主不明而十二官危，故健忘怔忡；心主血，血燥则津枯，故大便不利；舌为之外候，心火上炎，故口舌生疮。"

治法：滋阴清热，养血安神。

临证运用：方中生地黄滋阴养血清热，天冬、麦冬、玄参皆甘寒多液；当归补阴血；丹参补血养心，宁心安神；人参补五脏，安心神；茯苓益脾宁心；酸枣仁、制远志、柏子仁养心安神；五味子敛心气；桔梗载药上行，再加朱砂少许，镇心疗效可期，但虑其汞毒，已较少用，以琥珀代之亦可。内热重者，可加小剂量黄连、山栀子；盗汗者，加山茱萸肉。

此方生地黄长于凉血滋阴，用量是其他药物总量的八倍之多，加上当归、二冬、玄参，其滋阴力量比黄连阿胶汤强，近年常用于失眠。临床上如见大便干燥，口舌生疮，或长时间脑力透支而健忘、心悸者，更为适合。

2. 酸枣仁汤方证

源流："虚劳，虚烦不得眠，酸枣仁汤主之。"（《金匮要略》）

组成与用法：酸枣仁二升，甘草一两，知母二两，茯苓二两，川芎二两（原注：深师有生姜二两）。上五味，以水八开，煮酸枣仁，得六升，内诸药，煮取三升，分温三服。

主症：不得眠，心中烦扰，郁而不宁，属虚者。

伴随症：头目昏花，双眼干涩。

病机：肝血不足，魂不守舍。"人寤则魂寓于目，寐则魂藏于肝。虚劳之人，肝气不荣，则魂不得藏，魂不得藏故不得眠……皆所以求肝之治，而宅其魂也。"（《金匮要略心典》）

治法：养血安神。

临证运用：酸枣仁汤是专治失眠之方，历代有从补阴论者，因为知母能滋阴，但从肝血论者更多。方中药味不多，但每药均有深意：用酸枣仁者，是为阴血不足，不能涵阳而设；用茯苓者，是为湿阻三焦，阳不入阴而设；用川芎者，是为血行不畅，脑失所养而设；用知母者，是为热伏于胸，心神受扰而设。从这四个方面针对失眠病因，可谓周到。如果想增加力度，阴血不足为主者，可加制首乌、夜交藤；湿浊为主者，可加石菖蒲、半夏；热象明显加栀子；瘀血重者，可加赤芍、桃仁。

本方君药酸枣仁之归经，明以前归心经，李时珍加上了肝经，认为："酸枣实味酸性收，故……其仁甘而润，熟用疗胆虚不得眠、烦渴、虚汗之证，生用疗胆热好眠。"自唐代开始，酸枣仁之用有生熟之分，失眠者用炒，嗜睡者用生，一直沿袭至今。历史上曾有争议，近年研究表明，生、炒枣仁水煎液对动物均有镇静、安眠作用，两者并无显著差异。要注意的是，炒制枣仁时应该严格掌握火候，以免久炒油枯而失效。

延伸方证：归脾汤方证（《济生方》）

主症：失眠兼有气虚者。

临证运用：本方亦有养血安神之功，但偏于补脾益气，着眼于心血生化之源，以治失眠、心悸、健忘为主症。

3. 温胆汤方证

源流：温胆汤之名首载于《外台秘要》，后世多种方书均有温胆汤之名，药味略有减少。

何谓"温胆"？诸家讨论颇多。本所指之温胆汤方证，为宋代陈言《三因极一病证方论》中所载三首温胆汤之一，即卷九之温胆汤。

组成与用法：半夏（汤洗七次）、竹茹、枳实（麸炒，去瓤）各二两，陈皮三两，甘草（炙）一两，茯苓一两半。上锉为散，每服四大钱，水一盏半，加生姜五片，大枣一枚，煎七分，去滓，食前服。

主症：失眠，惊悸，多梦，呕恶属痰所扰者。

伴随症：眩晕，多涎，苔腻，脉滑。

病机：胆胃不和，痰热内扰。

治法：理气化痰，清热和胃。

临证运用：温胆汤原用于"治心胆虚怯，触事易惊，或梦寐不祥，异象感惑，遂致心惊胆慑，气郁生涎，涎与气搏，变生诸症，或短气悸乏，或复自汗，四肢浮肿，饮食无味，心虚烦闷，坐卧不安"。主要是因为痰与热导致惊、悸，进而造成失眠。常加酸枣仁、五味子、川芎和灵芝，疗效更好。本方临床应用极广，受"怪病多痰"的影响，随证加减用于许多疑难怪病。热重者加黄连，为黄连温胆汤；伴头晕加天麻、珍珠母；耳鸣加石菖蒲、磁石；气血虚者，加人参、熟地黄。对于痰所致的失眠，临床上有一些特征，一是久治无效，二是补而无效，三是久病不衰，中年以上甚至日渐体丰而胖，或虽瘦而面色晦暗，或淡而白，不一定有脉象滑数，也不必见苔厚腻。加用海藻、昆布、海蛤粉、制远志、胆南星，可以增强治痰疗效；或配伍降气之降香、香附、旋覆花等，对因气郁痰滞、痰气交阻所致之失眠、心烦有一定作用。

延伸方证：半夏秫米汤方证（《灵枢》）

主症：失眠属痰之轻症。

临证运用：主治痰浊阻滞三焦，卫气出入受阻，不能入于营阴而失眠不寐者，是《灵枢·邪客》中现存最早的古方之一。方中半夏祛三焦痰浊，令阳能入阴；秫米温胃健脾，能呈祛痰涤浊、交通阴阳之功。临床可先将秫米30～60g（重症可用250g）煎水，再与温胆汤诸药同服，有效。

（四）以"通使道"指导失眠治疗用药

"通使道"在心病的防与治中非常重要。王辉武教授提出，八法皆可以通使道。如辛散之通、祛邪之通、攻逐之通、理气之通、和解之通、温阳之通、消导之通、补益之通，以及药物之外的使通之法，如祝由、导引、太极拳、针灸、推拿等。在临床运用中可辨证用药，加上非药物疗心法，使"使道"通畅。王辉武教授通过多年临床实践与思考，发现桂枝、大黄、麻黄和黄连等具有通行使道之功，故提出"三黄一桂，通心之最"。同时针对因情志不悦，久病难愈，以及各种精神压力所致的心神不宁病证，创制经验方合欢解郁汤。

组成与用法：合欢皮 15～30g，谷、麦芽各 10～25g，柴胡 10～15g，茯神 15～20g，香附 10～15g，酸枣仁 15～20g（炒）、珍珠粉 0.5～1g（冲）、川芎 8～10g，栀子 10～12g。水煎服，成人每日 1 剂，分 3 次饭后服，每次 200mL 左右。

主症：情志压力所致的失眠多梦。

伴随症：肢体疼痛，胸胁胀满，寒热不定，全身无力，咽梗不适，信心下降，久病不愈等。

心悸怔忡者加生龙牡、柏子仁、夜交藤；疼痛明显者加延胡索；怕冷者加肉桂；多汗者加浮小麦、五味子；烘热者加百合、生地黄。此外，为了使药物适时达到一定浓度，起到安神镇静助眠的目的，一般早晨、上午可不服药，只在午后及晚上睡前 1～2 小时各服药 1 次。

四、验案精选

（一）补养肝血，养心安神法治疗失眠病案

患者李某，女，50 岁，银行工作人员。2020 年 5 月 25 日初诊。

患者平素劳累，6 年前无明显原因出现失眠，每日睡眠时间 3～5 小时，多梦早醒，醒后难入睡，当地就诊予镇静助眠药治疗，疗效不佳，辗转来诊。刻下：精神状态欠佳，入睡困难且容易惊醒，头晕脑涨，心烦，二便正常，舌淡红苔白，弦细无力。

西医诊断：失眠。

中医诊断：不寐，肝血不足、心神失养。

治法：补养肝血，养心安神。

处方：酸枣仁汤加减。酸枣仁 30g，百合 20g，当归 12g，白芍 15g，川芎 10g，甘草 10g，茯神 30g，生地黄 30g，枸杞 20g，小米 15g，黄花 10g，合欢皮 30g，香附 20g，谷、麦芽各 20g，生龙、牡各 30g，知母 12g。5 剂，水煎温服，每日 1 剂。

医嘱增加户外运动（散步），合理安排作息时间，可取新鲜鸡肝、鸭血、鲫鱼等与大米同煮为粥服食。

二诊：患者精神好转，连续入睡4～5小时，但梦多，头晕脑涨减轻，脉细，苔薄白，质淡，效不改方，原方基础上加木瓜10g，琥珀末30g，夜交藤30g，菊花10g，续服7剂。

三诊：睡眠入睡可，仍有梦，偶头晕，食纳可，二便调；舌淡红苔白，脉细滑。守方续服7剂，在原方基础上加夏枯草20g，法半夏20g，黄连8g，琥珀减量至6g，去合欢皮、香附。

按： 中医认为不寐病因主要由情志内伤、饮食不节、思虑不安、劳倦所伤、感受外邪、先天不足、年老体弱等因素所致。"女子以肝为先天"（叶天士）道出了肝与女子关系密切。更年期女性失眠，大多在"七七"之年发生，可见肝的作用更是重要。女子一生经历"经、带、胎、产"特殊时期，气血受损，冲任失衡，肝主藏血，七七天癸已竭，肾精渐亏，肝肾精血同源，肾精不足，肝血化生乏源，致肝血亏虚；患者劳逸起居失度亦可致肝血亏耗。"肝者，贯阴阳，统血气，居贞元之间，握升降之枢者也。"肝主疏泄与藏血，正是通调气血、交泰阴阳实现的。《灵枢·本神》云："肝藏血，血舍魂。"患者肝血不足，血不藏魂，不能濡养心神，心神不足，心神使道不通，阳气不能入于阴分，而张弛于外，发为本病，表现为失眠多梦、睡眠浅、易醒，常伴有四肢麻木、目视不清等肝血不足症状。血属阴液，阴液不足，易生内热，可致虚烦，正如《金匮要略·血痹虚劳病脉证并治》曰："虚劳虚烦，不得眠，酸枣仁汤主之。"以养血安神为法。患者银行工作者，工作压力大，病程日久已达6年余，需注意"病久而生郁，压力气闷致郁"，临证应适当给予解郁之品，这也体现了《内经》使道学说、久病皆郁的学术思想。此外患者饮食不规律，脾胃亦受损，脾胃为后天之本，气血生化之源，受损则生血乏源，治疗上需固护脾胃。因此，该例不寐的发病是因肝血不足引起，其治以补养肝血，养心安神，兼以固护脾胃、解郁之法，方用酸枣仁汤。

方中酸枣仁甘平以养心安神，当归活血补血，川芎活血行气，枸杞子补肝血，生地黄清热凉血，以补肝固本，甘草调中益气，可调和诸药，再加以百合、黄花养心而除烦，龙骨、牡蛎益阴潜阳，重镇安神，茯神宁心以安神，香附、合欢皮解郁以安心神，小米、枸杞养心滋阴。最后，选炒二芽健脾开胃、疏肝解郁。诸药合用，共奏补养肝血，养心安神，兼以固护脾胃、解郁。其中合欢皮解郁安神，用于治疗心神不安，忧郁失眠，胸闷胁胀，食欲不振等，乃心神诸病之要药。王教授在临床上常常将香附、合欢皮联合使用，从典型医案当中也可以印证。

（二）疏肝解郁，通心安神法治疗失眠病案

患者蔡某，女，51 岁。2020 年 5 月 18 日初诊。

患者于 5 个月前因工作压力大，与家人争吵后渐见失眠，每日睡眠时间 3～4 小时不等，入睡困难，胸背胀，当地就诊予以镇静助眠药治疗，疗效不佳，辗转来诊。刻下：精神状态欠佳，全身无力，入睡困难，多梦，胸背胀，偶有干咳，背心冷，二便正常，舌淡红，苔薄黄，脉弦滑。

西医诊断：失眠。

中医诊断：不寐，肝郁气滞、心神失养。

治法：疏肝解郁，通心安神。

处方：合欢解郁汤加减。茯苓 30g，桂枝 10g，白术 30g，甘草 8g，神曲 20g，川芎 15g，香附 20g，山栀子 15g，合欢皮 30g，酸枣仁 30g，延胡索 20g，北柴胡 20g，莲子心 5g，葛根 30g，珍珠母 30g。7 剂，水煎温服，每日 1 剂。嘱注意情志管理，与朋友多交流、闲聊、打麻将，以缓解郁闷之情。

二诊：患者精神好转，已能睡 4～5 小时，早醒、梦多、干咳，背心冷等好转，脉弦滑有力，效不改方，在上方基础上去葛根、珍珠母，加黄花 10g，续服 7 剂。

三诊：睡眠可，梦少，胸背胀明显好转，食纳可，二便调；舌淡红，苔薄黄，脉弦滑。在上方基础上去延胡索，守方续服 7 剂。

按：患者工作压力大，与家人争吵出现失眠，首先考虑"七情之外的闷

情"所致的肝郁气滞。此类患者多为慢性压闷情绪积累，偶遇情感失控而突发，不知从哪一天开始，过去曾经很有兴趣的事情都不愿去干了，自己觉得一切都没意思，三天五天都躺在家里，什么都不做。或看电视、玩游戏、看手机、读小说，坐卧不安，不愿出门，也不敢去见亲友，几天都不讲一句话；或悲伤落泪、无奈难言，如有聚会，不愿参加，怕人嘲笑，度日如年，分秒煎熬，十分痛苦。病至中期，情感麻木，欲哭无泪，入睡困难，时而惊醒，噩梦不断，头晕脑涨。渐渐地病情加重，什么都不想了，只想快点结束这种痛苦挣扎，甚至想到自杀，一了百了。

　　本例患者51岁，正处女性更年期，身体机能及激素水平下降，本易发郁证，加之患者平素压力大，做事力求完美，遇与家人争吵，情感失控而突发失眠，故本病的病机乃是七情之外的闷情致郁，肝气不舒，久郁化热，肝血暗耗，肝木克土，脾胃受损，渐致血不养心，心神不宁，引发失眠。太史公曾有言："天下熙熙，皆为利来；天下攘攘，皆为利往。"功利于人不可无，但不可太过，太过则生闷。王教授临床发现，传统所谓七情者，不外喜、怒、忧、思、悲、恐、惊，未能包括"压力"之一情。关于"闷"之情古今均不少见，达官、富豪者虽家财万贯，但其压力之情远比平民更多。有吃有穿，地位显赫，虽无温饱之忧，但多责任之愁，或增钩心斗角之烦恼，致其郁滞，另有躯体创伤、疾病、失恋、离婚、监禁、战争，致其使道不通者，常心神不宁，出现纷繁而不可理解之怪病、难症，乃是心病的一种类型。该患者做事力求完美，压力大，日久而见胸胁胀满、失眠、全身乏力、懒动，此闷之致郁者，乃七情之外的压力情志也。故辨为郁而不通、心神失养证，正是王教授"七情之外另有情、郁乃心病"学术思想的体现。患者治疗以疏肝解郁、宁心安神为法，接通、打通使道，选用合欢解郁汤治疗。方中合欢皮味甘性平，功能解郁安神、开达心志为君。以香附疏肝解郁、行气止痛，茯神健脾宁心为臣。柴胡舒肝解郁升阳；酸枣仁补肝宁心，敛汗生津；珍珠粉安神定惊，平肝明目；川芎活血行气，祛风止痛；栀子、莲子心泻郁火，除烦热；白术、茯苓、神曲、延胡索等行气消食、健脾开胃。方中加用少量桂枝以通心神使道，《神农本草经》称肉桂是"诸药先聘通使"，《名医别录》

又说其"宣导百药"。按《素问·灵兰秘典论》"使道闭塞不通"的"使道"学说,桂枝当为通畅心神使道第一要药。传统认为,桂枝通心阳即是此意。《本经》称桂枝功能"治结气……久服通神"。临床上脏腑血气、营卫津液之闭塞、郁结、壅滞、憋闷等,桂枝温散通阳,开泄之宣通之。疏通这诸多不通者,关键在于打通"心神之使道",君令下达而不闭塞,则五脏全身安和。此真是王教授主张"三黄一桂,通心之最",以"通使道"治疗失眠的具体表现。本患者亦为慢性压闷情绪积累,偶遇与家人争吵诱发失眠,故辨证为肝郁气滞、心神失养证。这体现了王教授"七情之外另有情"等学术思想。患者肝郁气滞、阻滞心神使道,使心失所养,引发失眠,因而接通、打通这使道是治疗心病、郁病之关键。方选王教授治疗闷之致郁的经验方合欢解郁汤加减治疗,体现王教授"郁乃心病、方证合一"的学术思想。最后选以葛根、桂枝通使道,充分体现了王教授"郁乃心病,治郁需加上通心之法"等临床特色。诸药合用,共奏疏肝解郁、宁心安神之功。因此,该病案基本上体现了王教授治疗不寐的学术特色。

(三)清热化痰,宁心安神法治疗失眠病案

患者朱某,男,50岁。2020年5月15日初诊。

患者平素喜食肥甘厚腻之品,好喝酒。4个月前出现失眠,入睡难,睡眠时间约3小时,眠浅易惊醒,醒后难入睡,心烦,口服助眠药治疗疗效不佳,遂来就诊。刻下:患者形体肥胖,精神疲惫,失眠,入睡困难,心烦多梦,口干,口苦,纳食可,二便平。舌红,苔黄,脉滑有力。

西医诊断:失眠。

中医诊断:不寐,痰热扰神证。

治法:清热化痰,清心安神。

处方:黄连温胆汤加减。川黄连6g,法半夏20g,陈皮12g,茯苓30g,甘草8g,竹茹12g,枳实20g,琥珀末(冲)6g,酸枣仁30g,川芎15g,夜交藤30g。7剂,水煎温服,每日1剂。

嘱其增加户外运动,合理安排作息时间,饮食均衡,饮食清淡为宜。

二诊：患者精神好转，睡眠时间延长至 4 小时左右，入睡较前容易，仍有多梦，口干、口苦，心烦，纳食可，二便正常。舌红，苔薄黄，脉滑。效不改方，在上方基础上去川芎、夜交藤，加夏枯草 30g，生龙、牡各 30g，石菖蒲 10g，葛根 30g，制远志 8g，茯苓改为茯神，续服 7 剂。

三诊：睡眠时间延长至 5～6 小时，入睡尚可，醒后能续睡；心烦、口干、口苦明显缓解，二便调；舌红，苔薄黄，脉滑。于前方基础去葛根，继续守方服药 7 剂。

按：患者中年形体肥胖，恣食肥甘醇酒厚味，症见心烦失眠、多梦、口干、口苦等，首先考虑痰热内扰所致失眠。患者长期思虑、肝气郁结，且平素饮食不节，恣食肥甘醇酒厚味，以致宿食停滞，酿成痰热，火炽痰郁，痰热上逆，阻遏心窍，扰动心神，使心神不安，阴阳失调，导致失眠。张景岳《景岳全书·卷十八·不寐》云："痰火扰乱，心神不宁，思虑所伤，火炽痰郁而致不眠者多矣。"指出痰热内扰是导致不寐的常见原因。选用黄连温胆汤治疗，王教授认为温胆汤所治失眠，临床上有一些特征，一是久治无效，二是补而无效，三是久病不衰，中年以上甚至日渐体丰而胖，或虽瘦而面色晦暗或淡而白，其形如肿，不一定有脉象滑数，也不必见苔厚腻。本例患者有心烦不寐、易惊醒，虽无苔腻、脉滑数，但仍辨为痰热扰神证，并选用黄连温胆汤治疗，正是王教授"方证辨证"学术思想的体现。方选半夏为君，降逆和胃，燥湿化痰；竹茹为臣，清热化痰除烦；枳实行气消痰，使痰随气下；佐以陈皮理气燥湿；茯苓健脾渗湿，则湿去痰消；重用枣仁、夜交藤以养心安神，琥珀镇静安神，川芎行气活血开郁，使以甘草益脾和胃而协调诸药。方中半夏取象比类，夏季之半，即夏至前后，夏至一阴生，为天地阴阳交会之期，因此半夏可交通阴阳，引阳入阴，治疗失眠其用尤妙。服药 7 剂，遂睡眠有所改善，但心烦、多梦、易惊醒、口干口苦无缓解，故二诊加用夏枯草、远志去心肝之火热以除烦，生龙牡以镇心安神，石菖蒲开心窍，葛根通散郁火，二者合用通畅心神使道，用药 7 剂后患者诸症减轻，印证了王教授"郁乃心病"，治郁同时加上通心治法通使道可提高临床疗效的学术特点。因此，该病案基本体现了王教授治疗不寐的学术特色。

《古今医统大全·不寐候》详细分析了失眠的病因病机为"痰火扰乱，心神不宁，思虑过伤，火炽痰郁，而致不眠者多矣"。清代林珮琴在《类证治裁》中引《医道》曰："凡妇人肥盛，多郁，不得眠者吐之，从郁结痰火治。"王教授结合自身临床经验认为现今人们生活节奏快，工作、学习、生活压力大，长期情绪紧张，易致肝气郁结，思虑气结，久则伤脾，脾虚不能化湿，湿痰内生；又因人们饮食结构的变化，肥甘厚味、麻辣油炸等三高食物不断摄入，再加上烟酒等不良嗜好，导致中焦湿热或痰湿内生，郁久化热，而至痰热互结。故痰热互结是现代社会导致失眠的常见原因。清代唐容川在《血证论·卧寐》言："盖以心神不安，非痰即火"，"肝经有痰，扰其魂而不得寐者，温胆肠加枣仁治之"。王教授总结临床经验常言温胆汤原用于"治心胆虚怯，触事易惊，或梦寐不祥，异象感惑，遂致心惊胆怯，气郁生涎，涎与气搏，变生诸症，或短气悸乏，或复自汗，四肢浮肿，饮食无味，心虚烦闷，坐卧不安"。主要是因为痰与热导致惊、悸，进而造成失眠。常加酸枣仁、五味子、川芎和灵芝，疗效更好。本方临床应用极广，受"怪病多痰"的影响，随症加减用于许多疑难怪病。热重者加黄连，为黄连温胆汤；伴头晕加天麻、珍珠母；耳鸣加石菖蒲、磁石；气血虚者，加人参、熟地。

（四）疏肝泄热，清心安神法治疗失眠病案

患者陈某，女，32岁。2020年9月16日初诊。

患者于1年前工作压力大，逐渐出现失眠，入睡困难，每晚睡眠时间约4小时，睡眠浅，早醒，曾于多家医院就诊，诊断为失眠症，服用助眠药物治疗，症状未见明显缓解，治疗效果不佳，辗转来诊。刻下：面容憔悴，精神疲惫，头胀痛，纳食一般，大便正常，小便正常；舌红，苔薄黄，脉弦滑。

西医诊断：失眠症。

中医诊断：不寐，肝热上扰证。

治法：疏肝泄热，清心安神。

处方：丹栀逍遥散加减。丹皮 12g，山栀子 12g，北柴胡 20g，白芍 15g，当归 12g，白术 20g，茯苓 20g，甘草 10g，薄荷 10g，香附 15g，生姜 10g，大枣 15g，酸枣仁 20g。7 剂，日 1 剂，水煎服。

嘱其保持乐观豁达之心境，多与他人交流，增加户外运动，合理安排作息时间，饮食均衡，建议行五行音乐疗法，并教其练习静功心法。

二诊：患者精神好转，头胀痛明显减轻，失眠缓解，每晚睡 4～5 小时，易醒，醒后可入睡，伴打嗝、少许胸闷不适，月经量少，纳食一般，二便正常。舌红，苔黄腻，脉滑数。

中医诊断：不寐，肝热上扰证。

治法：疏肝泄热，清心安神。

处方：丹栀逍遥散加减。石决明 30g，钩藤 20g，丹皮 15g，炒山栀子 12g，北柴胡 10g，当归 12g，白芍 12g，茯苓 20g，薄荷 10g，天麻 15g，黄花 10g，菊花 12g，白蒺藜 15g，酸枣仁 20g，小米 15g。7 剂，日 1 剂，水煎服。

三诊：患者失眠较前改善，少许头昏不适，纳食一般，二便正常。舌红，苔黄，脉细。

中医诊断：不寐，肝肾阴虚证。

治法：滋阴清热，安神解郁。

处方：丹栀逍遥散合六味地黄丸加减。当归 12g，白芍 15g，甘草 10g，炒山栀子 15g，北柴胡 20g，生地黄 20g，山茱萸 20g，山药 30g，泽泻 20g，丹皮 20g，茯苓 12g，钩藤 20g，天麻 15g，石决明 30g，菊花 12g。7 剂，日 1 剂，水煎服。

按：患者因工作压力大出现失眠，从情志方面考虑，情志不舒，肝气郁结，久郁化热，热扰心神，心神使道不通而不寐；亦或因情志不遂，肝气郁结，气郁化火，损伤肝阴，致肝阳上亢，上扰心神，使道闭塞，进一步加重不寐。因此，不寐的发病是因肝热上扰、心神使道不通而引起，这也体现了王教授在辨证论治基础上，以心神为本、使道为本、治病必求于本的学术思想，进而辨明虚实，强调辨证施治，以证为本。予以疏肝泄热、清心安神、通行使道为法，体现了以五脏辨证为主，重在心肝，以"通"为主的学术特点。方中柴胡苦辛微寒，入肝、胆经，既可疏肝解郁，调畅气机，亦可升少阳之枢机，通心神之使道，以气为胜，故能宣通阳气，振举清阳，香附疏肝解郁，增强柴胡疏肝之功，同时配以牡丹皮、山栀子清热凉血，使气机调畅，心神使道通畅；白芍、当归养血敛阴、柔肝缓急；白术、茯苓、甘草健脾益气，使脾土健旺以防肝乘；薄荷、生姜辛散达郁以助柴胡疏泄条达，酸枣仁宁心，安神，敛汗，养肝；大枣顾护脾胃，全方疏肝泄热、清心安神、通行使道。随着疾病的进展，火热内蕴，耗伤阴液，阴液不足，无以滋养，表现出阴虚不足之象，故而加用六味地黄丸，滋阴以引虚火下行，方中加用生地滋阴生津，填精益髓，山茱萸补养肝肾，并能涩精；泽泻利湿泻浊，减轻地黄之滋腻，钩藤、天麻、石决明平抑肝阳，菊花清肝泻火，以补泻相结合，令诸症皆通。

中医认为喜怒哀乐等情志过极均可导致脏腑功能失调，而发生不寐病证。或由情志不遂，肝气郁结，肝郁化火，邪火扰动心神，心神不安而不寐。或由五志过极，心火内炽，扰动心神而不寐。或由喜笑无度，心神激动，神魂不安而不寐；或由暴受惊恐，导致心虚胆怯，神魂不安，夜不能寐。其基本病机是由《内经》提出的"阴阳失和，阳不入阴"，因此，王教授认为本病因心神使道不通，君令不达五脏六腑，致五脏六腑阴阳失衡所致，病机关键为"使道不通"，临床治疗以"通"为纲领，以"通行使道"为治法。临床常用丹栀逍遥散加减。王教授认为柴胡升少阳之枢机，以气为胜，宣通阳气，使体内阴阳协调，实为通心神之使道之用，配栀子清热解郁，除烦安神。主治心烦懊侬，积热心躁，不得眠睡，心神颠倒，精神不安难以明言者，二者均体现了以"清"为通。酸枣仁味甘酸平，入肝经，养肝血而涵肝阳，走心经，养心阴而敛心阳，体现了以"补"为通。这些均为王教授治疗不寐肝热上扰证的核心药物。王教授在临床上对于肝热上扰的治疗常常将"清"与"补"之通法联合使用，既可以清泄之力使心神使道通畅，又可以补益之功免疏泄太过，损伤根本，从典型医案当中也可以印证。综上所述，王教授治疗不寐肝热上扰证始终围绕不寐的基本病机阴阳失衡为中心，心神使道不通为关键，以"通行使道"为治法，重在突出以"通"为主。

（五）健脾益气，养心安神法治疗失眠病案

患者张某，女，48岁。2020年5月7日初诊。

患者失眠5年来诊，现精神状态差，失眠，不易入睡，疲倦，乏力，饮食偏多，大便2次/天，小便正常，舌质淡，苔薄白，沉细无力。

西医诊断：失眠症。

中医诊断：不寐，脾气虚证。

治法：健脾益气，养心安神。

处方：补中益气汤加减。当归12g，白芍15g，白术15g，茯神20g，远志8g，酸枣仁20g，木香10g，黄芪30g，党参20g，龙眼肉10g，大枣15g，甘草10g，北柴胡10g，升麻10g，小米15g，黄花10g。5剂，水煎服，日1剂。

二诊：患者服药后仍有失眠，症状较前好转，但仍感入睡困难，乏力、容易疲倦症状减轻，舌质淡，苔薄白，细弱无力。中医诊断及辨证同前。

处方：补中益气汤加减。赤芍20g，黄芪30g，党参20g，石菖蒲10g，黄柏15g，甘草8g，升麻10g，蔓荆子30g，葛根30g，天麻15g，法半夏20g，夏枯草30g，茯苓20g。7剂，水煎服，每日1剂。

三诊：患者两次就诊后失眠较前改善，轻微乏力不适，舌质淡，苔白，沉脉。

辨证：中气不足。

处方：补中益气汤加减。黄芪30g，党参30g，白术20g，当归12g，陈皮10g，升麻10g，北柴胡10g，甘草8，红参10g，阿胶10g，黄精20g，仙鹤草30g，小米15g，黄花10g。7剂，水煎服，日1剂。

按：心藏神而主血，脾主思而统血，本患者因思虑过度，以致心脾气血暗耗，心脾两虚，气血乏源，营血不足，心失所养，血脉不通，心神使道不畅，终至心神失养而发病。脾气亏虚则体倦、食少；心血不足则见惊悸、怔

忡、健忘、不寐、盗汗；面色萎黄，属气血不足之象。王教授认为本病因脾虚失运，水谷精微不化，气血不足，心神失养；或因脾气不足，气机不运，清阳不升，致心阳不足，心失所养，心神使道不通所致，病机关键为中气不足、使道不通，心神失养，治以健脾益气，养心安神，通行使道。治疗当以"补"为通，予以补中益气汤加减。这正是王教授"八法皆通法、心神使道论"学术思想的具体体现。

一诊方中以黄芪为君，补益脾肺之气，升阳举陷，实卫固表，以"补"通心神使道。党参、白术、甘草甘温之品补脾益气以生血，使气旺而血生；当归、白芍、龙眼肉甘温补血养心；茯神、酸枣仁、远志宁心安神；木香辛香而散，理气醒脾，与大量益气健脾药配伍，复中焦运化之功，又能防大量益气补血药滋腻碍胃；大枣调和脾胃，以资化源；少量升麻、柴胡升阳举陷，协助君药以升提下陷之中气，共为佐使；小米、黄花顾护中焦脾胃。

复诊患者心血稍充，中气渐复，入睡较前好转，故去茯神、远志、酸枣仁、龙眼肉、白芍、白术、木香、大枣、小米、黄花；脉沉细无力转为脉细弱，故去柴胡，减少升发之性。患者用药后仍感乏力、疲倦，考虑脾虚日久，气化失常，痰浊凝滞阻塞使道，加用茯苓、石菖蒲、法半夏等健脾除湿化痰之品；其中石菖蒲辛能散风，温能驱寒，芳燥能除湿豁痰，宣通开发，化湿开胃，是通行使道的良药。患者病程日久，"久病皆郁"，郁则气机失调、郁而化火，加用天麻、夏枯草、赤芍清肝平肝凉血。干葛、升麻、蔓荆轻扬升发，能入阳明，鼓舞胃气，上行头目；中气既足，清阳上升，则九窍通利，耳聪而目明矣。其中《神农本草经》载葛根"主诸痹"。痹，通闭，指各种闭阻不通，包括心神使道不通，本品为不可多得的上品。近年药理研究发现，葛根能解除血管痉挛，扩张血管，祛除瘀滞，调畅血行，正是"通使道"的现代解释。此外，葛根还能轻扬发散，升阳明清气，尤散通郁火，这在心病治疗中大有用武之地，乃通心神使道之药，更是以"清火热"为通的重要体现。黄柏补肾生水。盖目为肝窍，耳为肾窍，故又用二者平肝滋肾也。

三诊时患者仍感轻微乏力不适，脉沉，考虑该患者中气亏虚程度较重，补气仍为治疗重点，沿用一诊方药，去茯神、远志、酸枣仁、白芍、龙眼肉、大枣等养血之品，易木香为陈皮理气和胃，使诸药补而不滞，滋而不腻；阿胶滋阴养血，红参大补元气，复脉固脱，益气摄血；黄精补气养阴，健脾益肾；仙鹤草补益诸虚。

中医认为不寐基本病机是机体阴阳失和，如暴饮暴食，宿食停滞，脾胃受损，酿生痰热，壅遏于中，痰热上扰，胃气失和，可致失眠。此外，浓茶、咖啡、酒之类饮料也是造成不寐的因素。或因劳倦太过则伤脾，过逸少动亦致脾虚气弱，运化不健，气血生化无源，不能上奉于心，而致心神失养而失眠。或因思虑过度，伤及心脾，心伤则阴血暗耗，神不守舍；脾伤则食少，纳呆，生化之源不足，营血亏虚，心失所养，而致心神不安。或因久病血虚，年迈血少，引起心血不足，心失所养，心神不安而不寐。正如《景岳全书》所说："无邪而不寐者，必营气之不足也，营主血，血虚则无以养心，心虚则神不守舍。"亦可因年迈体虚，阴阳亏虚而致不寐。本例患者方中应用大量补益药物与少量理气药物配伍，体现失眠治疗以"清火热，养阴血"为法的学术思想。"清""补"合用，气血生化有源，行而不滞，心神得以滋养，心神使道通畅，使机体阴阳恢复有序运行，最终达到阴阳协调，诸症得安。同时也体现王教授治疗失眠始终保持"治心"的战略思想，擅用"通心"之品，畅通心神使道以治心，从而临床疗效更佳。

（六）益气升清，宁心安神法治疗失眠病案

患者周某，男，49岁。主因反复不寐5年，2020年6月11日初诊。

患者长期喜肥甘厚味，饮食量多，食后不喜运动，夜间休息晚，渐至入睡稍困难，感身体乏力不适，未予重视。近5年入睡更加困难，失眠，睡眠时间3～4小时，早醒，白天夜里均感手脚汗多，腰酸，身体乏力，多次就诊于外院，予以镇静助眠药治疗，入睡稍有改善，但停药后难以入睡，手脚汗多、腰酸、乏力等症未见缓解，辗转来诊。刻下：患者精神状态可，入睡困难，早醒，喜食肥甘厚味，手脚汗多，腰酸，乏力，视物不清，饮食可；

舌质红苔白，弦滑有力。

西医诊断：失眠。

中医诊断：不寐，清阳不升夹痰热。

治法：益气升清，化痰安神。

处方：益气聪明汤和温胆汤加减。黄连6g，法半夏20g，陈皮12g，茯神30g，甘草10g，竹茹12g，枳实15g，蔓荆子20g，葛根30g，生龙骨、牡蛎各30g，赤芍15g，党参20g，黄芪30g，石菖蒲10g，升麻15g，夏枯草20g。5剂，水煎服，日1剂。

告其需保持乐观豁达之心境，嘱增加户外运动，合理安排作息时间，饮食均衡，建议行五行音乐疗法，并教其练习静功。

二诊：患者入睡较前容易，已能睡4～5小时，仍感早醒，手脚汗多、腰酸、乏力等症状较前缓解，但精神差，感视物不清；舌质红苔白，脉弦滑脉。于前方基础上去黄连、竹茹、生龙牡，加泽泻40g，白术20g，桂枝10g，香附15g，白蒺藜20g，郁金15g。5剂，水煎服，日1剂。

三诊：患者入睡困难进一步缓解，醒后能续睡，手脚汗多、腰酸、乏力等症状基本缓解；但感胸闷不适，精神状态好，二便调；舌尖红苔白，脉弦滑脉。效不更方，继续服用7剂。

按：患者因长期喜食肥甘厚味，首先从脾胃方面考虑，患者由于饮食不节，喜食肥甘厚味，脾失健运，水谷运化失调，水湿内停，气血阴阳运行不畅，脾之清气欲伸而不达，心神失养而不寐；脾胃功能失调，气血津液运化不畅，久而化痰化热，故见手脚汗多；全身气机失调，不能濡养肌肉，故见腰酸、乏力。不寐的发病乃由清阳之气不升、阴阳之气不相顺接、阳不入阴所致，其治以益气升清、化痰安神为法，处方以益气聪明汤。体现了王教授以病因为本、阴阳为本、治病必求于本的学术思想，强调辨证施治，以证为本的学术特点。益气聪明汤出自《东垣试效方》卷五，主治脾胃气虚、清阳不升诸证，方中党参、黄芪温补脾阳，意在治本；葛根、蔓荆子、升麻鼓舞清阳，上行头目；黄连清热泻火，以赤芍易白芍凉血活血，中气得补，肝肾受益，清阳得升，心神得安。另加入龙骨、牡蛎益阴潜阳，重镇安神；加以陈皮、法半夏燥湿化痰，夏枯草清肝泻火；竹茹清热化痰，石菖蒲通窍醒神，通行使道，茯神养心安神，甘草调和诸药。诸药合用，共奏益气升清、化痰安神之法，同时配伍通行使道之药，该病案基本上体现了王教授"通行使道"治疗不寐的学术特色。复诊患者痰热已轻，入睡较前好转，故去黄连、竹茹、生龙牡等清热化痰之品。患者失眠日久，于外院治疗未见明显缓解，心情紧张焦虑在所难免，致气机失调，肝气郁结，故酌情加用香附、白蒺藜、郁金疏肝行气解郁之品，体现了王教授"久病皆郁"的学术思想。另患者用药后感精神差，疲乏缓解不明显，乃因中焦脾胃虚弱，水湿困阻中焦，方中加用白术、泽泻等健脾渗湿之品，配伍桂枝一者助阳化气，振奋脾阳，使水湿得去，二者通行心神使道，君令下达而不闭塞，则五脏全身安和。这正是王教授"心神使道学说"在临床工作中的具体体现。

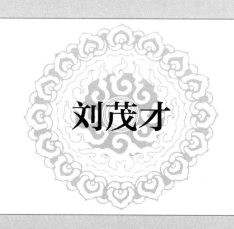

刘茂才

一、医家简介

刘茂才，男，广东省兴宁市人，1937年10月生。教授、博士生导师、博士后合作指导老师，第二批、第七批全国老中医药专家学术经验继承指导老师，全国名中医、广东省名中医，兼任中华中医药学会脑病分会终身名誉主任委员。师从广东省名中医林夏泉先生。享受国务院政府特殊津贴。曾获得广东省卫生系统白求恩式先进工作者、广东省优秀中医药科技工作者、广东省中医药学会突出贡献奖、广东省中医药学会先进兼职干部，以及中华中医药学会成就奖、首届邓铁涛中医医学奖、世界中医药学会联合会（王定一杯）"中医药国际贡献奖"等荣誉和称号。

二、学术观点

（一）重视临床辨证论治"六要"

刘茂才在长期的临床实践中，认为临床辨证必须注意思路专一、开拓思维、排除干扰、重视病程、结合实践、全面分析等问题。刘茂才提出，中医辨证要能顺利进行且避免错误的发生，重要的一条就是要对四诊资料的采集与分析，做到思路专一，遵循中医理论体系。开拓思维，注意性别、年龄、职业、季节、气候、地理环境对疾病的影响，临床思维不局限于专科。四诊合参，需排除由于饮食、药物等非病因素引起的干扰。重视病程，掌握"久病属虚"和"久病致瘀"理论，在虚证或瘀证的见证缺少，甚至并无外表见证，或采用他法而不见效之时，辨证施治时就要考虑虚或瘀的可能，从而给予相应的治疗。辨证施治过程中，必须了解病者的体质，包括对饮食与药物的耐受与反应，参照前药反应而辨证立法。刘茂才尤其强调临床辨证时，对具体病例中的四诊资料，必须全面地综合分析，既不可把阳性四诊资料绝对化，思想上被框框束缚，又不可单凭一两个四诊所见，便轻率判断。

（二）调整阴阳，重视疏肝辨治不寐

不寐主要与心脾肝肾和阴血不足、脑海失养关系最为密切，其病理变化以阳盛阴衰、阴阳失交为主。《灵枢·大惑论》曰："卫气不得入于阴，常留于阳。留于阳则阳气满，阳气满则阳跷盛，不得入于阴则阴气虚，故目不瞑矣。"治疗应根据病机特点，以调整阴阳、养心宁神为法则，在辨证的基础上，如何选用安神药亦很重要，同时，诊治该病时，也要注意一些药物以外的事项，往往对疾病的痊愈有很大的帮助。

不寐总与心脾肝肾虚损而致阴血不足，脑海失养关系最为密切。但其中来说，还是以肝气不舒为主。现代医家马智教授亦提出"肝为畅情志之枢，心为出神明之府；肝为起病之源，心为传病之所"的学术思想，认为不寐起源于肝。Beck 提出的感情障碍认知模式提示我们，外界诱发的负面情绪（中医之肝郁）有可能是直接导致失眠的根本原因。《素问·灵兰秘典论》曰："肝为将军之官。"肝脏体阴而用阳，以血为体，以气为用，在志为怒，如果或因焦虑抑郁、烦躁，肝疏泄功能失常则气机不畅，或肝气郁久而化火，而肝内寄相火，为风木之脏风火相煽，风借火势，火助风威，风火扰动心神，或肝火炽盛，燔灼阴血，肝阴不足，肝阳上亢，王冰曰："心者，任治于物，故为君主之官。清净栖灵，故曰神明出焉。"心神扰动，发为失眠。刘茂才教授认为，现代人随着工作压力与日俱增，不寐虽多责之于肝气不舒，但处方用药时应辨证准确，依据辨证可分为疏肝、平肝、清肝、滋阴、潜阳等治法，药物常用柴胡、牡丹皮、菊花、薄荷、莲子疏肝、清肝，用天麻、钩藤等平肝息风，白芍、生山茱萸肉、大枣滋阴养血以养肝之体，佐以龟甲、龙骨、牡蛎等取潜阳用意。用药如用兵，临证当把握得当。

三、临床特色

（一）情志不遂为主因，疏肝健脾为主轴

在临床中，失眠患者比较多见，其病因复杂，如何接诊、处置病人是临床中较为棘手的难题。正常运作的营卫阴阳是心神控制人之寤寐的基础。刘茂才教授认为，不寐的基本病机总属阳盛阴衰，阴阳失交，即阴虚不能纳阳与阳盛不得入于阴，其病理性质分为虚实两面。情志不和，责之于肝，肝郁化火，痰热内扰，心神不安，此为实；虚证的不寐患者往往表现为心脾两虚、心胆气虚、心肾不交，以致心神失养。久病患者则常表现为虚实夹杂。

情志不遂与失眠的关系密切，情志不遂首先影响肝主疏泄功能。其次，"见肝之病，知肝传脾，当先实脾"，肝在不同程度上会影响脾，肝气已经克伐脾土，失眠的患者气虚症状明显，临床表现为疲乏倦怠，因为失眠导致五脏功能不正常，影响脾胃功能，中医角度来说是肝影响了脾，西医角度来讲晚上没有休息好，消化功能就减退，"肝传脾"的关系就非常明确。入睡难、梦多、舌尖红、大便溏、苔白或腻、弦脉或滑脉，是不寐肝郁脾虚患者的核心症状。因此，刘茂才教授总结不寐病的治疗原则当以健脾、疏肝为主，辅以益肾、活血、养阴、清热等治法。

刘茂才教授认为，《难经·四十六难》述："老人卧而不寐，少壮寐而不寤者，何也？……老人血气衰，肌肉不滑，荣卫之道涩，故昼日不能精，夜不得寐也。"与自己临床所见十分契合。来诊的患者或因年老久病伤脾，或因生活工作压力导致肝郁乘脾，大多有脾胃气虚之候，在临床上多表现为疲乏倦怠，或大便溏泄。脾胃为后天之本，运化水谷精微，化生气血，可调节营卫运行、顺畅五脏神机。因此，调理中焦脾胃既可化生营卫之气，又可通调五脏之神机，从而有利于改善失眠。在具体用药方面，刘茂才教授常常使用党参、茯苓、白术，取"四君子汤"之意，以健脾益气为本。对于参类的党参、太子参，党参性偏温，适用于脾虚兼有阳气亏虚者，太子参补气更

弱，但可益气养阴，用于气阴虚的青少年失眠患者。

疏肝是治疗不寐的重要一环。即使患者的表现以脾虚更为明显，但是肝郁是很重要的病因，病人表现为脾虚，如果治疗能使脾气健运，肝气调畅，患者觉得胃口好了，心里好了，气血生化好了，睡眠就会得到改善。因此，刘茂才教授常用合欢皮、郁金，其具有疏肝行气、解郁安神的作用，使用浮小麦取"甘麦大枣汤"之意，除了敛汗，亦有疏肝解郁之功效。在临床实践中，刘茂才教授根据患者的证候特点，以脾虚证见明显者，以四君子汤为底并加强药物用量，如果患者肝郁的情况明显，就着重于疏肝、养肝。

（二）久病虚及心与肾，辨证论治为安神

久病必损余脏，致气血不足，五脏亏损。因病而致虚致损的，调之可复，补之可足。大抵虚损之病，五脏都有，但多见于心肾不交，肝阳上亢。心虚则为虚汗，怔忡，心悸，不寐，神志抑郁甚或错乱。肾虚则为骨蒸，梦泄，头痛，腰痛，耳鸣，健忘。肝虚则为善怒，筋掣，头晕，目眩，胁痛。心主血，肾藏精，而心肾虚则血燥精竭，肾气虚则走于下，心气虚则火炎于上。肝肾同源，肝阴虚则阴虚生内热，风火内动，水火不交，肝阳上扰而加重虚损，皆归结于心、肝、肾，所以治法应当补心养肝益肾，以交水火，潜浮阳。水火交，浮阳降，则五脏之阴不会再受影响，神志得安，失眠证也就可治愈。

刘茂才教授认为，不寐以肝脾为主论治，但亦应三因制宜，辨证论治。对脾肾两虚者，症见眠差、入睡难、夜尿频、弦脉或沉脉、紫舌、胖大舌者，治疗上以健脾益肾为法，药用黄芪、党参、白术、茯苓、山药、菟丝子、山茱萸肉等。肝肾阴虚，老年多见，症见眠差易醒、口渴多饮、少苔、裂纹、弦脉，治疗上以柔肝安神为治法，在健脾疏肝基础上加熟地黄、首乌藤、山茱萸、合欢皮、川芎、丹参等；对虚热内扰者，症见思虑多、入睡难、口渴多饮、少苔、弦脉，治疗上以养阴除烦为法，药用麦冬、知母、牡丹皮、合欢皮、山茱萸肉、莲子等；对肝阳上亢者，症见急躁、口干口苦、舌红、苔黄、弦脉，治疗上以平肝安寐为主，药用珍珠母、天麻、白芍、龟

板、牡丹皮、竹茹等。

刘茂才教授研制院内制剂养心安神口服液，由酸枣仁、首乌、川芎、合欢皮、夜交藤等组成，功能养血安神，主治肝血不足所致的虚烦失眠，临床疗效较好。方中以酸枣仁养血安神为主药；辅以首乌、川芎养血调肝；合欢皮、夜交藤宁心安神；诸药同用，有养血安神的功效，使肝血充，虚烦止，则睡眠安宁。

（三）调畅情志为根本，心病还需心药医

对于伴有焦虑抑郁的不寐患者，安神除了药物以外，需要配合心理疏导。刘茂才教授谓之"话疗"，在沟通中了解患者为什么失眠，失眠过程中碰到什么问题，有什么心理问题需要解决。首先刘茂才教授会耐心地解释失眠是什么样的病，现在的诸多症状有可能与睡眠问题密切相关，明确了目前各种症状的原因，患者心情就会好多了，也不用再看其他非必要的专科门诊，会觉得我原来没有这么多问题，减轻了心理、身体、经济上的负担。刘茂才教授常常鼓励患者，不用想这么多，不用过多焦虑，他总和患者开玩笑说："天塌下来，有个子比你高的人顶住。"因为老先生长得非常慈祥，八九十岁了，笑眯眯的，病人就觉得很好。抑郁焦虑的病人，肯定有困扰他的问题，从心理学和精神病学角度来说，这个人必须吃西药。从中医角度，刘茂才教授就会从社会家庭因素，跟他聊，有没有什么事啊，日有所思夜有所梦，有没有什么想沟通的啊。沟通完效果就很好，有些患者就说："我看你就好，看别人就不好！"这个可以说是安慰效应。

"见彼之痛，若己有之"，刘茂才教授常以这种心情去理解患者及家属，在专家门诊，时间、空间、氛围方面会更好，可以和患者沟通，让患者倾诉，了解患者深层次的心理和需求，再换位诱导、宽抚安慰患者。譬如有位患者，家人早年意外身故，久久不能从思绪中走出来，经常胡思乱想，但由于时间已久，觉得与自己的失眠没关系。但在刘茂才教授门诊倾诉后，配合中药治疗，觉得效果很好。因此刘茂才教授常常强调，倾听、沟通、鼓励对于这类失眠患者能起到很大的帮助。

四、验案精选

（一）脾肾不足，肝失疏泄案

丁某，男，38岁，2012年3月8日初诊。

患者于2010年在外院诊断为焦虑症，入睡困难，既往长期服用安眠药，服药也难以睡眠。既往有前列腺炎病史，支气管扩张病史。现睡眠欠佳，入睡困难，白天少许头胀不适，记忆力下降，情绪低落，不自主紧张，焦虑，手心汗出，无口干，饮食一般，二便一般，大便时有黏液。舌红，苔薄黄，有裂纹，脉弦细。

西医诊断：神经衰弱。

中医诊断：不寐。脾肾不足，肝失疏泄。

治法：健脾固肾，理气疏肝。

处方：党参20g，茯神15g，白术15g，益智15g，合欢皮25g，首乌藤30g，菟丝子15g，麦冬15g，郁金15g，泽泻15g，制远志10g，生山茱萸肉15g。7剂，水煎服，日1剂。

二诊（2012年3月15日）：药后精神较前有所好转，现睡眠时间为7小时，心情较前舒畅，时有咳痰，色暗，小便不尽感，舌淡，苔薄黄，脉弦细。

处方：党参20g，茯神15g，白术15g，益智15g，合欢皮25g，首乌藤30g，白芍15g，麦冬15g，郁金15g，车前草20g，制远志10g，关黄柏10g。7剂，水煎服，日1剂。

三诊（2012年3月22日）：药后睡眠好转，仍有早醒、梦多，现睡眠时间为7～9小时，肢体肌肉不自主紧张，小便不尽感，舌淡，苔薄黄，脉弦细。

处方：党参20g，茯神15g，白术15g，益智15g，合欢皮25g，首乌藤30g，白芍15g，麦冬15g，郁金15g，生山茱萸肉15g，制远志10g，石菖蒲

15g。共 4 剂，水煎服。

四诊（2012 年 3 月 29 日）：现夜间 10：30 左右休息，早晨 6 点左右自然醒，精神尚可，稍感疲倦，夜间梦多，时有难以集中注意力，少许咯痰，无明显咳嗽，大便尚可，小便仍有不尽感，舌淡，苔薄白，脉弦细。

处方：党参 20g，茯神 15g，白术 15g，益智 15g，合欢皮 25g，首乌藤 30g，女贞子 15g，百合 15g，郁金 15g，生山茱萸肉 15g，制远志 10g，柴胡 10g。4 剂，水煎服。

按：患者长期焦虑，思虑伤脾，故见饮食不佳，大便时有黏液；不自主紧张可理解为惊恐，肾在志为恐，故见记忆力下降。一般久病的患者因长期不适，心情不畅，情绪低落，是为肝失疏泄；舌红有裂纹，脉弦细是久病伤阴之象。故治法当以健脾固肾，理气疏肝为主，辅以养阴安神。

刘茂才教授对于久病患者的治则常在于健脾固肾，以党参、白术健脾益气，以菟丝子、山茱萸肉补益肾气；并认为，失眠患者常责之于肝，以肝气不舒，郁于中焦为病机，需疏肝解郁，可配伍郁金、合欢皮等；此外，还主张久病伤阴，常配伍麦冬等养阴之品。刘茂才教授对于失眠的辨证，常从整体出发，抓住主要病机，并兼顾次证。

（二）肝火扰心，阴血亏虚案

罗某，男，42 岁，2013 年 9 月 26 日初诊。

失眠 1 年余。难以入睡，甚则彻夜不眠，服用镇静安眠药后可入睡 1 小时，但因疗效欠佳，且前额出现发紧感，遂求治于中医。现晨起眼眵多，情绪不佳时，失眠加重，纳眠可，二便可。舌淡暗，苔微黄，脉弦细。

西医诊断：睡眠障碍。

中医诊断：不寐。肝火扰心，阴血亏虚。

治法：清热平肝，养心安神。

处方：柴胡 15g，牡丹皮 15g，菊花 15g，薄荷 5g（后下），莲子 15g，白芍 15g，生山茱萸肉 15g，大枣 10g，合欢皮 25g，浮小麦 30g，首乌藤 30g，酸枣仁 20g。水煎服，7 剂。

二诊（2013 年 10 月 10 日）：服用中药后，可入睡至 2 小时，且较前安稳，眼部分泌物仍较多，故上方加知母 15g，黄柏 10g 加强清热之力，继服 14 剂。

三诊（2013 年 10 月 31 日）：服用上方后，患者情绪较前平稳，自诉可控制自己的脾气，每晚可入睡 5 小时左右，眼眵亦较前明显减少，故上方去柴胡、知母、黄柏、牡丹皮，加用茯苓、党参健脾益气，健运中州。加减服用近 1 月后，患者失眠情况较前改善，睡眠时间明显延长，诸症向好。

按： 明代医家张景岳认为"心神不安"为不寐的中心病机，《景岳全书·卷十八·不寐》曰："不寐证虽病有不一，然唯知邪正二字则尽之矣。盖寐本乎阴，神其主也，神安则寐，神不安则不寐，其所以不安者，一由邪气之扰，一由营气之不足耳；有邪者多实证，无邪者皆虚证。"现代医家马智教授亦提出"肝为畅情志之枢，心为出神明之府；肝为起病之源，心为传病之所"的学术思想，认为不寐起源于肝，传变于心，在其发生发展过程中，同时累及或相继累及他脏，使五脏六腑皆病，进一步可致热、湿、痰、瘀、食相因或相兼为病，使不寐病机更加复杂化。刘茂才教授认为，本患者之不寐责之于肝气不舒，日久郁而化热，热扰心神，暗耗阴血，心神失养，患者每于情绪不佳而失眠加重，故治则标本兼治，方以柴胡、牡丹皮、菊花、薄荷、莲子清泻心肝之火，白芍、生山茱萸肉、大枣滋阴养血以养肝之体，合欢皮、首乌藤、酸枣仁、浮小麦宁心安神，共奏其功；用药后期患者心肝之火渐消，故逐渐去除清泻心肝之火用品，加用党参、茯苓健脾益气，健运中州，巩固疗效，效果颇佳。

其他症状如眼眵也因肝气不舒，郁而化热，肝开窍于目，故见眼睛分泌物多，故刘茂才教授治以清热平肝为法。

（三）肝郁脾虚医案

黄某，男，30 岁，2014 年 10 月 8 日初诊。

患者从事餐饮行业，工作劳累，四五年前开始日夜颠倒，每天工作至凌晨两三点才能休息，导致睡眠较差，梦多易醒，醒后难以入睡，自 2013 年起越发严重，甚则整晚无法入睡。现失眠，神疲乏力，面色无华，时有汗出，纳差，胃脘部隐痛不适，嗳气，少许反酸烧心感，腰酸腰痛，口干口苦，尿频，时有尿痛，大便偏黏。舌质淡红，苔薄白，脉弦。

西医诊断：睡眠障碍。

中医诊断：不寐。肝郁脾虚。

治法：疏肝健脾和胃，解郁养心安神。

处方：党参 20g，茯苓 15g，海螵蛸 20g，蒲公英 15g，竹茹 15g，首乌藤 30g，合欢皮 25g，郁金 15g，浮小麦 30g，知母 15g，牡丹皮 15g，珍珠母 30g。水煎服，日 1 剂，共 7 剂。

二诊（2014 年 10 月 15 日）：服药后睡眠情况稍好转，时反复，大便正常，舌尖红，苔薄白，脉弦。改养心安神口服液为七叶神安片。中药处方中党参改为太子参，知母改为麦冬，去合欢皮加有柄石斛，减清热之力而增养阴之效。

三诊（2014 年 10 月 22 日）：入睡困难症状改善，胃纳较前好转，仍口干，舌淡红，苔薄白，脉弦。予口服益脑胶囊，汤剂上方加减续服 1 周。睡眠改善，诸症向好。

按：《景岳全书·不寐》明确提出以邪正虚实作为不寐辨证的纲领，故临床治疗当先分虚实。机体生命活动的持续和气血津液的生化，都有赖于脾胃运化的水谷精微，而称脾胃为气血生化之源，"后天之本"。李东垣在《脾胃论·脾胃盛衰论》中说："百病皆由脾胃衰而生也。"脾在志为思。《景岳全书·不寐》指出："劳倦思虑太过者，必致血液耗亡，神魂无主，所以不眠。"随着社会的发展而出现的生活节奏加快，工作压力增加，学习紧张，竞争增强等诸种因素，使人们思虑过度，所思不遂，影响机体的正常生理活动。尤其是气的正常运动，导致气滞和气结，气结于中，阻碍了脾之升清运化，胃之受纳腐熟，即出现"胃不和则卧不安"之证。本例患者因长期从事夜班工作，精神紧张，导致心神不宁，失眠多梦，其不寐发生的直接原因是心血虚亏，深究根本原因多在于肝郁脾虚。其心血虚是标，本在肝郁脾虚。故治以疏肝健脾和胃，解郁养心安神为法。方中党参、茯苓健脾宁心，蒲公英、竹茹、知母清除胃热，海螵蛸制酸，首乌藤、合欢皮、郁金、珍珠母合用解郁安神，浮小麦收涩敛汗，另患者胃脘隐痛，虑其久病必瘀，加丹皮以凉血活血散瘀，终收全效。对于此类患者，如坚持临床上惯用的养血安神及补养心脾法，只能治标，未触其本，只有从疏肝健脾入手，方为治本之道。

（四）肝气化火，气阴不足案

张某，男，42岁，2014年3月12日初诊。

患者失眠1年余。现精神稍疲倦，面色晦暗，情绪较低落，入睡困难，梦多，一晚只能正常睡眠3～4个小时，伴有头痛不适、周身乏力等，食纳一般，时有口苦，口不干，大便时烂。舌红，苔白略腻，脉沉细。

西医诊断：睡眠障碍。

中医诊断：不寐。肝气化火，气阴不足。

治法：疏肝清热，益气滋阴安神。

处方：太子参20g，麦冬15g，茯苓15g，柴胡15g，郁金15g，合欢皮15g，白芍20g，知母15g，山茱萸肉15g，丹皮15g，酸枣仁20g，女贞子15g。7剂，水煎服，日1剂。

二诊：服药7剂，患者自述睡眠好转，每晚能睡6个小时，心情较前舒畅。早上醒时自觉口苦。上方去茯苓、山茱萸肉、女贞子，加菊花、黄柏清肝之湿热，加珍珠末安神。

处方：太子参20g，麦冬15g，珍珠末1支，柴胡15g，郁金15g，合欢皮15g，白芍20g，知母15g，菊花15g，丹皮15g，酸枣仁20g，黄柏15g。7剂，水煎服，日1剂。

三诊：服上方7剂，已无口苦之症。睡眠有很大改善，入睡较前容易，梦亦少。唯大便较烂。去原方之菊花，加太子参、益智仁、茯苓，续服5剂。

服 5 剂后，大便已能成形。后又续服 7 剂，诸症见愈。嘱其避免饮用咖啡、浓茶等兴奋神经的饮料，尤其是睡前，少食煎炸食品，多参加户外运动，保持心情舒畅。

按：《灵枢·营卫生会》云："气至阳而起，至阴而止"，"夜半而大会，万民皆卧，命曰合阴。"言人之寤寐与营卫气血阴阳的循环转运有关，阳入于阴则寐，阳出于阴则寤。本案患者为一年轻男性患者，从其临床表现可以看出既有情绪低落、口苦等肝气不舒、化火的实的一面，也有周身乏力、大便烂、脉沉细等虚的一面，可谓虚实夹杂。但总的来说，还是以实的一面为主，患者肝气不舒、气机不畅，肝为生发之脏，只要疏发肝气，使气机调畅，阳气自出，阳不抑且不亢，自能与阴气和合，寤寐正常。刘茂才教授通过疏肝清热、益气滋阴而达到安眠之效，是抓住了患者病情的"机要"，从而解决其失眠之苦。如今，因为生活压力等各种原因，很多年轻人，特别是都市白领，都有失眠困扰，更有甚者长期依靠安眠药入睡。大社会背景生态其实也提醒我们，在诊治不寐时，一定要疏发患者肝气，调畅其气机，不要一味地补，应以通为补。

（五）气血不足，肝脾两虚案

郑某，女，41 岁，2014 年 1 月 16 日初诊。

失眠 1 年余。现症见失眠，睡眠较浅，易惊早醒，平素精神紧张，少许干咳，偶有心慌，伴手心汗出，四肢少许震颤，纳可，小便调，大便稍稀烂，月经量少，色暗。舌暗，苔白微腻，脉细数。

西医诊断：睡眠障碍。

中医诊断：不寐。气血不足，肝脾两虚。

治法：补益气血，健脾养肝安神。

处方：合欢皮 25g，浮小麦 30g，丹参 15g，首乌藤 30g，制远志 10g，当归 10g，炙甘草 10g，黄芪 45g，酸枣仁 20g，茯苓 15g，白术 15g，生山茱萸肉 15g。水煎服，日 1 剂，共 7 剂。

二诊（2014年2月13日）：服药后睡眠稍好转，仍易惊早醒，少许干咳，时有心慌，手足震颤改善，纳可，二便调，舌暗，苔白微腻，脉细数。调整中药处方，去浮小麦、制远志，加麦冬清心、香附疏肝行气，继服7剂。开导患者，减轻心理负担。

三诊（2014年2月20日）：睡眠改善，睡眠时间延长，手足震颤较前好转，时有心慌，纳一般，大便稍烂，小便可，舌暗，苔白微腻，脉细。改益智健脾胶囊为归脾丸，一诊方去丹参、浮小麦、生山茱萸肉，加川芎养血活血、党参及山药益气养阴，继服7剂。

四诊（2014年2月27日）：睡眠浅、早醒得到改善，时有少许心慌，舌暗，苔白，脉细。

前方稍事加减续服1个月，睡眠改善，诸症基本告愈。

按：失眠是指经常不易入睡，或寐而易醒，醒后不能再睡，或睡而不酣，时易惊醒，甚或彻夜不眠。中医对失眠的病机认识可追溯到《内经》，《灵枢·大惑论》曰："卫气不得入于阴，常留于阳。留于阳则阳气满，阳气满则阳跷盛，不得入于阴则阴气虚，故目不瞑矣。"

《景岳全书·不寐》云："寐本乎阴，神其主也，神安则寐，神不安则不寐。"心主血脉，脉舍神，心血充盈、脉道通利是心神活动的物质基础；若心血不足，或脉道不利，心无所养，神无所寄，或虚火上炎，扰动神明，均成不寐，对于顽固性不寐，气血失调是一个重要的因素。另情志亦可影响睡眠，本患者平素精神易紧张，惊则气乱，神无所主，对此刘茂才教授每每耐心给患者分析病情，辅以心理疗法，亲切开导患者"不要想太多""天塌下来当棉被盖"，逗笑了患者，也给其康复带来了十足的信心。处方上，结合刘茂才教授多年临床经验，常用酸枣仁、麦冬、首乌藤等养心安神；当归、山茱萸肉等滋补肝肾；佐以远志、丹参等祛瘀化痰，宁心安神，诸药合用，使心血充，肝肾足，水火交，则夜寐酣。

（六）肝肾阴虚案

刘某，女，67 岁，2014 年 7 月 2 日初诊。

半年前无明显诱因出现失眠，入睡困难，早醒，服用阿普唑仑 0.8mg，日 1 次助眠，睡眠时间 3～4 小时。既往高血压病史多年，自诉近期血压控制尚可。现症见失眠，入睡困难，早醒，无胸闷心慌、头痛头晕等不适，言语多，纳一般，大小便正常，口干口苦。舌暗红，苔薄白，脉细滑。

西医诊断：睡眠障碍。

中医诊断：不寐。肝肾阴虚。

治法：平肝育阴，养心安神。

处方：天麻 15g，钩藤 15g，山茱萸 15g，酸枣仁 20g，合欢皮 15g，党参 15g，茯神 20g，制远志 10g，女贞子 15g，牛膝 15g，川芎 15g，首乌藤 30g。水煎服，日 1 剂，共 7 剂。

二诊（2014 年 7 月 16 日）：服药后睡眠稍好转，仍入睡难，需服用药物，易醒，时打鼻鼾，纳一般，大小便正常，舌暗红，苔薄黄，脉细。改益智健脾胶囊为归脾丸，一诊方去女贞子、川芎，加杜仲、益智以补益肝肾、安神定志。

三诊（2014 年 9 月 3 日）：服药后睡眠改善，入睡较前容易，仍易醒，时打鼻鼾，时有心慌，少许胸闷，无胸痛，口干口微苦，纳一般，大便干结，小便可，舌暗红，苔薄黄，脉细结。初诊方去牛膝、川芎，增加党参用量至 20g，并加麦冬以益气滋阴养心，加郁金以行气化瘀宽胸。

四诊（2014 年 9 月 17 日）：入睡困难症状改善，胃纳较前好转，仍有口干，舌暗红，苔薄白，脉细滑。继续予口服养心安神口服液，汤剂上方加减续服 1 周。

睡眠改善，诸症向好。

按：失眠首先记载于《内经》，称其为"不得卧""目不瞑"。《内经》认为，其主要病机是"阴虚"。《灵枢·邪客》："阴气虚，故目不瞑。"《内经》

还认为肝热也可导致失眠。《素问·刺热》："肝热病者，小便先黄……手足躁，不得安卧。"对于失眠的治疗，刘茂才教授有独到的见解，他认为失眠与肝肾虚损而致阴血不足，脑海失养关系最为密切。所谓虚损是指气血不足，五脏亏损。因病而致损的，调之可复，补之可足。大抵虚损之病，五脏都有，但多见于肝肾阴虚，肝阳上亢。肝肾同源，肝阴虚则阴虚生内热，风火内动，水火不交，肝阳上扰，这都是生于肝肾的，所以治法应当补肾平肝，宁心安神。水火交，浮阳降，则五脏之阴不会再受影响，失眠也就可愈。该患者年过七七，年老体衰，肝肾阴亏，阴虚不足，以致肝阳上亢，心神受扰，故治以平肝潜阳、养心安神为法。方药予天麻、钩藤平肝潜阳，女贞子、山茱萸肉、牛膝滋补肝肾，酸枣仁、合欢皮、茯神、远志、首乌藤养心安神，党参健脾益气宁心，川芎通络宁神；诸药合用使肝阳潜、心神静，则睡眠安宁。

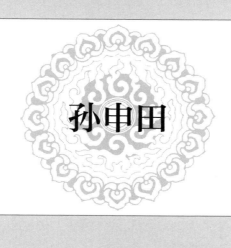

孙申田

一、医家简介

孙申田，男，1939年生，黑龙江省人。第四届国医大师。曾任中国针灸学会顾问、临床专业委员会主任委员，东北针灸经络研究会常务理事，黑龙江省中西医结合神经病学会副主任委员，东北针灸经络研究会常务理事，黑龙江省中医学会神经专业委员会主任委员，黑龙江中医药大学学术委员会主任委员。临床擅长针灸与中药相结合治疗各种神经内科疾病、痛症，以及内、外、妇、儿、五官科疾病。

孙申田教授继承并丰富了传统针灸取穴方法，创新性将针灸学与神经解剖学、神经生理学、神经病理学等多学科领域知识结合，提出经颅重复刺激针法，扩充了头针疗法的治疗内容和理论内涵。孙申田教授先后获得国家科技进步奖二等奖，高等学校科学技术奖二等奖，黑龙江中医药科技进步奖一等奖，黑龙江省教育委员会科学进步奖一等奖，黑龙江科技进步奖二、三等奖，黑龙江省厅局级以上科技进步奖22项。

二、学术观点

（一）多种辨证方法并存乃中医学精华所在

在中医学几千年的发展过程中，提出许多各具特色的辨证方法，如八纲辨证、脏腑辨证、卫气营血辨证、三焦辨证、六经辨证、经络辨证等。脏腑辨证主要适用于内科杂病，而气血津液辨证、经络辨证是中医辨证理论体系的补充。因人是以五脏为中心，通过经络联系皮毛、肌肉、四肢百骸、五官九窍等形成的有机整体。而经络又是气血运行的通路，故内脏的生理病理可以通过经络反映于形体外表；反之形体外表的生理病理也通过经络影响脏腑的生理功能。上下内外相互交通，共同维持人体的生理活动，发生病变时又相互影响产生内伤病。脏腑辨证不仅用于内伤病辨证，也是各种辨证的基础。

六经辨证、卫气营血辨证、三焦辨证主要适用于外感病辨证；外感病中，六经辨证适用伤寒病辨证；卫气营血辨证、三焦辨证适用于温热病辨证。无论伤寒病辨证还是温热病辨证，均反映邪气由浅入深，由表入里，化寒、化热，损伤正气由轻到重的过程。

经络辨证是针灸临床辨证理论体系的核心与主体。而外感病、内伤病是中医临床各科疾病的总括，二者之间相互影响。外感病的中、后阶段必然影响内脏的生理功能；而内伤病内脏损伤、内邪发生时又容易感受外邪中的相关邪气。因此七种辨证方法不能截然分开。孙申田教授在临床实践中运用多种辨证方法，并取得良好疗效。孙申田教授认为，辨证是中医学的精华所在，是一种科学的、符合疾病客观发展规律的诊断方法。疾病在不同时期，其病理变化也不尽相同，因此临床表现与治疗手段也各有区别。

（二）重视经络分经

经络学说是中医基础理论体系的重要组成部分，它贯穿了中医对疾病发病机制的认识与对疾病的诊断、治疗等多个方面。经络学说不仅阐明人体各系统之间的联系，也讲明其生理作用，是人体生命活动的物质基础，具有联系内外、运行气血、维持人体生命活动的功能。一旦经络系统的生理功能失调，就会产生病理反应，医生根据这些反应诊断疾病，这是辨证施治的理论基础。

在针灸治疗上，孙申田教授认为分经辨证是取得针灸疗效的重要理论基础。腧穴是经气输注出入的特定部位，所以在辨证施治、选穴配穴、手法施术等方面都不能离开经络学说的指导。《灵枢·刺节真邪》载："用针者，必先察其经络之虚实，切而循之，按而弹之，视其应动者，乃后取之而下之。"若没有经络学说，针灸良好的临床疗效就难以理解。经络学在妇科、儿科、外科、五官科等其他学科领域内，也有着重要的应用价值。

孙申田教授临床运用经络辨证时，对待不同层面的疾病会采取不同的取穴方法。他指出，分经辨证不仅具有理论指导意义，更具有临床实践意义。

1. 辨经脉病证

孙申田教授将十二经脉辨证分成两个部分：一是将经络受邪气侵扰后产生的症状称为"是动所生病"，也就是经络及其相联系的脏腑在受外邪侵袭后产生的症状及其病理反应，是经络发病的依据，也是临床用来诊断经络及其所属脏腑疾病的辨证根据。另一个"是主所生病"，是指该经脉及所属的经穴主治的疾病与症状，是研究经穴产生治疗作用的基础。

2. 辨络脉病证

络脉是经络系统的重要组成部分，它不仅把经脉与经脉、脏腑与脏腑紧密联系在一起，还分出支络、孙络、细络把人体前后、左右、内外联系在一起，构成一个相互联系、相互作用、相互协调、相互影响的统一整体。络脉为经脉的补充，网络组织器官，有温煦濡养的功能。络脉具有功能和结构密不可分的特征，分大络、支络、细络、孙络、毛络等。络脉病变在不同脏腑器官表现不一。因络脉具有其独特的生理功能，孙申田教授指出辨络脉病候是针灸临床辨证中不可缺少的组成部分。络脉分布于全身各处，临床表现也较为多样，故辨络脉病候重要的是抓住络脉的分布及生理病理特点，综合分析才能很好地指导临床。

3. 辨奇经八脉病证

奇经八脉系统首次见于《内经》。《内经》中论述了奇经八脉起止及粗略的循行路线，八脉的主要病证，以及部分腧穴及治疗。奇经八脉是指十二经脉以外的八条具有特殊作用的经脉，因为它们的分布不像十二经脉那样规律和有脏腑属络联系，所以把它们叫作"奇经"。奇经八脉主要是对十二经脉之气血起到渗灌、蓄溢和调节作用，并能进一步加强同十二经脉的联系；在疾病状态下对十二经脉的分类、组合起主导作用。由于奇经的证候与各经脉有关，故孙申田教授临床还善运用奇经辨证。如不寐和嗜睡的患者，分以阴、阳跻脉取穴治疗，都取得了良好的治疗效果。

4. 辨经筋病证

十二经筋是经络系统的组成部分，是十二经脉循行部位上分布的筋肉系统的总称，具有连缀百骸、维络周身、主司关节四肢运动的功能。全身筋肉众多，按十二经脉循行分布可划分为手、足三阴三阳，共十二部经筋。每部经筋皆始于四肢末端，上行头面胸腹部，在循行过程中，遇骨节部位则数筋结于此而成"聚"，入胸腹腔之经筋则散于此或布于此而成"片"。阴阳经筋协调平衡、互相制约。十二经筋功能正常，则肌肉舒缩自如，关节屈伸灵活；反之，则出现肌肉关节的抽搐、拘挛、瘀痹、痿废等病症。针灸疗法对于经筋病证具有肯定疗效，常作为治疗经筋病的首选。因此，经筋的病候大多表现在经脉所属的筋肉系统病变，如拘挛、抽搐、转筋、强直等，故孙申田教授主张辨经筋病候，对治疗筋膜、肌肉、关节等病症有重要意义。

孙申田教授所用经络辨证内容丰富，其中以经脉辨证最为主要，经脉辨证又以循经辨证为基础，配合十二经脉所特有的辨"是动所生病""是主所生病"。而络脉辨证、奇经八脉辨证和经筋辨证，可以辅助经脉辨证，各有其特点，可以在一些特定疾病中重点运用。总之，只有熟练地掌握好经络学说的内容，才能灵活地运用经络辨证分析方法，运用分经辨证对于提高针灸临床诊疗水平具有重要的意义。

（三）兼收并蓄，创新针灸

孙申田教授指出，作为一名现代中医，不但要学习好传统中医的理法方药和辨证论治，更要吸取各家之长，兼收并蓄，尤其要吸收西医诊疗技术之长，在中医基础与西医诊疗上创新出特色治疗方法。要求临证时，以中医辨证论治为指导，以西医学诊断标准为准绳，明确疾病的中西医诊断。几十年来，孙申田教授一直坚持继承、实践与创新的原则，从针灸治疗的思路出发，以神经系统疾病治疗为核心，从神经病学、神经病理学、神经生物学、神经生理学等角度，揭示针灸治疗神经系统疾病的机理。丰富了现代针灸学理论，为针灸学科的发展创造了新的中西医结合模式，为神经病治疗提供了新思路。

孙申田教授主持的"经颅重复针刺运动诱发电位的研究"课题揭示了头针疗法治疗中枢神经系统疾病的机理，头针经过一定时间的手法捻转刺激后达到一定的刺激量，使其刺激信号直接穿过高阻抗颅骨而作用于大脑特定的功能区产生治疗作用。孙申田教授在"经颅重复针刺运动诱发电位的研究"基础上，依据大脑皮层机能定位在头皮表面投射区进行选穴针刺，首次提出应用头针治疗周围神经病，并通过大量临床实践获得了良好的治疗效果。

三、临床特色

（一）取穴精简，重视调神

《灵枢·海论》载："夫十二经脉者，内属于脏腑，外络于肢节。"阐述了通过经络的联系实现了脏腑与体表之间的沟通。经络是人体气血津液运行的通道，建立沟通人体内外、上下、前后、左右各部纵横交错的联络网，使人体成为一个有机整体，以维持人体正常生理活动。孙申田教授临证选穴主要运用局部、远道及经验三部取穴法取穴治疗，取穴具有如下特点：一是取穴精简，在治疗失眠等神志病的针刺穴位的选择上，常以单穴或者循经首尾两穴相应较为多见，根据病情病位，分经辨证，合理选穴，充分体现出选穴少而精的思想。二是重视特定穴的运用，如五输穴、下合穴、八会穴、八脉交会穴等的临床广泛应用，多以循经远取为主。三是重视腧穴特异性的运用，如根据《四总穴歌》所载"肚腹三里留，腰背委中求，头项寻列缺，面口合谷收"取穴施治，再如痰多取丰隆、腰痛取养老、热盛取大椎等，均为其利用腧穴特异性施治的典范。

在临床治疗中，孙申田教授重视"调神"的重要性。中医学认为"神"是生命的主宰，"神"不但调节改善人体内环境，还在协调内外环境方面起着重要的作用。若"神"受损，可以产生多种疾病。《灵枢·九针十二原》中亦有："治不调神，乃医之过失。"孙申田教授指出，"神"在防治疾病、诊断疾病及疾病的预后中占有极其重要的地位。因此，在临床治疗中孙申田教授依据"凡刺之法，必本于神""用针之要，无忘其神"之理论，强调在防治疾病时一定要重视调神，提出应用调神益智法以镇静安神，此法不仅对于多种神经、精神类疾病有很好的治疗作用，对其他疾病所出现的神经精神症状也有很好的调节和改善作用。

（二）操作手法精湛，要求量效结合

孙申田教授指出，针刺手法是取得疗效的关键，针刺的补泻手法是由针刺的基本手法组合而成。运用针刺补泻手法，必须充分掌握补泻的机理和意义，明确补泻手法的应用原则。针刺补泻手法在《素问·调经论》载："刺法言，有余泻之，不足补之。"《灵枢·九针十二原》载："虚实之要，九针最妙，补泻之时，以针为之。"又云："凡用针者，虚则补之，满则泻之，菀陈则除之，邪盛则虚之。"其中所讲的"补""泻"，是针对"虚""实"，即"不足"与"有余"而确立治疗原则和方法。据此，孙申田教授提出针刺补泻包含两层意思：

一是针对虚实，这是在治疗上必须明确的原则。针刺补泻不同于药物功效，中药中含有单纯补和泻的药物。而针刺却有所不同，腧穴具有双向调节作用，手法不同，腧穴的主治亦有不同，比如足三里既可以促进肠蠕动，也可以抑制肠蠕动。补还是泻，其关键在于辨证论治，根据辨证结果而应用补泻手法，腧穴的双向调节作用才能更有效地发挥作用。

二是指具体的针刺手段。临证之时，孙申田教授强调得效之要在于得气，气至而有效，要求对病者而言，在毫针刺入腧穴一定深度后，或在针刺局部产生酸、麻、胀、痛、重感，或以经络循行路径扩散，或以神经传导出现触电样的感觉；对于施术者而言，针刺后常感针下如鱼吞钩饵之感。一般来说，针感出现迅速、容易传导者疗效较好，反之，则疗效较差。若针刺后未得气，孙申田教授常采用催气、候气、逗气、逼气等辅助手法，以促气至。当针刺得气后，就必须慎守勿失，根据患者的体质、病情的虚实状态，施以相应的补泻手法。孙申田教授常施用的基本补泻手法包括提插补泻法、捻转补泻法、徐疾补泻法、平补平泻法；复式手法包括阳中引阴法、阴中引阳法、青龙摆尾法、白虎摇头法、赤凤迎源法、苍龟探穴法。孙申田教授指出，凡正气未衰，施术后针刺易于得气者，收效较快；如果正气已衰，施术后针刺不易得气者，则收效较慢。

临证针灸施术之时，孙申田教授还特别强调针刺头穴分区在失眠治疗中的重要作用，必须经过特殊的手法操作才能使其刺激信号作用于相应的大脑皮层功能区，尤其是认知情感区而引起调节大脑功能产生治疗失眠的作用。在操作手法时一定要重视刺激频率、刺激强度及刺激时间等参数。针刺时必须要达到一定的刺激量，尤其是在头针的临证施术中，要以捻转提插速度（频率）加上捻转提插的时间，累积到一定程度才能够达到一定的刺激量，而获得最佳的治疗效果，即所谓"只有进行量的积累，才能发生质的飞跃"。同时，他指出针刺手法操作很难量化，其易受到包括患者的体质差异、就诊体位、精神状态、所患疾病状态等因素的影响，故要因人、因病而异。临床医师应根据具体情况进行调整，动态地掌握，亦可根据自己的操作经验在临床实践中灵活运用，因此，手法的熟练程度是决定疗效的重要因素，需要临床医师在长期的工作经验中细心体会。

孙申田教授在治疗失眠病时，强调针刺百会穴、认知情感区的手法，要求小幅度、轻轻捻转，捻转速度必须达到 200 转 / 分钟以上，连续 3 ～ 5 分钟，这样才能使其刺激信号穿透颅骨而作用于大脑额叶的认知情感区，达到治疗失眠的目的。

（三）继承与创新

孙申田教授认为失眠症所涉及的脏腑多为心、脾、肝、胆、肾等脏器，其病机总属营卫失和，阴阳失调为本，或阴虚不能纳阳，或阳盛不能入阴。《灵枢·大惑论》记载："卫气不得入于阴，常留于阳。留于阳则阳气满，阳气满则阳跷盛；不得入于阴则阴气虚，故目不瞑矣。"《灵枢·邪客》篇指出："今厥气客于五脏六腑，则卫气独卫其外，行于阳不得入于阴。行于阳则阳气盛，阳气盛则阳跷陷，不得入于阴，阴虚，故不瞑。"可见，阴阳失和是失眠的关键所在。张景岳在《景岳全书·卷十八·不寐》中载："盖寐本乎阴，神其主也，神安则寐，神不安则不寐。"而神是指心神，即人体生理活动和心理活动的主宰者。心是人体情志的发生之处和主宰者。心主神志，肝主情志，脾志为思，若情志不舒，思虑过度，不仅影响肝之疏泄，出现肝郁气滞，化火扰神，而且进一步耗伤心血，损伤脾运，最后会耗尽真阴真元，心肾失交，而神志不宁，致使五脏俱虚，病情虚实胶结，缠绵难愈。根据辨证论治的原则结合大脑机能定位与头皮表面对应的关系，孙申田教授提出治疗失眠症主方选用百会、四神聪、认知情感区、腹一区，经过特殊的操作能使其针刺信号作用于相应大脑区域，达到调节大脑功能的作用。

选取腹一区针刺治疗失眠症属于孙氏腹针疗法的特色。孙氏腹针疗法由孙申田教授首次提出，通过针刺腹部的特定穴区，影响肠神经系统（腹脑）的功能，调节和治疗全身疾病。它是以腹脑学说为核心形成的一种微针体系。孙氏腹针疗法把人的腹部看作大脑皮层功能定位的投影区，使肚脐与百会穴重合，取穴定位以肚脐即腹部的"百会穴"（即神阙穴）为中心展开。孙氏腹针理论认为腹是大脑的全息影像，腹部存在着一个完整的神经系统，它相当于人的第二大脑。孙氏腹针通过针刺腹部的特定穴区对大脑相应部位进行调节，促进或改善大脑的功能，使腹脑与大脑能和谐配合，达到治疗疾病的目的。

孙氏腹针疗法把腹部用腹正中线（剑突－耻骨联合连线）和脐中线（以脐为中点的一条与腹正中线垂直的直线）分为四个部分，十个穴区，上界是肋弓和胸骨的剑突，下界是髂嵴、腹股沟韧带、耻骨结节、耻骨嵴和耻骨联合，外侧界是腋中线。脐以上有四个针刺穴区（情感一区、自主神经调节区、锥体外系区、运动区），脐以下有三个穴区（感觉区、运用区、视区），脐旁有三个针刺穴区（情感二区、腹足运感区、平衡区）。孙氏腹针疗法认为脐以上的四个穴区分别对应大脑的额叶、顶叶，脐以下的三个穴区分别对应大脑的顶叶、枕叶，脐旁对应顶叶、颞叶。腹一区有三个穴位，即剑突下0.5寸及其左右各旁开1.0寸的两个穴位。腹一区相当于大脑的额极，类似于头针的认知情感区，针刺此区，有调神益智之效。

四、验案精选

（一）调神益智，交通心肾法治疗失眠病案

滕某，男，43岁。2009年11月20日初诊。

患者于5年前逐渐出现睡眠质量不好，睡眠时不能有声音，有声即醒，醒后不能再入眠，如果情绪不好或紧张时则睡眠质量更差，未曾服用药物治疗。近半个月，由于情绪因素导致睡眠减少，每晚入睡困难，入睡前必须饮用啤酒方能入眠，醒后则不能再次入睡。刻下症：现入睡困难，睡时易醒，甚则彻夜无眠。伴头皮麻胀，记忆力差，时伴耳鸣心悸，食欲欠佳，二便尚可，舌质红，舌苔少，脉沉弦细。

西医诊断：失眠。

中医诊断：不寐。心肾不交，神志不宁。

治法：调神益智，交通心肾。

取穴：主穴选百会、认知情感区、四神聪、腹一区；配穴选安眠、内关、神门、三阴交、照海、太溪、腹二区。

操作：患者仰卧位，局部皮肤常规消毒，选取0.35mm×40.0mm一次性不锈钢无菌针灸针，百会、认知情感区、四神聪穴要求捻转稍加提插，由徐到疾，捻转速度200r/min，持续行针3～5分钟。腹一区针刺时要求与皮肤表面呈15°角平刺入腧穴，切勿伤及内脏，手法以小幅度捻转为主，不提插，得气为度。腹二区针刺时，针尖向外以15°斜刺入皮下1.0～1.5寸深，以小幅度提插捻转泻法为主。其余腧穴常规针刺，施以平补平泻手法。诸穴得气后，连接G6805Ⅱ型电针仪，连续波刺激20分钟。每日1次，每次40分钟，2周为一疗程。

针灸十二诊痊愈。

按：失眠是以经常不能获得正常睡眠为特征的一种病证，多由各种原因引起入睡困难、睡眠深度或频度过短（浅睡性失眠）、早醒及睡眠时间不足

或质量差等。临床以不易入睡，睡后易醒，醒后不能再寐，时寐时醒，或彻夜不寐为其证候特点，并常伴有日间精神不振，反应迟钝，体倦乏力，甚则心烦懊恼，严重影响身心健康及工作、学习和生活。

中医学又称其为"不寐""不得眠""不得卧""目不瞑"。失眠的病因病机以七情内伤为主，涉及的脏腑不外心、脾、肝、胆、肾，其病机总属营卫失和，阴阳失调，或阴虚不能纳阳，或阳盛不得入阴。正如《灵枢·大惑论》所载："卫气不得入于阴，常留于阳。留于阳则阳气满，阳气满则阳跷盛；不得入于阴则阴气虚，故目不瞑矣。"《灵枢·邪客》指出："今厥气客于五脏六腑，则卫气独卫其外，行于阳不得入于阴。行于阳则阳气盛，阳气盛则阳跷陷，不得入于阴，阴虚，故不瞑。"可见，阴阳失和是失眠的关键所在。中医认为阴阳气血皆由水谷精微所化上奉于心，心神得养受藏于肝，肝体柔和统摄于脾，则生化不息调节有度，化而为精，内藏于肾，肾精上承于心，心气下交于肾，则神志安宁。张景岳在《景岳全书·卷十八·不寐》中载："盖寐本乎阴，神其主也，神安则寐，神不安则不寐。"而这种神是指心神，即人体生理活动和心理活动的主宰者。心是人体情志发生之处和主宰者。心主神志，肝主情志，脾志为思，若情志不舒，思虑过度，不仅影响肝之疏泄出现肝郁气滞，化火扰神，而且进一步耗伤心血，损伤脾运，最后会耗尽真阴真元，心肾失交，而神志不宁，致使五脏俱虚，病情虚实胶结，缠绵难愈。

孙申田教授在临床工作中主张治病求本，强调辨证在治病求本过程中起着至关重要的作用，失眠的治疗也不例外。本案患者因平素劳倦，损伤心脾，心血暗耗，阴血不足，阳盛阴衰，心肾不交，肾水不能济心火，心火上炎，扰乱神明，神志不宁，发为本病，故治宜调神益智，交通心肾。孙教授根据辨证论治原则结合大脑机能定位与头皮表面对应关系，主方选取百会、认知情感区、四神聪及腹一区，头部腧穴使用经颅重复针刺手法，操作能使其刺激信号作用于相应的大脑皮层功能区，达到调节脑功能的作用。孙申田教授的经颅重复刺激理论是对头针针刺后采取相应的手法刺激，主要方法为在针刺后立即行快速的捻转手法，要求每分钟的捻转速度必须达到200

转以上，并持续 3 分钟，且每 15 分钟就要进行 1 次手法操作，该手法除捻转外可适当配合提插。经颅重复刺激是孙教授多年临床经验的总结，该理论认为，一定频率的捻转手法在经过足够长时间的操作后能够达到一定的刺激量，才能够更好地透过颅骨，作用于大脑皮层功能区，相较于电刺激与磁刺激，手法操作对大脑功能区有更强的刺激，但需要注意的是手法刺激的频率和时间不能低于以上要求，否则手法刺激的疗效将大大降低。

对本例患者，选取百会穴旨在调节人体阳气，使阳气能按时入阴，调神安神、清利头目。《太平圣惠方》记载四神聪的定位为："位于百会四面，各相去同身寸一寸。"头为诸阳之会，全身的阳经均汇聚在头，四神聪两穴位于膀胱经附近，膀胱经络肾入脑，能够通肾补髓。百会、认知情感区、四神聪合用，同时配以经颅重复针刺手法，使阳神潜藏入阴，达到对失眠的治疗作用，并结合孙氏腹针，诸穴合用，共同治病，达到调神益智，平衡阴阳的作用。同时配内关、神门以清心安神；照海、太溪以滋肾阴济心火；三阴交以补肝脾肾；安眠以安神镇静；腹二区以降压。诸穴合用，调神益智，交通心肾，恰合病机。该病案体现了孙教授治疗不寐的学术特色。

（二）调神益智，安神定志法治疗失眠病案

黄某，女，42 岁。2009 年 2 月 16 日初诊。

患者常年睡眠极轻易惊醒，半年前因家中琐事烦恼，心情抑郁，整天想事情，夜间不易入眠，症状逐渐加重，有时彻夜不眠，每日自行服用舒乐安定 2 片，有时能够入睡 1～2 个小时，伴多梦，醒后疲惫不堪。近几日，心悸尤甚，害怕声响，疲倦乏力。今日为求进一步治疗，来我院针灸门诊。刻下症见神清，语利，失眠，伴心悸、心慌、胆怯乏力、多寐易醒，饮食量少，二便尚可。神志清楚，面色少华，形体适中。双侧瞳孔等大同圆，对光反射存在，眼球各向运动灵活，四肢肌力、肌张力正常，腱反射对称，病理征（－）。舌质红，舌苔白，脉弦细。

西医诊断：失眠。

中医诊断：不寐，心虚胆怯。

治法：调神益智，安神定志。

处方：主穴：百会、认知情感区、腹一区；配穴：安眠、内关、神门、三阴交、照海、太冲。

操作：取穴处常规皮肤消毒，采用 0.35mm×40mm 毫针，百会、认知情感区，捻转稍加提插，由徐到疾，捻转速度达 200 转 / 分钟以上，持续行针 3～5 分钟。腹一区针刺时要求与皮肤表面呈 15°角平刺入腧穴，切勿伤及内脏，手法以小幅度捻转为主，不提插，得气为度。其余腧穴常规针刺，施以平补平泻手法。诸穴得气后使用 G6805 Ⅱ型电针仪，连续波刺激 20 分钟。每日 1 次，每次 40 分钟，2 周为 1 个疗程。

二诊：连续针刺 1 周后，患者焦虑情况有所改善，情绪稳定，睡眠情况好转。继续按原处方穴位进行针刺，同时嘱其节饮食，多锻炼，慎起居。

三诊：连续针刺 1 月后，患者睡眠情况明显好转，每晚可睡眠 5 小时以上。睡醒后疲惫感大幅降低。饮食恢复正常。无心悸、心慌。查其舌质淡红，苔薄白。脉沉弦。

针灸 2 个月后痊愈。

按：失眠是多因睡眠功能紊乱、精神障碍等因素引发，若长期无有效治疗易降低机体免疫力，精神状态低迷。既往临床西医多采用镇静、催眠类药物治疗，虽具良好即时疗效，但多数患者用药后存在不同程度耐药，长期服用亦可产生不良反应。

中医认为，心脾两虚、肝肾不足、心虚胆怯是本病病因，加之脾失健运、气血运化不足，未能奉养心神，致使心神不安、夜不能寐。研究表明，针刺可降低交感神经过度兴奋，亦能调节失眠外其他症状。

本案患者系因平素心虚胆怯，决断无权，善惊易恐，遇事易惊，心神不宁，夜寐不安，发为本病。治宜调神益智，安神定志。根据辨证论治原则结合大脑机能定位与头皮表面对应关系，主方选取百会、认知情感区，经过特殊的手法操作能使其刺激信号作用于相应的大脑功能区，而达到调节脑功能的作用，同时，针刺腹一区，相当于刺激大脑的额极部以调神益智，镇静安神。"凡刺之法，必本于神""用针之要，无忘其神"。"神"的概念可以追溯到《内经》,《灵枢·本神》曰:"两精相搏谓之神。"此处产生的"神"为元神,即先天之神。人的思维意识受元神的调控,之后天获得的为识神,属后天之神。《医学衷中参西录·人身神明诠》曰:"脑中为元神,心中为识神……元神者,藏于脑……识神者,发于心。"可见脑中为先天之神,心中为后天之神,心中之神受脑的调控。《锦囊秘录》记载:"脑为元神之府,主持五神,以调节脏腑阴阳,四肢百骸之用。"清代王清任亦认为"脑主神明"。现代医学基于对大脑的解剖学及大脑功能的认识,证实大脑是调控人体各项机能的最高级中枢,可见对于神的调控主要在脑。

精气血津液是化神养神的基本物质,也是构成人体生命物质的基础,人体的生命活动、脏腑功能又依赖神对精气血津液的主导,故有"得神者昌,失神者亡"之说。神作为人的生理活动与心理活动的最高主宰,与其他精微物质及五脏共同调控着人的健康与疾病。若神受损,人的正常机能失去调控,则发展为疾病,疾病亦反作用于神,造成恶性循环。故而在疾病治疗过程中,通过对神的调控,增强神对五脏六腑机能的调控,为治疗疾病的重心之一。所以对于失眠来说,神安则减。百会穴于督脉之上,为督脉与足太阳经的交会穴,督脉为阳脉之海,调节一身阳气,且头为诸阳之会,"头有气街""气在头者,止之于脑",督脉"入属于脑",脑为元神之府,肾生之髓,脑中最多,最终上输于百会穴,经络内属脏腑,外络肢节,联络内外,故而针刺百会穴可调整人之元神,激发人之精气与正气。认知情感区第1针于督脉之上,故而可通络醒脑、调神治病;第2、3针于第1针左右,3针并行,增强刺激,共同达到安神以减病的作用。针刺时除了选穴外,手法同样重要。针刺调神,刺激量尤为重要,足够的刺激时间与刺激强度的累积作用,才能使刺激信号透过颅骨,作用于大脑内部,从而起到治疗作用。除了头针,腹针对于神志病的治疗也有很好的疗效。根据腹脑学说和脑肠肽理论,腹部可以看成大脑的全息影像。通过参考大脑皮层机能定位理论在腹部取穴,通过影响脑肠肽的分泌、释放和利用,来促进或改善大脑的功能。腹一区对于治疗情感障碍、焦虑、失眠、抑郁及精神方面的各种疾病均有着较好的疗效。除了调神以外,调节阴阳也是治疗失眠的重要方法。《素问·阴阳应象大论》首次提出"善用针者，从阴引阳，从阳引阴"理论。"从阴引阳，从阳引阴"作为针刺法则，是阴阳学说在针灸临床的具体应用，是从阴阳论治失眠的根本治疗原则。所以在除了配安眠以安神镇静，取内关、神门以养心安神、益气通络的同时，也要配三阴交、照海、太冲穴以滋阴降火，镇静解痉，行气通络。诸穴合用，共达调神益智、安神定志之效。

（三）调神健脑，安神镇静法治疗失眠病案

王某，女，53岁。2012年6月18日初诊。

该患者1个月前无明显诱因，突然出现左半身运动不灵活，家人遂将其送至当地某医院，诊断为脑梗死，给予血栓通等药物治疗半月余，症状得以控制，现左上肢活动不灵活，握拳无力，不能持物，左下肢痿软无力，不能行走。头颅CT未发现明显病灶，头颅MRI显示右侧大脑放射冠区脑梗死。该患长期失眠，一年前曾在当地医院医院就诊，给予舒乐安定2粒晚睡前口服，每晚可维持5～6小时睡眠。半个月前失眠症状进行性加重，以致彻夜不眠，给予舒乐安定加量治疗，疗效不显。又到神志病医院采用药物治疗（具体用药不详），效果不佳。继续到哈尔滨市第一精神病专科医院治疗，口服舒眠胶囊等药物治疗，症状未见缓解且日益加重，出现坐立不安、烦躁不宁、沉默少言，不愿与人交流等症状。给予氯硝西泮4mg每日1次静点时，出现尿潴留现象，不能自主排尿，需靠导尿管排尿，同时伴食欲减退，心悸乏力，悲忧善哭，甚至有自杀念头。既往高血压病史10余年，有家族遗传高血压史，血压控制不详，失眠1年。

查体：双侧瞳孔等大同圆，对光反射存在，眼球各向运动灵活，左上肢抬举无力，上肢远端手指功能活动尚可，左上肢肌力4级，左下肢肌力4级，肌张力正常，腱反射活跃，病理征（＋）。

刻下症：形体适中，神志清楚，精神不振，面色无华，左侧口角下垂，神情焦虑，喃喃不休，伴沉默少言，善悲欲哭，不思饮食，饮食、饮水正常，小便正常，大便两三日一行。舌淡，苔薄白，脉沉弦。

西医诊断：脑梗死伴抑郁神经症，失眠症。

中医诊断：中风不寐。中经络，风阳上扰证。

治法：调神健脑，安神镇静。

取穴：主穴取百会、情感区、足运感区、印堂、腹一区；配穴取地仓、廉泉、肩髃、曲池、内关、神门、手三里、外关、合谷、中渚、伏兔、阴市、阳陵泉、阴陵泉、三阴交、悬钟、太溪、照海、太冲、中极、气海。

操作：患者仰卧位，常规消毒，选取 0.35mm×40.0mm 一次性毫针，针刺顺序由上到下依次进针，头部主穴及足运感区应用经颅重复针刺法，均向后平刺，快速进针，刺至帽状腱膜下 30mm，行捻转泻法，手法要求由徐到疾捻转，捻转速度 200r/min，持续行针 3～5 分钟。腹一区、中极、气海针刺时要求与皮肤表面呈 15°角平刺 10～30mm，切勿伤及内脏，手法以小幅度捻转为主，不提插，得气为度。地仓、廉泉向人中方向斜刺 4～6mm；肩髃、曲池、内关、神门、手三里、外关直刺 10～25mm；合谷、中渚直刺 8～15mm；伏兔、阴市、阳陵泉、阴陵泉、三阴交直刺 20～30mm，悬钟、太溪、照海、太冲直刺 10～20mm，均平补平泻。配穴均行针 1～3 分钟，待诸穴捻转得气后，连接 G6805 Ⅱ型电针仪，认知情感区、腹一区一组，连续波，频率 10Hz，以患者耐受为度，电针 20 分钟。配穴留针 40 分钟，主穴留针需达 8 小时以上，嘱患者晚睡前起针。针刺治疗每日 1 次，2 周为一疗程。

二诊：自觉左侧肢体肌力有所恢复，左侧肢体运动功能有所提高，患者睡眠质量有所提升，失眠减轻，抑郁情况有所缓解，继守原法以巩固。

三诊：左侧肢体运动功能有所改善，患者睡眠质量明显提升，失眠逐渐消失，夜里仍然偶有发作，抑郁症状得到改善，情绪逐渐稳定。

四至七诊：左侧肢体运动功能明显提升，已能下地自行走动，但步态尚不稳，患者睡眠状况明显改善，情绪控制基本稳定。

十诊后自觉左侧肢体肌力基本恢复，运动自如，生活能自理。失眠基本好转，情绪控制良好，又巩固治疗 4 次，痊愈。

按：脑中风后伴抑郁症引发失眠的发病率临床报告各异，国外 Sterkelin 等报告发病 1 个月内重度抑郁症的发病率为 24%，轻度抑郁症的发病率为

20%。国内报告中风病人患抑郁症者高达63.13%，是目前中风病研究的热点课题之一，它严重地影响了中风病人的康复。抑郁症的临床表现为情绪低落、消沉、沮丧、悲观，对康复不主动配合，对疾病缺乏恢复的信心，抑郁和失眠常同时出现，并伴有焦虑、心烦、易激惹等。常伴有躯体不适症状，如头痛、肢体酸痛、胃不适、腹泻或便秘，个别病人有癔病倾向、自杀念头。

中医学认为，中风偏瘫是因为正气不足，邪气入经络，气血痹阻所致。《灵枢·刺节真邪》曰："虚邪偏客于身半，其入深，内居营卫，荣卫稍衰，则真气去，邪气独留，发为偏枯。"本例脏腑阴阳失调，气血运行失常，痰湿内生，以致阴亏于下而阳浮于上，肝阳暴张，阳化风动，血随气逆，上冲于脑，横窜经隧，遂成此症。气为血之帅，气行则血行，肝气不舒，而肝气郁滞，疏泄无权，情志不畅，经气不利，故抑郁焦虑、善太息。额极分布广泛的联络纤维，与情感和冲动行为有着密切的联系。额叶病变表现为缺乏内省力、欣快感或易怒等。针刺首选百会穴，其位于颠顶，为手足太阳经、督脉、足厥阴肝经之会，亦称三阳五会，入络于脑，能清利头目。印堂穴是督脉经穴之一，为经外奇穴，有安神定惊、醒脑开窍、宁心益智之功。针刺认知情感区能够促进神经递质对神经元的抑制作用，降低神经的兴奋性，起到调节情绪的作用，一方面能够减低发生抑郁症伴发失眠的机会；另一方面，能够减轻其所带来的精神心理负面影响，例如情绪暴躁、焦虑等表现。孙申田教授应用经颅重复针刺法通过长时间均匀一致的捻针，温和持久的针场透过颅骨，在线调控与离线调控持续作用于大脑，从而使脑神经重塑，平衡神经递质的量，从而达到治疗作用。足运感区、气海及中极穴为孙申田教授治疗尿潴留之常用效穴。足运感区亦必须经过特殊手法操作使其刺激信号作用于大脑旁中央小叶，才能达到调节二便的作用。中极穴为膀胱经募穴，足三阴经与任脉之会，具有行气利水之功，配气海穴共奏补气利水、行气通滞之效。心藏神，神门穴为心经原穴，可安神利眠。内关穴为手厥阴心包经络穴，亦是八脉交会的特定穴，具有清心醒脑、养血安神之效。据"治痿独取阳明"之理，配地仓、廉泉、患侧肢体阳明经腧穴，以疏通经络，调畅气血，改善肢体瘫痪之功能状态，促病恢复。合谷理气活血，通经止痛。中渚穴是手少阳三焦经的输穴，输主体重节痛，因此中渚具有调节肘臂运动功能的作用。余四肢穴根据"经脉所过，主治所及"理论，皆有改善肢体运动功能之用，从而促进肢体偏瘫功能的恢复。

【参考文献】

［1］孙忠人.孙申田针灸医案精选［M］.北京：中国中医药出版社，2012.

［2］何列涛.针刺加艾灸印堂穴治疗失眠50例［J］.中医临床研究，2011，3（13）：67+69.

［3］刘征，王悦，周凌.孙申田教授以经颅重复针刺激手法调神治疗疾病的经验［J］.针灸临床杂志，2019，35（5）：4.

［4］吴清华.孙氏腹针治疗中风后失眠的临床疗效观察［D］.哈尔滨：黑龙江中医药大学，2021.

［5］李志彬，黄威，廖健民.孙氏腹针一区治疗失眠的疗效研究［J］.深圳中西医结合杂志，2020，30（2）：9-11.

［6］徐波克.腹针疗法（孙申田学术经验总结）［D］.哈尔滨：黑龙江中医药大学，2006.

［7］张晴晴，崔东霞.从"阴阳"论针灸治疗失眠的选穴规律［J］.中国民间疗法，2021（23）：1-3.

［8］张显达.孙氏腹针治疗不寐的临床疗效观察［D］.哈尔滨：黑龙江中医药大学，2016.

［9］刘德柱，冯楚文，张鑫浩宁，等.孙申田腹针治疗神经系统疾病［J］.长春中医药大学学报，2021（4）：767-770.

［10］胡其回.电子捻针仪治疗心脾两虚型失眠的临床疗效观察［D］.哈尔滨：黑龙江中医药大学，2020.

［11］张伯礼.中医内科学［M］.8版.北京：中国中医药出版社，2017.

［12］罗成龙.头部情感区结合孙氏腹针一区治疗肝气郁结型早泄的临床观察［D］.哈尔滨：黑龙江中医药大学，2021.

［13］赵树明，赵越，王洪峰.针灸治疗不寐取穴规律文献研究［J］.吉林中医药，2017，37（1）：：9-13.

［14］孙申田.孙申田针灸治验［M］.北京：人民卫生出版社，2013.

［15］戴荣琼，褚剑锋，刘建忠.基于传统典籍中不寐的中医病因病机分析［J］.长春中医药大学学报，2018，34（6）：1207-1210.

［16］李国师.肝郁化火型失眠的病机及治法研究［D］.广州：广州中医药大学，2014.

［17］李昕豪，李敏，吴家民，等.焦氏头针治疗肝郁化火型失眠的临床观察［J］.中医药导报，2018，24（21）：3.

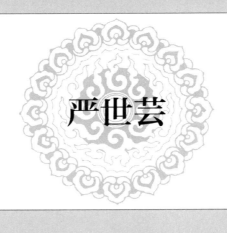

严世芸

一、医家简介

严世芸（1940—　），男，教授，曾任上海中医药大学校长、上海市中医药研究院院长。严世芸自幼受家庭熏陶，耳濡目染，医术精湛，父亲严苍山乃近代上海著名中医学家、中医教育家。后又师从中医泰斗张伯臾及裘沛然等多位现代中医名家，从事中医临床、科研、教学工作50余载，擅长诊治心系疾病，已形成自己独特的诊疗思维和临床经验。热爱、忠诚和执着于中医事业，在医疗、教学、科研方面成绩卓著，获得多项国家级表彰。发表论文50余篇，历年主持各级各类课题30余项。

二、学术观点

（一）失眠病位在脑

严世芸教授指出失眠病位在脑。脑为元神之府，说明脑与精神、神志类活动密切相关，故失眠应责之于脑。脑为中清之府，有喜清恶浊、喜盈恶亏、喜静恶扰、喜通恶郁的特点。故临证要重视脑"府"以通为用的特点。而脑与肾、督脉的关系密切。肾主藏精，肾精生髓，通过督脉上输于脑，脑为髓海，是精髓会聚之处。若肾精亏损，督脉不畅，则脑髓生化无源，头部疾病丛生。对此严世芸教授强调："治疗头部疾病要紧紧把握脑、肾、督脉之间的关系。故治疗失眠时以益气活血、补肾通督作为治疗大法。当然，脑与肝、脾、痰湿、血瘀、风也相关，临证需酌情用药。"

（二）阴阳失和为失眠之根本

阴阳乃万物之根本，贯穿于中医学的各个领域，无论是在生理或是病理状态下，阴与阳之间都不是静态的均衡或失衡关系，而是一种动态的消长平和。《灵枢·口问》云："阳气尽，阴气盛，则目瞑；阴气尽而阳气盛，则寤矣。"阳气主升主动，阴气主降主静，至夜阳消阴长，阴所主，今阴病，不主阳，则难入于眠。《灵枢·大惑论》又云："卫气不得入于阴，常留于阳，留于阳则阳气满，阳气满则阳跷盛，不得入于阴则阴气虚，故目不瞑矣。"阳跷、阴跷主一身左右之阴阳，寤寐相关。阳气盛入于阳跷，则阳跷脉旺，阴跷脉相对不足，阴亦不能为阳之主，则亦难眠。"阴阳者天地之道也，万物之纲纪。"严世芸教授指出临床疾病证候虽复杂多变，但总不外阴阳两大类，阴阳的失和就会导致各种纷繁复杂的临床症状。而医者诊病之要必须先辨明疾病的阴阳属性和消长状态，进而才能调和阴阳，使"阴平阳秘，精神乃治"。

严世芸教授结合多年临床实践经验又进一步指出肾之阴阳是五脏六腑阴阳之根本。肾藏精，为先天之本，精化阴阳，两者相互依存、相互制约，以维持人体生理协调。故严世芸教授诊疗疾病，调和阴阳时，尤其善于从肾入手调和阴阳，并主张从阳中求阴，抑或是从阴中求阳。补肾阴药常选用地黄、山茱萸肉、枸杞、麦冬，补肾阳常选用淫羊藿、补骨脂、肉苁蓉、巴戟天、仙茅等，此外温补肾阳药与补火助阳的附子常同用，补肾填精常用鹿角片、脐带、紫河车等。

（三）气血失和为失眠之关键

严世芸教授指出失眠患者气血多为"不和"。《素问·五运行大论》云："气相得则和，不相得则病。"皆强调血气不和疾病由生。气为人体各脏腑功能的基础，血则随气而行滋养全身。《灵枢·营卫生会》岐伯答曰："老者之气血衰，其肌肉枯，气道涩，五脏之气相搏，其营气衰少而卫气内伐，故昼不精，夜不瞑。"气行主动，血养主静，动静相和，人乃安眠。正如《血证论·血上干证治》曰："气为血之帅，血随气而运行；血为气之夺，气得之而静谧。"《景岳全书·不寐》中又云："劳倦思虑伤心，必致血液耗亡，神魂无主，所以不眠。"两者相互为用、相互资生，共同维系着人体的生命活动。严世芸教授认为失眠患者气血为病最为常见，正所谓："血气不和，百病乃变化而生。"多种因素均可导致人体气血失和。外有邪毒侵入，内有饮食劳倦，或情志不畅等。常可致气滞、气逆、气陷、气虚等证，进而影响血液的正常生化运行，产生血不循经而出血，血行不畅而血瘀，生化不足而血虚等病变。三因致病，往往气先受之，进而入血分，影响血液的正常循行。

严世芸教授指出久病入血，久病入络，久病多瘀；老年体弱，肌肤甲错即有瘀血，故认为"调养气血，百病乃安"。临床治法常采用补气、理气、升气、降气、活血、气血双补等。补气常选用生晒参、黄芪，理气常用柴胡、枳壳、陈皮、大腹皮、木香、香附等，降气常用旋覆花、降香、牛膝等，升气常用柴胡、升麻，活血药常用桃仁、川芎、三棱、莪术等，主张应用虫蚁搜剔络脉药如地龙、土鳖虫、全蝎、蜈蚣等。

（四）重视证候要素

严世芸教授根据自己长期临床实践，指出中医临床思维应从病证出发，紧紧抓住证候的发展变化、病机转归、灵活应变，处方用药。提出临床辨证思维原则：标本兼备，整体分析；结合证情，动态把握；个性共性，全面结合；指导治疗，灵活变化。完全突破中医传统辨证分型的束缚，主张有其证用其药，有其证用其方，随证治之，随机应变，法无常法。倡导中医临床思维的核心在于辨病机，即"圆机活法"。

运用到具体疾病上，严世芸教授细细辨证，指出根据失眠的具体情况，分选用药。失眠者可分为入睡困难者、睡后易醒者、醒后不易入睡者、夜梦多者四类。入睡困难者，多为心神不安，可用生龙骨、生牡蛎、生珍珠母等重镇安神；若睡后易醒者，多为火与痰结，虽可入眠，至夜阳入于阴，火势又起，可用菖蒲、天竺黄清心化痰开窍，知母、黄柏清泄相火；醒后不易入睡者，多为思虑过重，心神不安，可用茯苓、远志、琥珀粉等宁心安神；夜梦多者，多为魂神不安，营血养神，可施以夜交藤、酸枣仁等，同时用交泰丸交通心肾。

三、临床特色

（一）法尊益气活血、补肾通络

严世芸教授指出失眠病位在脑，而脑、督脉、肾三者密切相关，肾主骨生髓，脑为髓海，肾精通过督脉上升于脑。临床常以益气活血、补肾通络为失眠治疗大法。

失眠补肾主要是基于严世芸教授对阴阳协调、精神内守的深刻理解。肾藏精，精化阴阳。故调和体之阴阳主要落实在补肾，严世芸教授认为，无论是阳中求阴、阴中求阳，还是补阴配阳或补阳配阴，均可通过对整体阴阳的协调、恢复、培补，使身体机能全面改善，疾病得以痊愈。补肾阴常用生地黄、熟地黄、山茱萸、枸杞子、麦冬；补肾阳常用淫羊藿、补骨脂、肉苁蓉、巴戟天等；补肾填精常用鹿角片、脐带、紫河车等；同时常以温补肾阳药物与补火助阳的附子同用。

通络概念非严世芸教授独创，而是基于清代名家叶天士倡导的络病理论。叶天士认为络脉为病，无论新病、久病，或在气在血、在脏在腑，治法皆以"通络"为本。所谓"通络"，广义指一切对络脉具有疏通、宣达、松解作用的治疗方法。用药以辛味为主，但不废甘、苦、咸味，可分为祛邪通络与扶正通络。狭义指以虫蚁之品搜逐血络中瘀滞凝痰或锢闭之邪。虫蚁之品升降灵动，飞走迅速，可使络脉通利，血行畅达。基于此，严世芸教授治疗头部疾病重视气血流通，用虫药以通为本，即通督脉，更不忘扶正驱邪、养脑益髓，即补肾精，两者相辅相成。

此外严世芸教授临床上重视肾中阳气的升发，认为升发肾中阳气可滋养脑髓，益脑即可安神，故以补肾通督为其学术中心思想。方用补阳还五汤加减，保留原方桃仁、川芎、地龙，加土鳖虫以通督脉；三棱、莪术有活血消癥之功，对脑部血管疏通效佳；加葛根、淫羊藿、骨碎补益精填髓、补肾通督。

（二）善调情志

针对现代城市生活节奏快，工作生活压力大的问题，结合临床证候表现，严世芸教授指出失眠患者大部分伴随肝气不舒的情况。肝主疏泄，调畅一身气机运行。气机正常，则情志调达，血行无碍。心主血脉、主神志。肝气不舒、神志不和则扰心；心神不宁，神志不安亦会影响肝之疏泄功能，从而形成恶性循环，继则可引发慢性心脑血管疾病。故而严世芸教授在治疗失眠时，常配合疏肝理气、调畅情志之品，临床获得较好疗效。常选方剂柴胡加桂枝龙骨牡蛎汤、逍遥散、丹栀逍遥散、四逆散等，与补养重镇安神之品配合使用。

（三）核心方药

严世芸教授临证以益气活血、补肾通督为法，以补阳还五汤为基本方治疗失眠，保留原方桃仁、川芎、地龙，加土鳖虫以通督脉；三棱、莪术活血消癥，对脑部血管疏通效佳；加葛根、淫羊藿、骨碎补益精填髓、补肾通督。在此基础上严世芸教授一般会加入酸枣仁汤以增加安神之力。一般情况下加首乌藤20g，远志12～15g。

另外，根据具体情况又可分为2种情况：①不易入睡者，基本方合用柴胡加龙骨牡蛎汤，以及灯心草2g效果较好。此治疗方案再与逍遥散、丹栀逍遥散合方，对忧郁、焦虑症患者也常有效。心烦失寐者，必要时可选用黄连9g，肉桂2～3g交泰心肾，其中肉桂乃引火归元，使水在火上，成交泰之势，故药量一定不可多用。

②入睡尚好，而寐中易醒，或醒后难寐者，可加用合欢皮15g，气阴两虚者合生脉散；苔净、舌红，或舌光红无苔者，可加用黄连9g，阿胶9g，也可合大补阴丸，加生地黄20g，制龟甲15g，知母12g，黄柏12g；思虑过度、气血亏虚者，合归脾汤或归脾丸。严世芸教授指出，单独使用归脾汤治疗思虑过度、心神不宁，效果并不佳，需配合其他药物方可取效。寐中鼾重、磨牙明显者，以基本方加石菖蒲15g，郁金15g豁痰开窍，取"相反

相成"之效，这对呼吸暂停综合征患者也有明显疗效；痰湿重者可加胆南星15g，天竺黄12～15g；流涎多者，加车前子15～20g，或合五苓散之类。

另外，天王补心丸对失眠患者无论入睡困难还是早醒者皆可使用，每晚1次，28粒，顿服，用药汁送下。少数患者大便可能变稀薄。

四、验案精选

（一）病案 1

孙某，女，40岁。2010年2月4日初诊。

夜寐不宁2年，有外伤脑震荡，颈椎病病史。刻下：劳累，紧张时夜寐不宁，早醒，醒后难眠。间断头晕恶心，肩颈酸痛，脚软，夜尿多，大便2～3日一行，质干，舌暗红，苔薄，脉细。

辨证：瘀血内停，气血不足。

治法：宁心安神，补虚泻实。

处方：麦冬12g，五味子9g，黄芪30g，桃仁12g，酸枣仁12g，川芎12g，土鳖虫12g，三棱15g，莪术15g，地龙12g，葛根15g，淫羊藿20g，威灵仙15g，柴胡12g，半夏12g，桂枝12g，黄芩15g，甘草9g，生龙骨30g，生牡蛎30g，大黄6g（后下），潼蒺藜12g，白蒺藜12g，茯苓15g，知母12g，黄柏12g，夜交藤20g，远志12g，灯心草5扎。14剂，每日1剂，水煎服。

二诊（2010年2月25日）：入睡易，醒后能再睡，易早醒，晨起双手自觉肿胀，二便调，头晕恶心均愈，余皆安。舌暗红，苔薄白，脉细。2月4日方去潼蒺藜、白蒺藜、五味子，加白术15g，当归15g，木香9g，14剂。

三诊（2010年3月11日）：自觉夜寐时间增长，6小时左右，易早醒，寐多梦扰，余安，纳可，便调。舌红，苔薄，脉细。2月4日方去潼蒺藜、白蒺藜、五味子，加生地黄15g，熟地黄15g，黄连9g，肉桂4g，14剂。

四诊（2010年3月25日）：患者寐短改善，每晚可睡眠7小时左右，夜尿 1 次，夜梦有减，头晕未作，纳可，便调，舌淡红，苔薄，脉细。3 月 11 日方去生地黄、熟地黄、三棱、莪术，加生蒲黄 15g（包煎），骨碎补 15g，14 剂。

按：患者有外伤脑震荡史，且舌暗脉细，考虑"邪实"乃瘀血内停。每当劳累、紧张时夜寐不宁，考虑患者"正虚"乃气血不足。因而治疗之法当宁心安神，辅以补虚泻实。以远志、灯心草、夜交藤宁心安神；以麦冬、五味子、黄芪、酸枣仁滋阴益气养血；以桃仁、川芎、土鳖虫、三棱、莪术、地龙理气活血化瘀。此外，患者间断头晕恶心，肩颈酸痛，考虑乃伏案工作，坐姿不正，形成颈椎病所致。久病累积，肾元损伤，故见脚软，夜尿多；肝失其用，又失肾滋，肝风作乱，亦见头晕。故治疗上予葛根、威灵仙通经活络治标；淫羊藿益精气，坚筋骨，利小便治本；潼、白蒺藜平肝祛风止晕；柴胡、半夏、桂枝、黄芩、甘草降逆和胃。

患者服药后不寐明显改善，但寐多梦扰，考虑患者心火过热而炎于上，肾水过寒而沉于下，而心肾不交也。药以黄连凉心，肉桂温肾，二物同用，原能交心肾于顷刻，然无补药以辅之，未免热者有太燥之虞，而寒者有过凉之惧。得酸枣仁、熟地黄、黄芪等以相益，则交接之时，既无刻削之苦，自有欢愉之庆，至四诊时，效守前方，仅活血、补肾略作调整以巩固疗效。

（二）病案 2

曹某，男，55 岁。2007 年 11 月 12 日初诊。

2001 年患心房扑动，服用倍他乐克 50mg，日 2 次，现已停用月余，有强直性脊柱炎，大肠息肉摘除史。刻下：心悸胸闷偶有，时有早搏，无头晕项僵，纳呆胃胀，嗳气无泛酸，腹不胀，大便日行 4～7 次，不成形，为脾肾阳虚，心肝火旺，瘀血内停之征。夜寐欠安 8 月余，近 3 个月失眠，工作压力大，乱梦纷纭，惊醒，腰酸肢软，肢体畏寒，神疲口干欲温饮，唇绀，面色苍黄。舌淡红。苔薄，脉细弦。

辨证：肾阳亏虚。

治法：益气温阳，疏肝健脾。

处方：生黄芪 30g，桃仁 12g，酸枣仁 12g，川芎 12g，地鳖虫 12g，三棱 15g，莪术 15g，地龙 12g，葛根 18g，淫羊藿 20g，威灵仙 15g，巴戟天 12g，熟地黄 20g，鹿角片 9g（先煎），制川乌 9g（先煎），磁石 40g（先煎），猪苓 15g，知母 12g，黄柏 12g，夜交藤 20g，远志 12g，合欢皮 15g，菖蒲 12g，赤石脂 20g，白术 15g，白芍 15g，防风 12g，青皮 10g，陈皮 10g，生晒参 7g，14 剂。

二诊（2007 年 11 月 26 日）：夜寐不安，胸闷心悸未作，前 3 天夜寐安，后因工作压力，早搏偶有，项僵纳呆，大便稍硬，日行 4 次以上，畏寒肢冷，神疲乏力，口干欲温饮，面色苍黄，舌淡红，苔薄，脉细。上方减白术、白芍、防风、青皮、陈皮，加芡实 15g，枳实 15g，淮小麦 30g，炙甘草 9g，大枣 10g，14 剂。

三诊（2007 年 12 月 10 日）：夜寐大有好转，近来咳嗽，晨起需吐一口痰，耳鸣重听 1 周，胸闷心悸未作，早搏偶有，颈项不僵，大便渐软，日行 4 次，畏寒减，神疲乏力，口干，面色转佳，舌淡暗，苔薄白腻，脉细。2007 年 11 月 12 日方减去白术、白芍、防风、青皮、陈皮，加芡实 15g，淮小麦 30g，炙甘草 9g，炒谷芽 20g，炒麦芽 20g，大枣 10g，全蝎粉 30g，蜈蚣粉 30g。装胶囊，一天 2 次，1 次 6 粒，汤药送服。14 剂。

按： 患者素体阳虚，肾阳不能温养心阳，心脉失养则发心悸胸闷，面色苍黄；肾虚不能温养脾土，则神疲乏力，食少便溏；肝气犯胃，胃失和降，则胃胀嗳气便溏；腰为肾之府，肾阳亏虚，感受寒湿，则腰酸肢软，肢体畏寒，口干欲温饮；阳虚日久，损伤阴液，阴虚火炎，心神失养，则夜寐不宁，乱梦纷纭；阳虚温煦失职，血液运行迟缓，瘀血内停，则唇绀，舌淡红，苔薄，脉细弦。治以益气温阳，清肝降火，活血化瘀佐以疏肝健脾。方剂为补阳还五汤合酸枣仁汤。

《景岳全书·不寐》云："不寐证虽病有不一，然惟知邪正二字则尽之矣。有邪者多实，无邪者皆虚。"本患者不寐属虚实夹杂，故严世芸教授立益气温阳，清肝降火，活血化瘀佐以疏肝健脾法。予补阳还五汤减赤芍、当归、红花，加地鳖虫、三棱、莪术、葛根、生晒参益气活血；熟地黄补肾阴，鹿角片通督脉而补阳，淫羊藿、巴戟天助鹿角片温肾阳，除寒湿；制川乌、威灵仙祛风散寒止痛，酸枣仁汤加黄柏清肝泻火安神；夜交藤、远志、合欢皮养心安神；磁石养肾潜阳安神；石菖蒲开窍宁神；痛泻要方加青皮、赤石脂疏肝健脾止泻；青皮、陈皮行气消胀。诸药合用共奏益气温阳，清肝降火，活血化瘀之功。

（三）病案3

季某，女，34岁。2010年7月26日初诊。

患者近3个月来夜寐不佳，事务繁多后尤显，主要为入睡困难。每晚入睡5～6小时。形体不丰，唇色暗红。月经来潮时头痛，色暗量少，纳可，然时觉胃脘不适，嗳气，无泛酸，大便日行2～3次，不成形。舌质暗，尖红，苔薄白，脉细弦。

辨证：阴虚火旺扰乱心神，伴肝胃失和，气血不调之证。

处方：麦冬12g，五味子9g，白术15g，白芍15g，茯苓15g，甘草9g，柴胡12g，枳壳12g，川芎12g，大腹皮15g，生黄芪30g，大枣12g，酸枣仁12g，地鳖虫12g，地龙12g，红花6g，葛根15g，淫羊藿20g，骨碎补15g，知母12g，黄柏12g，夜交藤20g，远志12g，灯心草5扎，益母草20g，功劳叶12g，14剂。天王补心丸2瓶，28粒，每晚睡前口服。

二诊（2010年8月9日）：夜寐进步，胃脘时有胀气，大便欠畅，药后本次月经来潮，量较既往增多，色红，舌红，苔薄白，脉细。

处方：前方去柴胡、枳壳；加丹参15g，檀香6g，砂仁9g（后下），14剂。天王补心丸2瓶，28粒，每晚睡前口服。

三诊（2010年8月23日）：夜寐继有改善，胃脘作胀已减，时有头痛，大便正常，舌红，苔薄白，脉细。

处方：一诊方去益母草、功劳叶、红花、夜交藤，加丹参15g，磁石30g（先煎），细辛6g，三棱15g，莪术15g，14剂。天王补心丸2瓶，28粒，每晚睡前口服。

四诊（2010年9月6日）：近来夜寐渐安，头晕头痛已减，胃胀已除，月经正常，大便欠成形，日行 3～4 次，舌红，苔薄白，脉细。

处方：二诊方去白术、白芍、甘草，加煨葛根 15g，芡实 18g，石菖蒲 15g，14 剂。天王补心丸 2 瓶，28 粒，每晚睡前口服。

按： 不寐发病，其病位主要在心，而与肝、脾、肾密切相关。目前临床所见不寐患者，特别是青壮年，多由事务繁杂诱发，故与肝的疏泄功能尤为相关。该女性患者兼有的胃失和降、月经不调诸症，均与肝失疏泄有关。肝郁则气机不畅，郁而化火，虚火扰心，心神不宁，故虚烦不得眠，素体阴血不足，久而心阴尤易耗伤，故选酸枣仁汤合生脉散治之，清虚热而养心阴，并加疏肝和胃、补肾调经之品。灯心草、夜交藤、远志、知母为严世芸教授临床治疗失眠习用之药，加强清心除烦安神之效。天王补心丹又名补心丹，方中滋阴与养血安神药相配，其中生地用量独重，且又与天冬、麦冬、玄参等大队滋阴清热药为伍，其功能在于滋阴清热、补心安神，对本例患者此类阴血亏少、虚热内扰不甚所致的神智不安证甚为适宜。此方性味平和，对于上述适应证，可常服以图久效。严世芸教授临床治疗证属阴血不足、心神不安的不寐、心悸等症时，常嘱患者每晚口服此方，配合应用辨证处方之汤剂，收效良好。

（四）病案 4

李某，女，64 岁。2009 年 9 月 11 日初诊。

患者八九年来夜寐欠安，渐行加重，起初每晚尚能寐四五个小时，现减至 2 小时，甚至彻夜不眠，未服用安眠药。曾有心肌炎、血吸虫病、脑膜炎病史。刻下：胁肋作胀，颈项僵滞，牵及肩背，时有心悸，情绪激动时发作，目干糊，纳可，大便干结，日一行，夜间口干不欲饮，夜尿 3 次，偶烘热汗出，精神紧张。舌质淡，苔薄白，边有齿痕，脉象细。

实验室检查：心电图示心率 64 次/分，部分 T 波稍改变。腰椎、胸椎肥大。血脂略高。B 超示肝内脂肪浸润，胆囊壁稍毛糙。

辨证：失眠，肝肾不足，络阻气滞之证。

治法：补益肝肾，活血通络，清心安神。

处方：

1. 柴胡 12g，半夏 12g，桂枝 12g，黄芩 15g，猪苓 15g，甘草 9g，生龙骨 30g，生牡蛎 30g，生大黄 6g，生黄芪 30g，桃仁 12g，酸枣仁 12g，川芎 12g，地鳖虫 12g，三棱 15g，莪术 15g，地龙 12g，葛根 15g，淫羊藿 20g，骨碎补 15g，知母 12g，黄柏 12g，夜交藤 20g，远志 12g，灯心草 5 扎，菖蒲 15g，郁金 15g，淮小麦 30g。14 剂。

2. 全蝎粉、蜈蚣粉各 30g，装胶囊，一日 2 次，中药送服，分 2 周服完。

3. 天王补心丸 2 瓶，28 粒 / 次，睡前半小时口服。

二诊（2009 年 9 月 28 日）：胸闷、心悸改善，右胁胀痛亦减，夜寐不佳，早醒，口干，大便转畅，10 日前腰痛，转侧不能，自服"西乐葆"后稍减。舌质淡黯，苔灰薄腻，脉细滑。

处方：

1. 一诊方去骨碎补、菖蒲、郁金、淮小麦、三棱、莪术；加威灵仙 15g，生蒲黄 15g，杜仲 15g，狗脊 15g，合欢皮 15g，14 剂。

2. 全蝎粉、蜈蚣粉各 30g，装胶囊，一日 2 次，中药送服，分 2 周服完。

三诊（2009 年 10 月 12 日）：夜寐少，约 3 小时，夜尿减少，颈项僵滞减，心悸有减，时伴胸闷，情绪激动及心烦发作减，烘热汗出已止，目干糊，大便渐畅，有内痔病史，口干减，精神渐振，腰痛不觉酸冷，左下肢酸，冷感，夜间口干而不欲饮。舌淡，苔薄白微腻，脉细沉。

处方：

1. 一诊方去淮小麦、三棱、莪术、菖蒲、郁金，加当归 15g，白术 15g，木香 9g，细辛 9g，红花 6g，14 剂。

2. 全蝎粉、蜈蚣粉各 30g，装胶囊，服法同前。

3. 天王补心丸 2 瓶，用法同前。

四诊（2009 年 11 月 23 日）：夜寐欠安，停药 1 周，关节酸痛，足心冷减，情绪激动，心悸减，夜寐不安不适加重，目干糊，大便调，精神紧张，纳可。舌淡苔薄白，脉细沉。11 月 2 日查血脂示胆固醇 6.2mmol/L，甘油三酯 2.82mmol/L，低密度脂蛋白 3.90mmol/L。

处方：柴胡 12g，半夏 12g，桂枝 12g，茯苓 15g，黄芩 15g，甘草 9g，生龙骨 30g，生牡蛎 30g，制大黄 9g，生黄芪 30g，当归 15g，桃仁、枣仁各 12g，白术 15g，远志 12g，木香 9g，川芎 12g，地鳖虫 12g，三棱 15g，莪术 15g，地龙 12g，葛根 15g，淫羊藿 20g，骨碎补 15g，知母 12g，黄柏 12g，夜交藤 20g，灯心草 5 扎，合欢皮 15g，14 剂。

另予天王补心丸 2 盒，用法同前。

按： 患者因主要表现为睡眠障碍，当属中医"不寐"范畴，尤多见于中年之后，肝肾阴精渐亏，加之筋骨劳损，气血瘀阻，为虚实夹杂之证。本案为六旬妇女，除失眠症状外，复加更年期及心脏症状，在治疗中自当注意此点。予黄芪益气，桃仁、川芎、地鳖虫、三棱、莪术等活血通脉，葛根疏经解痉，半夏、菖蒲、郁金化痰清心安神；柴胡、郁金清热疏肝，黄芩清肝经郁热；地龙、全蝎、蜈蚣息风止痉，活血通络，且全蝎、蜈蚣予以粉剂，既可以节省药材，又可以减少副作用；淫羊藿、骨碎补益肾补精，知柏、夜交藤、远志、茯苓、灯心草、淮小麦，交通心肾，清心安神，生川军（大黄）通利大便。另给予天王补心丸养心安神。二诊，胸闷、心悸等症状均有好转，而以腰痛突出，故去菖蒲、郁金、三棱、莪术等耗散正气之药，加用杜仲、狗脊、合欢皮等药加强益肾安神作用。三诊，诸症渐平，然久病阳气不足，天气转冷而寒象渐显，夹有痰湿之象，故加当归、白术、木香、细辛、红花健脾化湿通络。四诊患者因停药 1 周病有反复，但仍以肝肾不足，络瘀气滞为主，故仍以补阳还五汤合柴胡加龙骨牡蛎汤加减为主。

（五）病案 5

李某，男，76 岁。2009 年 11 月 2 日初诊。

夜寐欠安 2 月余，难以入睡，大便欠畅，胃纳欠馨，精神欠佳，记忆力下降，胃脘胀气，泛酸。舌淡红，苔薄白，脉细。胃镜检查示慢性浅表性胃炎伴胆汁返流。

辨证：不寐，肾阴亏虚，脾失健运之证。

治法：滋阴潜阳，健脾理气，佐以通络。

处方：

1. 柴胡 12g，半夏 12g，桂枝 12g，茯苓 15g，黄芩 15g，甘草 9g，生龙骨 30g，生牡蛎 30g，制大黄 9g，白术 15g，白芍 15g，枳壳 12g，川芎 12g，大腹皮 15g，黄芪 30g，桃仁 12g，枣仁 12g，地鳖虫 12g，当归 15g，地龙 12g，葛根 15g，淫羊藿 20g，骨碎补 15g，知母 12g，黄柏 12g，夜交藤 20g，远志 12g，灯心草 1 扎，木香 9g，14 剂。

2. 天王补心丸 2 盒，20 粒 / 次，每晚 1 次。

二诊（2009 年 11 月 28 日）：胃脘不适，泛酸，胃纳欠佳，心烦时作，下肢时有抽筋，苔薄白，脉细。

处方：

1. 柴胡 12g，半夏 12g，桂枝 12g，茯苓 15g，黄芩 15g，甘草 9g，生龙骨 30g，生牡蛎 30g，制大黄 9g，川芎 12g，大腹皮 1g，黄芪 30g，桃仁 12g，枣仁 12g，地鳖虫 12g，地龙 12g，葛根 15g，淫羊藿 20g，骨碎补 15g，知母 12g，黄柏 12g，夜交藤 20g，远志 12g，菖蒲 18g，郁金 15g，焦山楂、焦神曲各 15g，三棱 18g，瓦楞子 40g，海螵蛸 15g，煅白螺蛳壳 20g，14 剂。

2. 逍遥丸 2 瓶，8 粒 / 次，每天 3 次。

3. 天王补心丸 2 瓶，28 粒 / 次，每晚 1 次。

按：患者年逾古稀，肾为先天之本，肾阴亏虚，虚阳上越，心神被扰，则夜寐不安，脾胃为后天之本，久病脾胃运化失常，胃腐熟功能减退，则有胃纳欠馨，胃脘胀气，泛酸。脾升清功能减弱，清窍失养，则精神欠佳，记忆力下降，阴津亏虚，肠失濡润，及气机升降失常，助大肠排泄功能减退，则大便不畅。苔薄白，脉细，亦为肾阴亏虚，脾失健运之证。故予柴胡、桂枝、生龙骨、生牡蛎潜阳，白芍、当归、淫羊藿养血益阴补肾，白术、枳壳、木香、大腹皮健脾理气，半夏、黄芩、黄柏辛开苦降，寒热并调，合健脾理气药，以开脾升胃降之机，中焦运化得开，则诸药能达病所。久病及血，配以桃仁、川芎、地鳖虫、地龙、制大黄活血通络。黄芪、葛根、柴胡补气升阳，淫羊藿、骨碎补益肾，茯苓、枣仁、夜交藤、远志、灯心草安神，知母、桂枝交通心肾，使肾水上济心火，则心阳得以下潜。患者失眠病久，治疗非一日之功，予以天王补心丸，取"丸者缓也"，养心安神，以图久效。

（六）病案6

汪某，男，43岁。2009年5月18日初诊。

半年来夜寐不安，易醒。形体不充，面色少华，精神不振，心悸阵作，时觉头痛耳鸣，不耐劳顿。舌淡暗，苔薄白腻，脉细弦。

辨证：不寐，虚火扰心、痰瘀交阻、清气不升证。

治法：益气升清，养心安神，清热除烦，化痰清瘀。

处方：黄连9g，半夏12g，茯苓15g，陈皮9g，甘草9g，枳壳12g，竹茹9g，生黄芪30g，桃仁12g，酸枣仁12g，川芎12g，地鳖虫12g，三棱15g，地龙12g，葛根15g，淫羊藿20g，骨碎补15g，石菖蒲15g，磁石40g（先煎），知母12g，黄柏12g，灯心草5扎，生龙骨30g（先煎），生牡蛎30g（先煎），14剂。

二诊（2009年6月1日）：夜寐缓解较显，唯下半夜易醒，近一星期无耳鸣，精神略振，心烦，皮肤痒，纳佳，大便欠成形，苔白腻，脉弦。

处方：一诊方去三棱、石菖蒲；加刺猬皮12g，淡豆豉12g，山栀15g，14剂。

三诊（2009年6月15日）：夜寐改善，然多梦欠酣，下半夜易醒。皮肤瘙痒减。耳鸣偶作，然较以往为轻。苔白腻，脉弦。

处方：一诊方去半夏、枳壳、竹茹、三棱，加肉桂3g，刺猬皮12g，郁金15g，川厚朴15g，苍术15g，14剂。

四诊（2009年6月29日）：夜寐继有进步，唯时有早醒，胃纳欠馨，头晕已减，耳鸣偶作，精神欠振，苔薄白，脉细。

处方：一诊方去半夏、枳壳、竹茹、三棱、黄连；加苍术15g，刺猬皮12g，川厚朴15g，藿香10g，佩兰10g，刺猬皮12g，地肤子20g，14剂。

五诊（2009年7月13日）：夜寐改善，自觉心悸，时有胸闷，胃纳正常，面部皮肤红、肿，有脂溢性皮肤病，酒齄鼻，时有头晕，耳鸣。舌淡红，苔腻，脉弦。

处方：一诊方去黄连、半夏、陈皮、枳壳、竹茹、三棱、甘草；加刺猬皮 12g，白鲜皮 15g，地肤子 15g，菝葜 15g，徐长卿 15g，生薏苡仁 15g，熟薏苡仁 15g，草果 18g，珍珠母 40g（先煎），14 剂。

六诊（2009 年 7 月 27 日）：耳鸣已减，头晕未作，夜寐继续有改善，皮肤病变减退，胃纳佳，大便日行 2 次，欠成形，皮肤痒减，苔白腻，脉弦。守方，14 剂。

七诊（2009 年 8 月 24 日）：夜寐好转，耳鸣时作，头晕已减，心前区偶有不适，大便日行 1 ～ 2 次，欠成形，腰酸时作，尿检正常，胃纳欠馨，口酸，苔白腻，脉细。

处方：五诊方去生薏苡仁、熟薏苡仁、草果；加苍术 15g，川朴 15g，14 剂。

八诊（2009 年 10 月 19 日）：近几个星期来夜寐明显好转，皮肤不适渐除，耳鸣好转，精神欠振，胃纳欠馨，大便软，日行 2 次，头晕未作，苔白腻，脉弦。

处方：生黄芪 30g，桃仁 12g，酸枣仁 12g，川芎 12g，地鳖虫 12g，三棱 15g，莪术 15g，地龙 12g，葛根 15g，淫羊藿 20g，骨碎补 15g，石菖蒲 15g，磁石 40g（先煎），猪苓 15g，知母 12g，黄柏 12g，夜交藤 20g，远志 12g，灯心草 5g，潼蒺藜 12g，白蒺藜 12g，刺猬皮 12g，白鲜皮 15g，地肤子 15g，14 剂。

九诊（2009 年 11 月 2 日）：夜寐好转，右耳鸣加重，如蝉，头颅平扫未见异常。精神不振，胃纳欠佳，大便日行 2 次，质烂，时有心烦，三角区发痤疮，头不晕，头皮痛。舌淡红，苔薄白，脉细。

处方：黄芪 30g，桃仁 12g，酸枣仁 12g，川芎 12g，地鳖虫 12g，丹皮 12g，赤芍 15g，地龙 12g，葛根 15g，淫羊藿 20g，骨碎补 15g，菖蒲 15g，磁石 40g，茯苓 15g，知母 12g，黄柏 12g，夜交藤 20g，远志 12g，潼蒺藜 12g，白蒺藜 12g，刺猬皮 12g，白鲜皮 15g，地肤子 15g，菝葜 15g，徐长卿 15g，龙胆 10g，佛手 12g，4 剂。

按： 中年之人，诸事繁杂，耗气劳心，面色少华，精神欠振；清气不升，头痛耳鸣时作；肝失疏泄，气郁化火，虚火扰心，虚烦不得眠，时觉心悸不安；气阴不足，心神失养；气滞津液不化为痰，血行不畅为瘀。舌质淡暗、苔腻，脉细弦，为气阴不足、痰瘀交阻之象。证属虚火扰心、痰瘀交阻、清气不升。予黄芪、桃仁、川芎、地龙、地鳖虫、三棱，益气活血；黄连温胆汤理气化痰，清胆和胃；淫羊藿、骨碎补益肾壮骨，散风寒除湿；葛根升阳生津通脉；石菖蒲、磁石化痰开窍，补肾聪耳，镇惊安神；酸枣仁汤加黄柏、灯心草养血安神，清热除烦；生龙骨、生牡蛎镇惊安神。诸药合用，共奏益气活血，清热化痰，养血安神，清热除烦之功。复诊中先后根据情况加用栀子豉汤、交泰丸，并根据具体情况加用清心补肾、清热化湿、祛风止痒之品，不寐及其他见症均见明显好转。从本例可见，中医治疗不寐，要着眼于全身情况，根据具体情况辨证处方，随证进退，在缓解其他症状的同时，也对不寐的改善有促进作用，更是中医因人制宜的个体化治疗特点的体现。

【参考文献】

［1］胡蓉，袁继丽，陈丽云，等.严世芸以益气活血、补肾通督法治疗失眠经验［J］.中国中医药信息杂志，2015，22（02）：96-97.

［2］朱思行，严世芸，陈丽云.海派中医丁氏内科不寐辨治方药及学术思想承继［J］.中华中医药杂志，2020，35（02）：549-550.

［3］王彦.马连珍从五脏论治胸痹心痛病新解.中国中医基础医学杂志，2013，19（7）：779-779.

［4］冯其茂，杨爱东，陈丽云，等.严世芸教授"圆机活法"的中医临床思维浅析.上海中医药大学学报，2016，30（4）：1-5.

［5］程图，陈丽云，严世芸.严世芸辨治心系疾病临床经验［J］.上海中医药杂志，2019，53（02）：2-5，1.

［6］冯其茂，杨爱东，陈丽云，等.严世芸辨治心系疾病经验浅析［J］.上海中医药杂志，2016，50（09）：1-5.

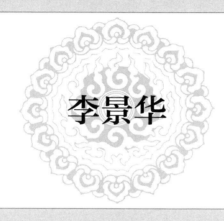

李景华

一、医家简介

李景华（1959—　），男，主任中医师，吉林省松原市中医院名誉院长。吉林省中医药学会第八届理事会常务理事，吉林省中医药学会糖尿病专业委员会副主任委员，曾任吉林省中医药学会经典与临床、老年病、肝脾胃病等专业委员会副主任委员。第六、七批全国老中医药专家学术经验继承工作指导老师，吉林省卫生厅首批有突出贡献中青年专业技术人才，吉林省第一批老中医药专家学术经验继承指导老师，曾获得全国劳动模范、吉林省特等劳动模范、吉林省名中医、松原市名中医等荣誉称号。

在学术上，李景华崇尚仲景，提出了"痰瘀内阻，百病由生"和"致中和"的学术观点，临床主张应用和法，以经方为主，辅以时方诊治内科常见病、多发病和疑难病，尤其善于治疗肝脾胃病、心脑血管病。

在科研上，他不断总结临床经验，研究的益神健脑胶囊、益智抗呆胶囊、消脂除满胶囊、软肝健脾胶囊、慢肝降酶胶囊等20余个中药制剂已获得医疗机构制剂批准文号，并投入生产。

李景华主任医师医德高尚，平易近人，待患者如亲人，一切从患者的利益出发，想患者之所想，急患者之所需，为老百姓的苍生大医。他临床以"大医精诚"和"济世活人"为宗旨，认真践行着"医乃仁术"的救死扶伤宏愿。他医术高超，活人无数，每天诊务繁忙，患者遍布省内外，每天接诊60人之多，中药使用率达95%，疗效极佳，是备受广大患者爱戴的好医生。

二、学术观点

李景华主任医师有40余年的临床经验，临证中崇尚仲景，善用经方，注重经典理论学习与临床实践相结合。对李景华主任医师影响较大的医家有张仲景、李东垣、王清任，以及现代医家胡希恕、冯世纶、黄煌等；对其影响较大的著作有《内经》《伤寒论》《金匮要略》《脾胃论》《医林改错》，以及胡希恕、冯世纶、黄煌等老师的著作。李景华主任医师从《内经》《伤寒杂病论》等经典理论著作中得到启发，提出了"痰瘀内阻，百病由生"和"致中和"两个学术观点。

（一）重归经典，倡三纲立论

《灵枢·口问》："卫气昼日行于阳，夜半则行于阴，阴者主夜，夜者卧；阳者主上，阴者主下……阳气尽，阴气盛，则目瞑；阴气尽而阳气盛，则寤矣。"《灵枢·邪客》："卫气者，出其悍气之慓疾，而先行于四末分肉皮肤之间，而不休者也。昼日行于阳，夜行于阴，常从足少阴之分间，行于五脏六腑。今厥气客于五脏六腑，则卫气独卫其外，行于阳，不得入于阴。行于阳则阳气盛，阳气盛则阳跷陷，不得入于阴，阴虚，故目不瞑。"从《内经》中可以看出引起不寐的主要病机是"阳不入阴"，为什么会出现"阳不入阴"？从临床实践看，主要有三个方面：邪实，如痰热、瘀血、肝胆郁热等；正虚，主要以脾气虚、肝阴虚和心阴虚为主；枢机不利，这是由于枢机不顺畅，交通阴阳的道路出现障碍所致。

失眠的基本病机为阳不入阴，阴阳失交。一为阴虚不能纳阳之阴不潜阳；一为阳盛不得入于阴分的阳不入阴。其病理性质有虚实两面，痰热内扰、气滞郁阻、气滞血瘀、肝胆郁热、心肾不交为实，脾气虚、肝阴虚和心阴虚为虚，但久病亦可表现为虚实兼夹。另外还有因枢机不利而导致的失眠。

李景华从三纲者论治失眠，即邪实、正虚和枢机不利，遵循虚者补之、实者泻之、枢机不利则调之的原则。

（二）痰瘀内阻，百病由生

在临床实践中，引起内科杂症的主要病机是痰饮和瘀血，失眠也不例外。故而李景华提出了"痰瘀内阻，百病由生"的学术观点。

1. 痰的含义

中医学论痰有狭义和广义之分。所谓狭义之痰一般是指肺部渗出物和呼吸道的分泌物；广义之痰是由于机体气机郁滞，或情志不畅，或阳气衰微，致津液不能正常地运化，使体液停留积聚，逐步蕴结而成。从这种意义上说，广义之痰应包括痰、饮、水、湿四种形态，它们名异而实同，皆为人体水液代谢障碍所产生的病理产物。这种病理产物一旦形成，可引起一系列独具特点的病证。

2. 瘀的含义

瘀包括血瘀和瘀血。前者指血液的循行迟缓，血流不畅及局部的不通，是一种病理生理状态；而瘀血则是一种病理产物。但二者可以互为因果，血瘀之甚可以在局部造成瘀血，一旦瘀血形成，阻滞于脉络内外，又可成为加重局部血瘀之因。

3. 痰瘀理论的渊源及意义

中医痰瘀相关学说的形成和发展，其中主要有重要影响的论著有《内经》《伤寒杂病论》《丹溪心法》《医林改错》等。

《内经》中就有关于痰瘀理论的记载，如《灵枢·百病始生》："凝血蕴里而不散，津液涩渗，著而不去而积皆成矣。"《金匮要略》书中有"痰饮咳嗽病脉证并治第十""水气病脉证并治第十四""惊悸吐血下血胸满瘀血脉证并治第十六"专篇论述，创立了大小青龙汤、五苓散、防己黄芪汤、防己茯苓汤、越婢汤、大黄牡丹皮汤、鳖甲煎丸等治疗痰瘀的有效方剂。元代朱丹溪在《丹溪心法·痰病》中有"自气成疾，自积成痰……痰夹瘀血，遂成窠囊"论断，提出"痰瘀并存，痰瘀同治"的论点。他极力倡导痰瘀同病，需痰瘀同治才能取效，也就是治痰要活血，血活痰易化，同时倡导"善治痰者，必先治气，同时也要治血"，从而开创了痰瘀治病之说，备受后世医家推崇，对后世中医痰瘀相关学说的发展影响极大。

根据上述痰瘀相关理论，可以看出痰瘀学说是中医学特有的病机，痰和瘀是两种不同的物质和致病因素，痰瘀理论涉及临床许多学科的多种疾病，尤其对疑难病的治疗具有重要的指导意义。由于痰瘀合邪，相互兼夹，可使疾病疑难复杂、迁延难愈。李景华主任医师在40余年的临证中，挖掘经典理论，继承前人经验，并积极汲取现代医学的相关研究和方法，对痰瘀致病进行了更加广泛深入的观察和研究，提出"痰瘀互结，百病由生"的学术观点，在临床中得到了很好的验证。

李景华主任医师认为，由于现代社会的环境、人们的生活习惯、现代人的生活方式的改变，"痰瘀"已成为目前内科杂病的一个重要原因。

（1）自然环境：目前大气污染、雾霾现象、环境恶化、地球变暖等环境变化，对肺的气机调畅影响最大。长期生活在雾霾、阴暗的环境下，人们就会产生压抑的心理，直接影响睡眠。

（2）社会环境：过去我们是"日出而作，日落而息"，现在是夜生活增加，人们普遍熬夜，看手机、电视，听音乐等，过去以步行为主，现在是以车代步，人们的活动越来越少。久视伤血，久坐伤肉，久卧伤气，长此以往，肝脾受损，肝藏血主魂，脾统血主意，均可导致睡眠障碍。长期的夜生活对睡眠的影响也是非常大的，中医有"人动则血运于诸经，人静则血归于肝脏"，长期夜生活频繁，人夜间不静。肝血暗耗，打乱了人体正常的节律，就会对肝体造成伤害，肝不藏血，造成失眠。

（3）生活习惯和方式：随着人们生活水平的不断提高，营养过剩成为主要问题。过去战乱频发、土地贫瘠，几代人都是饿着肚子过日子，现在生活水平提高了，大鱼大肉成为老百姓平时餐桌的家常便饭，中医讲"饮食自倍，肠胃乃伤"和"膏粱之变，足生大丁"。西方快餐食品引入，肥胖、代谢综合征出现，高体重、高脂血症、高黏血淀、高尿酸、高血压等影响着人们。久而久之，痰饮瘀血内生，痰扰神，瘀血影响气机的升降和出入，阳不入阴，故而失眠。

（4）不正常的情绪：随着生活节奏的加快，生活工作中的各种压力影响着人们，焦虑抑郁者越来越多。虽然生活水平有了明显的提高，但是人们的幸福指数不一定增加。郁闷不解，焦虑不安，这就是中医的七情致病，怒则气上，思则气结，气机运行障碍最容易造成痰饮和血瘀。

（三）肝胆郁热，魂不内守

肝藏魂，若为肝胆郁热，疏泄失职，热邪内郁，使阳不得入于阴，会出现失眠。此主要为情志抑郁，或五志过极，肝胆火生，魂不内守，扰乱神明而造成失眠。临床主要以胸满烦惊、胸胁苦满为特征，患者体质一般较壮实，常见面色黄暗，两胁发胀，胸闷气短，善太息，有时怕动静，甚至夜里开灯才能睡觉。

（四）百病之治法，以和为贵

"致中和"语出自《中庸》："致中和，天地位焉，万物育焉。""喜、怒、哀、乐之未发，谓之中。发而皆中节，谓之和。中也者，天下之大本也。和也者，天下之达道也。""致"，达到。"致中和"，指人的道德修养达到不偏不倚、不走极端、十分和谐的境界，也就是符合"中庸"的标准。《素问·生气通天论》提出"阴平阳秘，精神乃治，阴阳离决，精气乃绝"，治病求和为最高法度。

治疗失眠，应用化痰益智、活血化瘀、清泻肝胆、滋阴扶正、和解少阳，其最后目的就是求和。使机体内的阴阳气血动态维持平衡，达到形、气、神的统一，这是中医治疗学的核心所在。《内经》曰："治病必求于本"，"生之本，本于阴阳"，"谨察阴阳所在而调之，以平为期"。《素问·至真要大论》曰："必先五胜，疏其血气，令其调达，而至和平。"中医认为人体发病归根结底就是阴阳失调的结果，阴阳和顺，人体就能健康，阴阳失去平衡，人体就会得病，而治疗疾病就是要把握阴阳，衰者扶之，盛者抑之，寒者热之，热者寒之，虚者补之，实者泻之。通过这些办法，使阴阳归于协调和顺，疾病自然得以康复。因此，《内经》中的"和"是广义的"和"。

三、临床特色

（一）紧抓三纲立论，治从三纲入手

李景华主任医师指出，失眠在《内经》中被称为"不得卧""目不瞑"，认为是邪气客于脏，阳不能入阴所致。各种病理因素造成阳不入阴，使阴阳失调，脏腑功能失衡。或阳盛邪实不能入阴，或阴虚水少不能潜藏阳，或出入之通道不畅均可以导致失眠的发生。

临床中将失眠分为虚、实和枢机不利三个方面，实者多表现为痰火内扰、肝胆郁热、气滞血瘀、气滞郁阻、心肾不交，虚者为表现为心阴虚、肝阴虚和脾气虚，而枢机不利是为通道不畅。

失眠的病因主要包括情志失常，或由情志不遂，肝气郁结，肝郁化火，邪火扰动心神，心神不安而不寐；或由五志过极，心火内炽，扰动心神而不寐；或由喜笑无度，心神激动，神魂不安而不寐；或由暴受惊恐，导致心虚胆怯，神魂不安，夜不能寐；暴饮暴食，宿食停滞，脾胃受损，酿生痰热，壅遏于中，痰热上扰，胃气失和，可致失眠。此外，浓茶、咖啡、酒之类饮料也是造成不寐的因素。劳倦太过则伤脾，过逸少动亦致脾虚气弱，运化不健，气血生化无源，不能上奉于心，而致心神失养而失眠。或因思虑过度，伤及心脾，心伤则阴血暗耗，神不守舍；脾伤则食少，纳呆，生化之源不足，营血亏虚，心失所养，而致心神不安；久病血虚，年迈血少，引起心血不足，心失所养，心神不安而不寐。正如《景岳全书·不寐》所说："无邪而不寐者，必营气之不足也，营主血，血虚则无以养心，心虚则神不守舍。"亦可因年迈体虚，阴阳亏虚而致不寐。基本病机为阳盛阴衰，阴阳失交。阳不入阴，分为阴虚不能潜阳和阳盛不得入于阴而发生失眠。病理性质有虚实两个方面，但久病可表现为虚实兼夹，或为瘀血所致。

（二）把失眠复杂症状归纳为痰、瘀、热、虚

失眠治病，临床变化多端，症状多样，叙述复杂，作为临床医生，就要执简而御繁，抓住主要病理机制，大刀阔斧地进行治疗。

李景华在临床治疗失眠时，常用痰、瘀、热、虚四个字概括其主要病机，抓住着眼点。

痰就是痰浊，包括痰、饮、水、湿，水湿为患，与脾关系密切。瘀就是血瘀或瘀血，瘀血阻滞，气机不利，反之，气机不利，也可以造成血瘀。热

主要是肝胆郁热，郁热内扰，魂不内守。虚主要是气虚和阴虚，气虚以脾为主，阴虚以心肝阴虚为主。

痰火内扰者症见心烦不寐，多梦、惊恐，胸闷脘痞，泛恶嗳气，伴口苦，头重，目眩，舌偏红，苔黄腻，脉弦滑，多见于创伤后应激障碍、神经官能症、更年期综合征等患者。

肝胆郁热者症见少寐多梦，胸胁苦满，口干口苦，胸闷，心烦易怒，身体困重，女性可伴有乳房胀痛结块，经血黯或有血块，小便不利，大便干，舌红，苔黄厚腻，脉弦，多见于抑郁症、神经衰弱、躁狂症、精神分裂症等。

气滞血瘀者症见失眠多梦，急躁易怒，心慌或胸闷胸痛，健忘，入暮潮热，唇暗或两目暗黑，口干，但欲饮水不欲咽，舌质暗红，或舌有瘀斑、瘀点，脉弦涩或沉涩。

气滞郁阻者症见心情抑郁，情绪不宁，失眠多梦，胸胁胀闷，腹胀纳差，或易怒易哭，或咽中如有异物梗塞，或手足逆冷，舌质淡暗，舌体胖大有齿痕，苔白，脉沉弦滑，多见于伴有消化道症状之抑郁症、更年期综合征。

心肾不交者症见心烦不寐，入睡困难，心悸多梦，伴头晕耳鸣，腰膝酸软，潮热盗汗，五心烦热，咽干少津，舌红少苔，脉弦细数，临床表现为睡眠障碍，记忆力下降，注意力不集中。

阴虚证见于妇人脏躁病，症见精神恍惚，常悲伤欲哭，不能自主，心中烦乱，睡眠不安，甚则言行失常，呵欠频作，舌淡红苔少，脉细微数，亦多见于癔证、神经衰弱、抑郁症、焦虑症、精神分裂症。

肝阴虚证见于肝血不足，虚热内扰，症见虚烦失眠，心悸不安，头目眩晕，咽干口燥，舌红，脉弦细，多见于以睡眠障碍为主要表现的疾病，如更年期综合征。

脾气虚证的主要症状有不欲饮食，脘腹胀满，食后胀甚，或饥时饱胀，大便溏稀，肢体倦怠，神疲乏力，少气懒言，形体消瘦，或肥胖、浮肿，面色淡黄或萎黄，舌淡苔白，脉缓或弱。

（三）临床宜忌不能忘，调护正相宜

1. 宜调畅情志，忌郁闷不乐　人生要有乐观的态度，随遇而安，不能多思多欲，如长期思虑过度，或郁而内阻，气机不畅，内扰心神；或郁而化火，火热伤心；或所欲不随，火自内生。因此保持一种乐观向上的情绪对治疗失眠非常重要。精神疗法可以采用转移法和发泄法，使情绪可以有地释放。

2. 宜平和心态，忌急于求成　人生还要有一种平和心态，胜者不骄，败者不馁，如能达到《内经》所说的那种"恬惔虚无，真气从之，精神内守，病安从来"就是圣贤了。实践证明，心态对一个人的睡眠最重要，大部分失眠的病人都心态不好，或情志抑郁，或所欲不随，因此必须调整好心态。生活的一切事都不能急于求成，要学会放慢生活节奏。

3. 宜清淡饮食，忌浓茶咖啡　饮食应该保持清淡，晚餐不要过饱，特别是晚上不适合喝咖啡、浓茶等具有兴奋性的饮品。

4. 宜户外运动，忌多静少动　应该多参加一些户外活动，如太极拳、八段锦、五禽戏等，如果确有户外活动困难的，要力所能及在室内做些保健操或静功。户外活动不但能锻炼身体，增强体质，还可以转移情绪，有利于睡眠。李老说他身边的一位老师年轻时严重失眠，一宿也就睡一两个小时，严重困扰健康。后来他开始练习太极拳和太极剑，二十多年来，不但睡眠如常，而且近八十岁，身轻如燕。

5. 卧室宜环境柔和，忌声音嘈杂　对于失眠的病人，卧室布置要达到光线柔和，环境温馨，宜选择暖色调的物品，环境相对安静，不宜吵闹喧嚣，这对于失眠者非常重要。李老曾在门诊接诊失眠病人，他们甚至对钟表的响声都非常敏感。

6. 宜定时睡眠，忌夜生活不节制　定时睡眠对于每个人都非常重要，每个人都有生物钟，生物钟让人的睡眠、觉醒有规律可循，有些值夜班的同志患失眠的特别多就是例证。现在人们的夜生活多了，特别是一二线城市，年轻人很少有晚上十二点前睡觉的，酒吧、歌厅，活动应有尽有，长此以往，

对人的影响还是非常大的。《素问·五脏生成》云："人动则血运于诸经，人静则血归于肝脏。"夜间是肝藏血的最佳时间，肝藏血，血舍魂，肝血的多少对于阳气的潜藏，以至睡眠的情况有重要意义。

（四）重点方药介绍

李景华主任在治疗失眠时，从痰瘀热虚论治。对于痰火内扰以化痰清热安神为法，以温胆汤或黄连温胆汤等加减，方中半夏、枳实、茯苓为主药。肝胆郁热以清利肝胆郁热、和解少阳枢机为法，应用《伤寒论》中柴胡加龙骨牡蛎汤加减，方中柴胡、龙骨、牡蛎、半夏、黄芩为主药。气滞血瘀治疗以活血化瘀、镇静安神为法，应用王清任《医林改错》中血府逐瘀汤加减化裁，柴胡、生地、赤芍、桃仁、枳壳为主药。气滞郁阻型治疗以疏肝解郁为法，应用黄煌老师的八味解郁汤加减，该方为半夏厚朴汤及四逆散之合方，其中柴胡、厚朴、半夏、苏梗、枳壳为主药。心肾不交型以滋阴清热、除烦安神为法，以张仲景的黄连阿胶汤加减化裁，黄连、黄芩、阿胶、白芍、生地为主药。以上五种证型均为实证。属虚者见于心阴虚及肝阴虚。心阴虚以养心安神、和中缓急为治疗方法，以张仲景的甘麦大枣汤化裁，方中甘草、浮小麦为主药。肝阴虚者以清热除烦、养血安神为法，方选酸枣仁汤主之，方中酸枣仁、知母、川芎为主药。枢机不利所致的失眠，以和解少阳枢机为法，方选小柴胡汤，方中主药为柴胡、黄芩、半夏。

1. 重点用方

（1）温胆汤：温胆汤是《备急千金要方》中的一张名方，主要用来治疗"大病后虚烦不得眠"。原方由竹茹、枳实、半夏、生姜、陈皮、甘草六味药组成。至宋代陈无择所著的《三因极一病证方论》中，又在温胆汤原方中加上茯苓、大枣二味，即为现在所用的温胆汤。因肝胆属木，于季节应春，其气有温和之性。若痰热邪气客于肝胆，则肝胆失其温和而发病。欲复其性，必先去其痰热，痰热去则胆气自和而温，因此用"温胆汤"作为方剂的命名。方中半夏辛温，燥湿化痰，和胃止呕，为君药；臣以竹茹，取其甘而微寒，清热化痰，除烦止呕，半夏与竹茹相伍，一温一凉，化痰和胃，止呕除烦之功备；陈皮辛苦温，理气行滞，燥湿化痰；枳实辛苦微寒，降气导滞，消痰除痞，陈皮与枳实相合，亦为一温一凉，而理气化痰之力增，佐以茯苓，健脾渗湿，以杜生痰之源，煎加生姜、大枣调和脾胃，且生姜兼制半夏毒性；以甘草为使，调和诸药。

（2）血府逐瘀汤：血府逐瘀汤见于清代王清任的《医林改错》，在"血府逐瘀汤所治症目"之"不眠"载："夜不能睡，用安神养血药治之不效者，此方若神。"盖心舍神、肝舍魂，若瘀血内阻，致神无所依，魂无所附，则夜难成寐。血府逐瘀汤疏肝解郁、活血化瘀，既行血分瘀滞，又解气分郁结，故令血行气畅，阴阳调和而能成寐。国医大师颜德馨教授提出气血才是人身的根本，他在理论上提倡"久病必有瘀，怪病必有瘀"，并以"疏其血气，令其调达，而至和平"为依据，称活血化瘀疗法为"衡法"。活血化瘀法能够调畅气血、平衡阴阳，具有扶正祛邪、固本清源的功效。他根据《素问·调经论》"人之所有者，血与气耳"之说，认为气血是人体脏腑、经络、九窍等一切组织器官进行生理活动的物质基础，它贯达全身，无处不到。而气血以流畅和平衡为贵。若气血失畅，平衡失常，则会引起一系列脏腑寒热虚实病变，从而导致疾病丛生。颜老这一理论的提出，为临床诊治疑难病证提出了行之有效的方法。

（3）柴胡加龙骨牡蛎汤：柴胡加龙骨牡蛎汤实为小柴胡汤原量减半，去甘草，加龙骨、牡蛎、铅丹、大黄、桂枝、茯苓组成，是传统的安神定惊解郁方，具有抗抑郁、改善焦虑情绪、镇静、安眠、抗癫痫等作用，适用于以胸满、烦、惊、身重为特征的疾病。其方证见于《伤寒论》107条："伤寒八九日，下之，胸满烦惊，小便不利，谵语，一身尽重，不可转侧者，柴胡加龙骨牡蛎汤主之。"此证多为情志不遂，肝胆气机郁滞，肝气失疏，胆失调达，枢机闭塞，郁而化火，扰动心神，由此而致失眠；三焦气化失司，酿生痰浊，痰与火结，扰及神魂，则惊悸不寐而烦，胸胁满闷、头昏身重。一般情况下，舌红苔黄腻、脉弦滑均为肝胆气机郁滞、痰热内盛的表现。故予柴胡加龙骨牡蛎汤和解少阳枢机，调畅全身气机，清化痰热，兼以潜镇安神。方中用柴胡、黄芩和解表里，调畅少阳枢机；半夏、生姜和胃降逆，茯苓安心神兼利小便；大黄泄里热，且大黄配桂枝可降邪热之上逆；龙骨、牡蛎、铅丹重镇安神，以治心烦失眠，且龙骨、牡蛎善治脐下之动悸；铅丹现不用，一般用磁石代之；人参、大枣益气养营，扶正祛邪。全方共成和解清热、镇惊安神之功。

2. 重点用药

（1）半夏：半夏，《礼记·月令》云："五月半夏生，盖当夏之半也，故名。"提示半夏之块茎在仲夏成熟，此时夏季刚过一半，故名"半夏"。半夏者，夏季的一半，夏季到秋季，是大自然由阳转阴的过程，半夏生长于夏季之半，大自然阳气正浓之时，正所谓"阳极生阴"。生长在夏至以后，得阴气而长，此时正是阴阳二气的盛衰开始发生变化的时候，阴气在地下开始萌动，故古人谓"夏至一阴生"。半夏乃调和阴阳之要药，在《本经疏证》对半夏一药做了精辟的阐释：半夏……生于阳长之会，成于阴生之交，故其为功，能使人身正气自阳入阴，能不使人身邪气自阳入阴。使正气自阳入阴，则《内经》所谓卫气行于阳，不得入于阴，为不寐，饮以半夏汤，阴阳既通，其卧立至，是也；不使邪气自阳入阴，则伤寒论所谓若能食，不呕，为三阴不受邪，半夏则止呕专剂也……不容殚述之功。半夏能使人身正气自阳入阴，说明半夏可以交通阴阳。

（2）夏枯草："此草冬至后生叶，至春而花，一到夏至即枯，故名。"（《本草便读》）此物每至夏至而枯黄萎谢，因生长特性而得名。《本草纲目》记载夏枯草为"夏至后即枯，盖禀纯阳之气，得阴气则枯"。此药长于夏季暑气正浓之时，到长夏季节就会因成熟而枯萎。大多数植物都是在入秋之后才枯黄，而夏枯草独禀天地之气，提前枯黄，能将金秋肃杀之气提前，所以它具有清肝火、散瘀结的作用。肝火得清，则能吸引阳气入阴。

李景华主任常常把半夏、夏枯草合用，是治疗失眠常用的对药。二者配伍正顺应了天地间阴阳盛衰的自然规律，也暗合了人体营卫循行的节律，治疗失眠才会取得理想的效果。

（3）牡蛎：牡蛎，味咸，性平、微寒；无毒；入肝、肾经；有敛阴潜阳，止汗涩精，化痰软坚之功效。煅牡蛎收敛固涩。对于肝阴不足，症见心悸不安，胆怯惊恐，烦躁不寐者，可与龙骨、酸枣仁、远志、夜交藤等安神药同用。现代药理证明牡蛎有收敛、镇静、解毒、镇痛的作用。

（4）龙骨：味甘、涩，性平、微寒；无毒；入心、肝、肾、大肠经；主要功能为重镇安神，敛汗固精，止血涩肠，生肌敛疮。现代药理研究龙骨有镇静、催眠、抗惊厥作用。

牡蛎与龙骨，二者功能相似，常相须为用，也是治疗失眠的对药。以治阳亢眩晕、惊悸狂躁、心烦不眠，以及各种虚弱滑脱症。龙骨入心以镇心安神见长，但不能软坚散结，而牡蛎具有良好的软坚散结作用，为治瘰疬痰核、胁下痞硬所常用。

（5）茯神：《神农本草经》只言茯苓，而无茯神，而《名医别录》始添茯神，而主治皆同。《本草经疏》曰："茯神抱木心而生，以此别于茯苓……茯苓入脾肾之用多，茯神入心之用多。"《药品化义》称："茯神，其体沉重，重可去怯。其性温补，补可去弱。戴人曰，心本热，虚则寒。如心气虚怯，神不守舍，惊悸怔忡，魂魄恍惚，劳怯健忘，俱宜温养心神，非此不能也。"茯神有宁心安神利水的功效，主治心虚惊悸，健忘失眠，惊痫，小便不利等疾病。

（6）酸枣仁：酸枣仁味甘、酸，性平。《神农本草经》中记载："补中益肝，酸枣核坚筋骨，助阴气，皆酸枣仁之功也。"明代李时珍《本草纲目》中记载，枣仁"熟用疗胆虚不得眠，烦渴虚汗之症；生用疗胆热好眠，皆足厥阴少阳药也"。因此其功效有养肝，宁心，安神，敛汗。用于阴血不足所致心悸怔忡，失眠健忘，体虚多汗。现代药理研究酸枣仁具有镇静、催眠、安定、镇痛、降温等作用。

现在的酸枣仁由于货源奇缺，加之其作用扩大用于食疗，造成价格居高不下，有时一个方子用30g酸枣仁，居然占了全方费用的一半。为了既能达到药效，又能使价格降下来，临床常常选用理枣仁，通过实践看，理枣仁可以替代酸枣仁的部分功能。酸枣仁与理枣仁均有宁心安神的作用，酸枣仁可以生津安心，补肝养肾，理枣仁可以安神敛汗，但是效果比酸枣仁稍差。酸枣仁颜色多以紫红色、紫褐色为主，种皮较脆，易于破碎。理枣仁的体积明显偏小，种皮坚硬，胚乳微涩，颜色多为棕红色、棕黑色，表面摸起来比较粗糙。理枣仁有增强催眠的作用，其果核也有镇静作用。

四、验案精选

（一）医案 1

孙某，女，54 岁。

该患者失眠多梦 1 年余，加重 3 天，曾多处求医问药，状态时好时坏，今为求中医中药系统治疗而来我门诊。既往有冠心病病史。

刻诊：失眠多梦，急躁易怒，心慌，胸闷胸痛，后背痛，小便正常，大便干。

查体：血压 110/80mmHg，神清语明，双眼球运动灵活，双侧瞳孔等大同圆，对光反射灵敏，直径 3.0mm，舌质暗，苔红，脉细。

中医诊断：不寐病，气滞血瘀证。

西医诊断：失眠。

治法：理气活血，化瘀安神。

处方：血府逐瘀汤加减。柴胡 15g，生地黄 20g，当归 15g，赤芍 15g，川芎 7.5g，桃仁 10g，红花 5g，枳壳 15g，牛膝 15g，桔梗 7.5g，炙甘草 10g，知母 10g，黄柏 6g，酸枣仁 30g，夜交藤 30g。7 剂，水煎，日 2 次分服。嘱调畅情志，清淡饮食，预防外感。

二诊：该患者失眠多梦，略感急躁，心慌减轻，胸闷胸痛好转。

处方：柴胡 15g，生地黄 20g，当归 15g，赤芍 15g，川芎 7.5g，桃仁 10g，红花 5g，枳壳 15g，牛膝 15g，桔梗 7.5g，炙甘草 10g，知母 10g，黄柏 6g，酸枣仁 30g，夜交藤 30g，厚朴 15g。7 剂，水煎，日 2 次分服。

三诊：该患者失眠多梦明显好转，心悸无。

处方：柴胡 15g，生地 20g，当归 15g，赤芍 15g，川芎 7.5g，桃仁 10g，红花 5g，枳壳 15g，牛膝 15g，桔梗 7.5g，炙甘草 10g，知母 10g，黄柏 6g，

酸枣仁 30g，夜交藤 30g，合欢花 15g，7 剂。

按：患者失眠多梦，急躁易怒，心慌，胸闷胸痛，后背痛，小便正常，大便干。李景华主任根据症状，辨证为气滞血瘀之不寐，取理气活血、化瘀安神为法，以血府逐瘀汤加减治之。患者首诊失眠多梦，急躁易怒，心慌，胸闷胸痛，后背痛。给予血府逐瘀汤合酸枣仁汤加夜交藤治疗，酸枣仁汤用以养血安神；夜交藤是首乌藤，是何首乌的藤茎，其具有补肾、养血、延年益寿的作用，可以用于治疗失眠。次诊该患者失眠多梦，略感急躁，心慌减轻，胸闷胸痛好转，原方基础上加用厚朴，厚朴能够燥湿消痰、下气平喘，治疗咳嗽胸闷者效果会更好；三诊该患者失眠多梦明显好转，心悸无；三诊在二诊原方的基础上去厚朴加用合欢花，合欢花可安神助眠。李景华主任经过多年临床实践，提出了"痰瘀内阻，百病由生"的学术观点，并提出治疗的终极目标就是"致中和"。其特点是重视病理产物痰和瘀，理气化痰和活血化瘀确实能够解决临床诸多问题。

血府逐瘀汤是由桃红四物生地易熟地、赤芍易白芍，合四逆散枳壳易枳实而成。因瘀阻于胸，阻碍肝之疏泄，且舒畅肝气有利于祛瘀，故配四逆散。方中牛膝能祛瘀血，通经脉，并有引瘀血下行的作用；桔梗与枳壳相配，一升一降，行气宽胸，有使气行血畅之功。全方的配伍既行血分之瘀滞，又解气分之郁结，活血而不耗血，祛瘀又能生新。合而用之，使瘀去气行，则证可愈。李景华主任的这种思维方式具有现代意义，这是由于同一疾病古今的病因已经发生了变化，如引起失眠的因素里，现代又多了熬夜、竞争激烈、以车代步等因素，这些在古代是没有或少有的，而今天随着社会的进步，工业革命的发展，人们都向往好的城市生活，向往好的工作，所以压力越来越大，失眠就成为常见病、多发病。《内经》有"人之所有者，血与气耳"之说，认为气血是人体脏腑、经络、九窍等一切组织器官进行生理活动的物质基础，它贯达全身，无处不到。而气血以流畅和平衡为贵。若气血失畅，平衡失常，则会引起一系列脏腑寒热虚实病变，从而导致疾病丛生。李景华主任提倡顺应天地间阴阳盛衰的自然规律，暗合人体营卫循行的节律，治疗失眠才会取得理想的效果。

（二）医案 2

孙某，女，67 岁。

患者无明显诱因出现入睡困难 10 年余。既往有冠心病病史。

刻诊：两腿有虫爬感，过后酸痛，失眠，睡后易醒，精神紧张，惊恐不安，近两日严重，情绪焦虑，心悸心慌。小便正常，大便略干。

查体：血压 110/70mmHg，神清语明，双眼球运动灵活，双侧瞳孔等大同圆，对光反射灵敏，直径 3.0mm，舌质暗，苔红，脉弦。

中医诊断：不寐病，肝胆郁热证。

西医诊断：失眠。

治法：和解肝胆，清热安神。

处方：柴胡加龙骨牡蛎汤加减。柴胡 10g，黄芩 15g，党参 20g，半夏 10g，桂枝 10g，茯苓 15g，大黄 3g，生姜 10g，大枣（切）30g，龙骨（先煎）20g，牡蛎（先煎）20g，酸枣仁（炒）30g。7 剂，水煎，日 2 次分服。嘱调畅情志，清淡饮食，预防外感。

二诊：能入睡 3～4 小时，害怕感减轻。多梦好转，心脏不适感明显减轻。

处方：柴胡 10g，黄芩 15g，党参 20g，半夏 10g，桂枝 10g，茯苓 15g，大黄 3g，生姜 10g，大枣（切）30g，龙骨（先煎）20g，牡蛎（先煎）20g，酸枣仁（炒）30g，磁石 20g，白芍 15g。7 剂，水煎，日 2 次分服。

三诊：能入睡 5～6 小时，惊恐感已无。

处方：柴胡 10g，黄芩 15g，党参 20g，半夏 10g，桂枝 10g，茯苓 15g，大黄 3g，生姜 10g，大枣（切）30g，龙骨（先煎）20g，牡蛎（先煎）20g，酸枣仁（炒）30g，苏梗 15g，龙齿 15g。7 剂，水煎，日 2 次分服。

按：该患者为老年女性，主因入睡困难，两腿有虫爬感，过后酸痛，失眠，睡后易醒，惊恐不安，情绪焦虑，心悸心慌。李景华主任通过辨证确诊为肝胆郁热，给予柴胡加龙骨牡蛎汤加减。柴胡加龙骨牡蛎汤实为小柴胡汤原量减半，去甘草，加龙骨、牡蛎、铅丹、大黄、桂枝、茯苓组成，是传统的安神定惊解郁方，具有抗抑郁、改善焦虑情绪、镇静、安眠、抗癫痫等作用，适用于以胸满、烦、惊、身重为特征的疾病。首诊用柴胡加龙骨牡蛎汤加用酸枣仁，酸枣仁味甘、酸，性平。用于阴血不足，心悸怔忡，失眠健忘，体虚多汗。现代药理研究证实酸枣仁具有镇静、催眠、安定、镇痛、降温等作用。二诊加用白芍是取其具有养血敛阴，柔肝止痛，平抑肝阳的功效。三诊刘景华主任加用苏梗疏肝解郁，龙齿安神定志。

通过该病案，可以看出小柴胡汤及柴胡加龙骨牡蛎汤是"致中和"和法的代表方剂，运用在失眠的治疗中。牡蛎与龙骨，二者功能相似，常相须为用，也是治疗失眠的对药，以治阳亢眩晕、惊悸狂躁、心烦不眠，以及各种虚弱滑脱症。龙骨入心，以镇心安神见长，但不能软坚散结，而牡蛎具有良好的软坚散结作用，为治瘰疬痰核、胁下痞硬所常用。如心烦腹满重，卧起不安者，合栀子厚朴汤能除烦满；躁狂、便秘、月经不通者，合桃核承气汤以清瘀热；面唇暗红、舌紫暗者，合桂枝茯苓丸以活血化瘀；心肝血虚者，合酸枣仁汤以养血安神；痰热明显者，合温胆汤清热化痰，安神定志；心肾阴虚者，合百合地黄汤以养阴清热。

（三）医案3

孙某，男，41岁。

患者无明显诱因出现入睡困难3月余，胃脘部不适，腹泻，夜晚睡眠时间1小时余，不敢食凉。多处求医问药，效果不佳，今为求中医中药系统治疗而来我门诊。既往有多年肠炎病史。

刻诊：胃不适，腹泻，夜晚能睡1个多小时，不敢食凉，情绪一般，易生气，心烦较重。小便正常，大便略干。

查体：血压115/70mmHg，神清语明，双眼球运动灵活，双侧瞳孔等大同圆，对光反射灵敏，直径3.0mm，舌质暗，苔红，脉弦滑。

中医诊断：不寐病，痰火扰心证。

西医诊断：失眠。

治法：理气化痰，和胃利胆。

处方：温胆汤加减。黄连10g，半夏10g，陈皮15g，茯苓15g，枳实15g，竹茹15g，炙甘草10g，夏枯草10g，酸枣仁30g，远志15g，干姜10g。7剂，水煎，日2次分服。嘱调畅情志、清淡饮食。

二诊：次诊患者略有好转，胃觉舒适，腹泻好转，服药后能睡3个多小时，怕凉减轻。

处方：黄连10g，半夏10g，陈皮15g，茯苓15g，枳实15g，竹茹15g，夏枯草10g，炙甘草10g，酸枣仁30g，远志15g，干姜10g，夜交藤30g。7剂，水煎，日2次分服。

三诊：失眠，胃脘不适，腹泻好转，服药后能睡5个多小时，不怕凉。

处方：黄连10g，半夏10g，陈皮15g，茯苓15g，枳实15g，竹茹15g，夏枯草15g，炙甘草10g，酸枣仁30g，远志15g，干姜10g，夜交藤30g，合欢花15g。7剂，水煎，日2次分服。

按： 该患者为中年男性，入睡困难3月余，胃脘部不适，腹泻，夜晚能睡1个多小时，不敢食凉。李景华主任通过辨证确诊为痰火扰心，使用温胆汤加减治疗。首诊在温胆汤的基础上加酸枣仁和远志。酸枣仁味甘、酸，性平，功能养肝、宁心、安神、敛汗作用，治虚烦不眠、惊悸怔忡、烦渴、虚汗。远志苦辛性温，性善宣泄通达，既能开心气而宁心安神，又能通肾气而强志不忘，为交通心肾、安定神志、益智强识之佳品。远志常与茯神、龙齿、朱砂等镇静安神药同用，如远志丸（《张氏医通》）；治健忘证，常与茯苓同用，如开心散（《千金要方》），若方中再加茯神，即不忘散（《证治准绳》）。次诊李景华主任在上方基础上加夜交藤，夜交藤具有养心安神、祛风、通络之功效，李景华主任常用于失眠多梦的治疗。三诊在上方的基础上加用合欢花，合欢花有宁心安神作用，主治郁结胸闷、失眠健忘、神经衰弱等。

根据李景华主任经验，痰热内扰主要内扰的是胆和胃，根据临证表现的不同，一般用温胆汤，或黄连温胆汤或柴苓温胆汤等方剂加减。夏枯草、半夏亦是李景华主任常用的治疗失眠的对药，两药顺应天地间阴阳盛衰的自然规律，也暗合了人体营卫循行的节律，因此治疗失眠才会取得理想的效果。

（四）医案 4

吴某，女，39 岁。2019 年 7 月 31 日就诊。

患者 2 年前因情志不遂出现睡眠差，入睡困难，醒后不能睡。多处求医问药，效果不佳，近 10 天入睡困难，稍睡即醒，醒来就彻夜不眠。今为求中医中药系统治疗而来我门诊。既往健康。

刻诊：胸闷，腰酸，自觉身体虚弱，此前不间断吃药，情绪易激动，心烦易怒。口燥咽干，夜间盗汗，小便正常，大便干。

查体：血压 115/60mmHg，神清语明，双眼球运动灵活，双侧瞳孔等大同圆，对光反射灵敏，直径 3.0mm，舌质暗，苔红，脉弦滑。

中医诊断：不寐病，气滞郁阻证。

西医诊断：失眠。

治法：疏肝解郁，和胃化痰。

处方：八味解郁汤加减。半夏 10g，厚朴 15g，茯苓 15g，苏梗 15g，柴胡 15g，枳壳 15g，白芍 15g，炙甘草 10g，酸枣仁 30g，合欢花 30g。7 剂，水煎，日 2 次分服。嘱调畅情志、清淡饮食。

二诊（2019 年 8 月 7 日）：睡眠差，入睡困难，醒后不能睡，腰酸，自觉身体虚弱，情绪一般，易动怒，心烦减轻。

处方：半夏 10g，厚朴 15g，茯苓 15g，苏梗 15g，柴胡 15g，枳壳 15g，白芍 15g，炙甘草 10g，酸枣仁 30g，合欢花 30g，栀子 10g。7 剂，水煎服，日 2 次分服。

三诊（2019 年 8 月 21 日）：服药后睡眠明显改善，无梦，大便如常，心悸已无。

处方：半夏 10g，厚朴 15g，茯苓 15g，苏梗 15g，柴胡 15g，枳壳 15g，白芍 15g，炙甘草 10g，酸枣仁 30g，桃仁 10g，夜交藤 30g，丹参 15g。7 剂，水煎服，日 2 次分服。

按：该患者为中年女性，情志不遂导致失眠。八味解郁汤乃黄煌教授临证常用经验方，该方由半夏厚朴汤和四逆散合方组成，用来治疗抑郁症或者具有抑郁倾向的患者的周身不适，以自觉浑身酸痛乏力伴咽喉异物感、胸闷嗳气、食欲不振、腹胀腹痛等症状为突出表现的状态。李景华主任对失眠伴抑郁或因抑郁而导致失眠者，用本方加减治疗有满意效果。李景华主任认为此类人群的体质多体现为柴胡体质与半夏体质的双重特点，形体多中等或偏瘦，脸色偏黄而缺乏正常的光泽，大多数性格内向，心情容易压抑，比较敏感，易恶心呕吐，易胸闷不舒，手足常冷，咽喉多有异物感，易腹胀腹痛，矢气后方觉舒适，大便或干或溏不定，且容易出现失眠、焦虑、多疑，头痛，或身痛而无定处。失眠因气滞郁阻者临床并不少见。但《素问·逆调论》曰：“不得卧而息有音者，是阳明之逆也，足三阳者下行，今逆而上行，故息有音也。阳明者，胃脉也，胃者六腑之海，其气亦下行，阳明逆不得从其道，故而不卧也。”说明失眠与胃气不降关系也很密切。此证患者常因情志不遂伤肝，肝气郁结，脾虚生湿生痰，痰湿困脾，致肝气不升，胃气不降，故胸胁胀闷，心悸不宁、失眠多梦，腹胀纳差；痰阻气逆则咽中如有异物梗塞，阳气因郁而不达四末，则手足逆冷。治宜疏肝解郁、和胃化痰，方用八味解郁汤加减。

（五）医案 5

周某，女，56 岁。2019 年 7 月 31 日初诊。

该患者自诉 2 个月前情志不舒后出现失眠，入睡困难，头晕乏力，两胁胀满不适，食欲不佳，偶有心慌、胸闷，就诊于多家医院，予以“安定片”“阿普唑仑”等药物后，病情略有改善。7 天前因情志变化出现失眠进行性加重，每晚睡眠时间 2～3 小时，头晕乏力、心慌心悸，心烦，饮食不振，二便正常。多方求医问药，效果不佳，今为求中医中药系统诊治而就诊于我院。既往冠心病病史 3 年。

刻诊：心烦不寐，心悸不安，头晕耳鸣，健忘，腰酸膝软，五心烦热，口干口渴，舌质红，脉细数。

查体：血压：120/70mmHg。眼睑震颤（＋），双肺听诊无异常，心率 92 次/分，心音低钝，节律尚规整，肝脾未触及肿大，神经系统查体未见阳性体征。

中医诊断：不寐，心肾不交证。

西医诊断：失眠。

治法：滋阴降火，交通心肾。

处方：黄连阿胶汤加减。黄连10g，阿胶（烊化）10g，黄芩15g，白芍12g，生地15g，酸枣仁（炒）20g，夜交藤15g。7剂，水煎，日2次。嘱其调畅情志、清淡饮食。

二诊（2019年8月7日）：服药后头晕耳鸣，五心烦热，现失眠症状较前明显好转，每晚睡眠时间可达5小时，饮食尚可，二便正常。

处方：黄连10g，阿胶（烊化）10g，黄芩15g，白芍12g，生地15g，酸枣仁（炒）20g，夜交藤15g，连翘12g，栀子10g。7剂，水煎，日2次。

三诊（2019年8月21日）：失眠症状较前明显好转，睡眠时间较前延长，睡眠质量较前提高，饮食尚可，二便正常。

处方：黄连10g，阿胶（烊化）10g，黄芩15g，白芍12g，酸枣仁（炒）20g，夜交藤15g，栀子20g。7剂，水煎，日2次分服。

按：由于长期失眠，阳不入阴，阴气得不到化生，体内五脏六腑阴液不足，长时间耗阴，阴分枯竭，造成"阴阳离决"之势。《类证治裁》亦说："阳气自动而之静则寐，阴气自静而之动则寤。不寐者，病在阳不交阴也。"可见阳不入阴为失眠证的基本病机。心者主火在上，肾者主水在下。正常情况下，心火下降，肾水上升，水火既济，得以维持人体水火、阴阳之平衡。若肾水亏于下，心火炎于上，水不得上济，火不得下降，心肾无以交通，可导致失眠。李景华主任治疗失眠抓住了"阳不入阴"这一主要病机。证属心肾不交之不寐，治疗原则为引阳入阴，补其不足，泻其有余。治以滋阴清热、交通心肾为法。方以仲景之黄连阿胶汤加味，黄连阿胶汤见于《伤寒论》303条："少阴病，得之二三日以上，心中烦，不得卧，黄连阿胶汤主之。"黄连阿胶汤由黄连、黄芩、白芍、阿胶、鸡子黄五味药组成，仲景设本方为治少阴肾水不足、心火偏亢的心肾不交之证，即少阴热化证，有育阴清热、交通心肾之功效。方中黄连、黄芩苦寒以泻心火；阿胶、鸡子黄为血肉有情之品以滋肾水；临床有时用生地代替鸡子黄。白芍与芩、连相配伍，酸苦涌泄以泻火，与鸡子黄、阿胶相配，酸甘化液，同时还能敛热安神以和阴阳。诸药合用，具有滋阴泻火、交通心肾之功。加酸枣仁、夜交藤以养血安神，助栀子清心除烦之功效。这也正是李景华主任提出的从三纲立论，寻找经方治疗不寐之法。

（六）医案 6

李某，女，48 岁，2019 年 7 月 31 日初诊。

患者 6 年前出现烘热汗出，五心烦热，多疑，情绪激动等更年期症状，睡眠质量下降，而后夜里经常易醒，多是夜里 1 点时醒来，醒后难入睡，倍感痛苦，多处求医问药，效果不佳，近 1 个月难入睡，睡一小会儿即醒，醒来就彻夜不眠。既往体健。

刻诊：失眠、多梦，每日入睡时间 3～4 小时，烘热汗出，五心烦热，口燥咽干，夜间盗汗，情绪激动等，睡眠质量下降，夜里经常易醒，小便正常，大便干。

查体：血压 135/90mmHg，神清语明，双眼球运动灵活，双侧瞳孔等大同圆，对光反射灵敏，直径 3.0mm，舌质暗，苔红，脉沉细。

中医诊断：不寐病，肝肾阴虚证。

西医诊断：失眠。

治法：滋阴降火，清热除烦。

处方：知柏地黄汤加减。知母 15g，黄柏 10g，熟地 20g，山药 20g，山茱萸肉 15g，丹皮 15g，茯苓 15g，泽泻 15g，黄连 7.5g，连翘 20g，夜交藤 30g，酸枣仁 30g。7 剂，水煎，日 2 次。嘱调畅情志、清淡饮食。

二诊（2019 年 8 月 7 日）：睡眠改善，半夜 1 点多醒后能入睡，头晕耳鸣减轻，手脚心燥热、晚间盗汗、怕热、口燥咽干皆缓解，小便可，大便干减轻。舌质暗，苔红，脉细。效不更方，7 剂，水煎，日 2 次。

三诊（2019 年 8 月 21 日）：睡眠基本正常，半夜不再醒，诸症皆愈，偶有便干，足肿。

处方：知母 15g，黄柏 10g，熟地黄 20g，山药 20g，山茱萸肉 15g，丹皮 15g，茯苓 15g，泽泻 15g，黄连 7.5g，连翘 20g，夜交藤 30g，酸枣仁 30g，车前子 15g，石斛 30g。7 剂，水煎，日 2 次分服。

按：该病人年近七七，所谓更年期也。现在心烦不寐，多梦易惊兼心悸、健忘，头晕耳鸣，腰膝酸软，五心烦热，舌红，脉细数。证属肝肾阴虚，以滋阴降火、滋补肝肾、除烦安神为法。方用知柏地黄丸加减。宋代钱乙创立的六味地黄丸被认为是滋阴之祖方，重用熟地黄，滋阴补肾，填精益髓，为君药。山茱萸肉补养肝肾，并能涩精；山药补益脾阴，亦能固精，共为臣药。三药相配，滋养肝脾肾，称为"三补"。配伍泽泻利湿泄浊，并防熟地黄之滋腻恋邪；牡丹皮清泻相火，并制山茱萸肉之温涩；茯苓淡渗脾湿，并助山药之健运。三药为"三泻"，渗湿浊，清虚热，平其偏胜以治标，均为佐药。六味合用，三补三泻，其中补药用量重于"泻药"，是以补为主；肝脾肾三阴并补，以补肾阴为主，这是本方的配伍特点。后人方中又加入知母、黄柏，滋阴之中兼寓抑阳之义。知母清热泻火，滋阴润燥；黄柏清热泻火。李景华主任又加用黄连、连翘清热除烦，酸枣仁养肝宁心、安神敛汗，夜交藤养血安神。全方共奏滋阴降火、安神、清热除烦之功。唐代著名医家王冰将《素问·至真要大论》"诸寒之而热者取之阴，诸热之而寒者取之阳，所谓求其属也"进一步发挥提出："壮水之主，以制阳光；益火之源，以消阴翳"这一调整阴阳的常用治则。三诊加车前子、石斛以利水、活血，改善下肢浮肿。

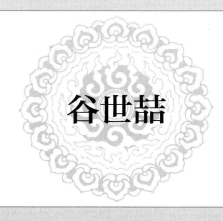

谷世喆

一、医家简介

谷世喆，北京中医药大学针灸学院教授，主任医师，博士生导师，中医针灸专家，第四、七批全国老中医药专家学术经验继承工作指导老师，第六批北京市级中医药专家学术经验继承工作指导老师，第三届首都国医名师。谷世喆自幼受父亲熏陶，学习并继承传统中医药学及针灸泰斗杨甲三的学术经验，其重视理论和实践，重视医药辨证施治，针药结合，临床疗效较好，对疑难重症有较好的疗效，特别对情志病、颈腰椎疾病，以针灸和中药治疗取得了较好的疗效。谷世喆学术上十分重视挖掘砭石疗法理论，完成了全国第一个有关砭石的临床评估实验，对推广砭石疗法做出了突出的贡献。谷世喆教授还对经络理论的分布，标本根结、气街四海理论等有较深的认识，并编写了歌诀进行推广。

二、学术思想

谷世喆教授认为经典著作是中医临床的源泉，熟读经典是中医临床和学习的捷径，不读经典，就是无本之木、无源之水。谷世喆教授精研临床，理论功底深厚，见解独到，擅长各科疾病诊治，讲究针药并用，尤其注重经络辨证，疗效卓著。

（一）推崇经典，博及众长

1. 熟读经典，精研医理

谷世喆教授在临床带教中经常说，经典著作是中医临床的源泉，熟读经典是中医临床和学习的捷径，不读经典，就是无本之木、无源之水。谷世喆教授从事针灸临床教学四十余载，潜心精研《内经》《难经》《针灸甲乙经》《针灸大成》《伤寒论》《金匮要略》等经典医籍，寻根溯源，博览精思，深得中医学之要旨。他在经典学习过程中主张泛读与精读相结合，并选择性地背诵一些重要的章节和条文，关键的地方做到读熟、读透，并结合临床在工作中不断体悟，加深理解。谷世喆教授尤其推崇明代医家杨继洲所述："不溯其源，则无以得古人立法之意，不究其流，则何知后世变法之弊。"多年来，他强调要研究医理，必须通晓医经。经典著作中他特别强调《内经》对中医和针灸的影响。他认为，《内经》是中医学理论的渊源，不仅论述了阴阳五行、脏腑经络、诊法治则等理论，也论述了许多病症表现、病机和辨证思想，为后世临床各科奠定了辨证论治的基础。几十年来，谷世喆教授在临床医疗实践中始终遵循《内经》要旨，从中医针灸辨证到理法方药、循经取穴、针灸刺法，无不以《内经》理论为指导，取得了良好的疗效，积累了丰富独特的临床经验。

2. 博采众长，矢志临床

除经典书籍外，谷世喆教授也非常注意对历代医家著作的涉猎。他给学生所列的中医参考书有《濒湖脉学》《景岳全书》《外感温热篇》《蒲辅周医案》《赵绍琴临证验案精选》《古今医案选》《丁甘仁医案》《金针王乐亭》，以及田从豁《针灸医学验集》等，他认为这些书能够反映历代医家思想的精髓，对临床诊疗技术的提高很有好处。另外他主张学生要深刻掌握教科书的内容，他常说新的教科书是集体智慧的产物，非一家一派之说，有利于学生全面掌握知识。他非常推崇徐灵胎的学医成才之路，如徐氏在《医学源流论》自序中说："余少时颇有志于穷经，而骨肉数人疾病连年，死亡略尽。于是博览方书，寝食俱废，如是数年。"《慎疾刍言》序中又云："五十年中，批阅之书约千余卷，泛览之书约万余卷，每过几时，必悔从前疏漏，盖学以年进也。"谷世喆教授认为，徐氏的成就与他博览群书是分不开的。因此临床之余一定要多读书，广泛涉猎，临床中才能游刃有余。

例如在治疗抑郁症、癫病等神志病中，谷世喆教授经常结合《内经》理论论治，常取得出人意料的效果。如《素问·奇病论》记载："帝曰：有病口苦，取阳陵泉，口苦者病名为何？何以得之？岐伯曰：……夫肝者，中之将也，取决于胆，咽为之使。此人者，数谋虑而不决，故胆虚气上溢而口为之苦，治之以胆募俞，治在阴阳十二官相使中。"《素问·六节藏象论》也提到

"凡十一脏取决于胆"。谷世喆教授认为，临床上很多精神情志疾病的根源是心胆气虚，这种病人的特点是胆小、犹豫、心悸，在治疗上，中药以益心气、化痰结、安神志为主，针灸上根据"五脏藏神"理论，取心经、胆经、胃经的原穴、背俞穴治疗，往往获得良效。

在头痛治疗中，谷世喆教授不但根据八纲辨证特点，更依据经脉循行路线，如《灵枢·脏腑邪气病形》"诸阳之会，皆在于面……中于面，则下阳明。中于项，则下太阳。中于颊，则下少阳。其中于膺背两胁，亦中其经"及"荥俞治外经，合治内府"理论，按头痛部位不同分经治疗，重点以远端的荥穴和输穴为主。头痛在两侧为少阳之野，取风池、外关、足临泣为主；头痛在前额为阳明胃经和肝经分布的范围，往往取内庭、合谷、曲池、太冲、大敦等治疗；头痛在后项为手足太阳经分布的范围，根据上下肢有无症状，分属足太阳经和手太阳经，取穴以天柱、昆仑、后溪为主；头痛在颠顶部是肝经分布的范围，取太冲、百会穴治疗。这种治疗方法较八纲辨证更直接和具体，临床中往往能够取得立竿见影的效果。如有一头痛患者，因外感风寒引起，剧烈头痛1周，服西药止痛无效，昼夜发作。谷世喆教授在诊察中发现患者头痛伴有肩背疼痛，且有上肢疼痛畏寒。经络检查中，按压手太阳经远端腧穴后溪、腕骨穴时压痛明显，选取后溪穴行泻法，2分钟后，疼痛减轻，5分钟后痛止，患者称奇不已。

同时谷世喆教授认为临证实践是学医的重要步骤，也是学好中医的关键。在条件允许的情况下，他认为医学生应该早临床、多临床。谷世喆教授幼承庭训，行医近50年，只要条件允许就尽量贴近临床，不管春夏秋冬、酷暑严寒，总是在看病、查书、针灸。即使现在，他仍坚持工作在门诊的第一线，每当在临床中遇到复杂、疑难问题，都要及时查阅相关书籍，寻找答案。他认为读书只有与临床相结合，才能不断提高自己的理论和实践水平。没有临床，一心只读"圣贤"书，则犹如空中楼阁，空有理论，是解决不了临床实际问题的。正所谓"学而不思则罔，思而不学则殆"。只有将思和学有机地结合起来，才能真正领会其中的奥妙。他总结出中医的生命在于学术，学术的根源来源于临床，临床水平之高低体现在疗效，临床疗效是迄今为止一切医学的核心问题，疗效同时也是中医在中国老百姓中有很高声誉和强大生命力之所在。

（二）法从《内经》，重点在针

谷世喆教授常说中医学、西医学和中西结合医学是中国医学的三驾马车。中医学、西医学各成体系。中医学具有 2000 多年的悠久历史，是世界传统医学中最具系统性、应用最广泛的医学。

1. 基本思想，辨证施针

辨证施针是运用各种诊察方法，弄清患者疾病的阴阳、寒热、表里、虚实、气血的多少，以及疾病涉及的脏腑、经络等病位，并据此确定针刺治疗的穴位、针具的选择、针刺的手法和留针与否及留针时间等。依据《内经》中所涉及的一些理论，如"盛则泻之，虚则补之，热则疾之，寒则留之，陷下则灸之，不盛不虚，以经取之"（《灵枢·经脉》）和"五脏者……各生虚实，其病所居，随而调之。病在脉，调之血；病在血，调之络；病在气，调之卫；病在肉，调之分肉；病在筋，调之筋；病在骨，调之骨……必谨察其九候，针道备矣"（《素问·调经论》），在临床中加以运用，常常可以获得良效。诊察也就是侦查，了解病情一定要四诊合参，并且配合现代医学影像和临床检验报告，这在针灸推拿治疗上非常重要。

2. 临床治疗，辨经取穴

针灸临床的治疗根据就是经脉的循行和病候，根据不同病症进行辨证分经，然后针对性治疗，疗效才会更好。谷世喆教授特别强调《灵枢·邪气脏腑病形》的重要性，认为此篇内容对于指导临床上经络辨证、辨病意义重大。要求学生重点记忆各经各脏腑的病候，以利于日后临床应用。如《灵枢·邪气脏腑病形》："帝曰：愿闻六腑之病。岐伯答曰：面热者足阳明病……大肠病者，肠中切痛，而鸣濯濯。冬日重感于寒即泄，当脐而痛，不能久立，与胃同候，取巨虚上廉。胃病者，腹䐜胀，胃脘当心而痛，上肢两胁，膈咽不通，食饮不下，取之三里也。小肠病者，小腹痛，腰脊控睾而痛，时窘之后，当耳前热，若寒甚，若独肩上热甚，及手小指次指之间热，若脉陷者，此其候也。手太阳病也，取之巨虚下廉。三焦病者，腹气满，小腹尤坚，不得小便，窘急，溢则水留，即为胀。候在足太阳之外大络，大络在太阳少阳之间，亦见于脉，取委阳。膀胱病者，小腹偏肿而痛，以手按之，即欲小便而不得，肩上热，若脉陷，及足小趾外廉及胫踝后皆热，若脉陷，取委中央。胆病者，善太息，口苦，呕宿汁，心下淡淡，恐人将捕之，嗌中吤吤然数唾。在足少阳之本末，亦视其脉之陷下者灸之；其寒热者取阳陵泉。"另外，如根据《灵枢·九针十二原》的论述，在脏腑疾病治疗中经常选取原穴配合俞、募穴治疗。根据《素问·五常政大论》"病在上者下取之""病在下者上取之"，以及"陷者举之""高者抑之"的治则，"虚则补上""实则泻下"的辨证取穴方法以治虚实。根据《灵枢·邪气脏腑病形》"荥俞治外经，合治内府"，临床上经常运用合穴和下合穴相配合治疗腑病。

在临床诊治中，根据疾病发病部位的经脉排列和交叉关系，进行辨经治疗，疗效斐然。

3. 针刺手法，补泻得气

谷世喆教授认为在针刺过程中，针刺手法起到了很重要的作用。同时需依体质、病症、男女老幼选择针具。常用火针、三棱针，以及大、小、粗、细长短的毫针，配合正确的针刺补泻手法，可以起到事半功倍的效果。

（1）针刺过程，首重得气：《灵枢·九针十二原》曰："右主推之，左持而御之，气至而去之。刺之而气不至，无问其数；刺之而气至，乃去之，勿复针。"《灵枢·终始》曰："针刺之道，气调而止。"对于得气的判定标准，谷世喆教授认为主要根据病人的症状变化和医生针下的感觉，并引《内经》原文，认为"针游于巷"的感觉才是正确的得气感觉，脉象上和缓有力的脉象为得气之脉。患者针下感觉明显，应仔细体会，《灵枢·邪气脏腑病形》曰："黄帝曰：刺之有道乎？岐伯答曰：刺此者，必中气穴，无中肉节，中气穴则针游于巷，中肉节即皮肤痛。"《灵枢·终始》说："邪气来也紧而疾，谷气来也徐而和。"他认为《内经》中把医生对针下或脉下经气的感知和体察作为对得气、气至的判定标准的方法对后世产生了巨大影响。《标幽赋》云："气之至也，如鱼吞钩饵之沉浮；气未至也，如闲处幽堂之深邃。"即是很形象的比喻，学习针法要深入体会。

（2）得气补泻，强调治神：刺法也是遵循《内经》原则，强调针刺必中气穴，《灵枢·邪气脏腑病形》记载："黄帝曰：刺之有道乎？岐伯答曰：刺此者，必中气穴，无中肉节，中气穴则针游于巷，中肉节即皮肤痛。"手法强调守机和守神的重要性，《灵枢·小针解》记载："上守神者，守人之血气有余不足可补泻也。粗守关者，守四肢而不知血气正邪之往来也。上守机者，知守气也。"同时强调医生治神的重要性，如《素问·宝命全形论》曰："凡刺之真，必先治神。"就是要求针灸医生在治疗中要治神。

总之，《内经》中所提及的补泻手法是一个综合过程，强调了过程的完整性，补泻刺激量要因人制宜，主动权在于医生根据疾病具体情况自己掌握，补泻的要素包括时间、空间、幅度、力度、用意等，同时必须要考虑病人的体质以及患病时的机体状态。

4. 整体原则，贯穿始终

整体观念是贯穿《内经》全书的基本观念，也是针灸治疗的基本原则。针灸治疗必须从整体出发，选取适宜的腧穴，采用适当的手法，才能术施效显。正如《素问·阴阳应象大论》曰："善用针者，从阴引阳，从阳引阴，以右治左，以左治右，以我知彼，以表知里，以观过与不及之理，见微得过，用之不殆。"《素问·五常政大论》曰："病在上，取之下，病在下，取之上，病在中，傍取之。"均说明针灸治疗就是通过经络联系整体，从而以局部的穴位对全身给予整体性影响而发挥作用。在临床中，谷世喆教授治脏腑病经常原络配合，辅以背俞穴，四肢头颈肩病变往往近端远端配合，这样充分发挥整体性的治疗特点。

（三）注重经络，强调辨证

经络理论是中医基础理论的重要组成部分，是针灸、推拿、气功等学科的理论基础，数千年来，一直有效指导着中医各科的临床实践。古云"不明脏腑经络，开口动手便错"。谷世喆教授认为，脏腑理论和经络理论是中医基础理论的两个重要方面。谷世喆教授在长期的医疗实践中，非常重视经络理论，经络能够"行血气、营阴阳、濡筋骨、利关节""决死生、处百病"。

他常告诫学生：一定要熟练掌握经络系统在人体的分布、作用及病证。谷世喆教授临证时总是根据经脉的分布部位和所联系的脏腑生理病理特点，细心分析各种临床症状，确定病在何经、何脏、何腑，而后予以辨证治疗。比如，头痛腰痛是中医针灸科常见病，谷世喆教授临证诊治时，采用依部分经辨证法，即按经络的分布，再根据头痛、腰痛的部位及特殊的症状表现，进行分经辨证。例如腰痛连及臀内，痛引项尻，为太阳经腰痛，治取腰夹脊穴，以及大肠俞、委中、昆仑、承山；腰胀痛连及胁及股外侧，为少阳经腰痛，治取环跳、阿是穴、支沟、阳陵泉；腰臀痛连及腹，不能左右回顾，为阳明经腰痛，治取腰夹脊穴、梁丘、足三里；腰困重痛连及脊内为太阴经腰痛，治取局部阿是穴，以及地机、阴陵泉、三阴交；腰酸痛连脊内及腹不能俯仰，为少阴经腰痛，治取肾俞、命门、大肠俞、太溪；腰痛筋急连及阴器，为厥阴经腰痛，取太冲、蠡沟、局部阿是穴。实践证明这种依部分经辨证法，诊断明确，取穴准，疗效好。临床上，有些病证表现轻重不一，虚实夹杂，谷世喆教授根据病人的主要症状及体征，运用依症分经辨证法，结合《灵枢·经脉》所述每条经的病候，进行分析辨证归经。比如咳喘、胸满、心烦等，依据经络病候辨证归属于手太阴肺经和足少阴肾经，治疗取太渊、列缺、太溪、肺俞、肾俞、内关等穴。再如四肢抽搐，拘挛，角弓反张，腰脊强痛等，结合经络病候辨证应属督脉，治疗取督脉经穴为主。《灵枢·卫气》曰："能别阴阳十二者，知病之所生。候虚实之所在者，能得病之高下。"谷世喆教授的临床诊治思路及过程，正体现出这一论述。他经常说：针灸临床，一定要特别强调经络辨证。因为经络理论是针灸学的核心理论，针灸临床必须围绕这一核心进行辨证施治。

1. 重视经络辨证诊断

谷世喆教授在临床中非常重视经络辨证与诊断，他认为经络辨证与诊断是不同于脏腑辨证及其他如三焦、气血、阴阳、伤寒六经辨证体系的独特体系。其核心包含经脉、经筋、皮部、十二正经、奇经八脉循行病候的经络理论。

2.强调经络辨证与脏腑辨证不同

虽然从循行上讲，经络"内属脏腑"，但是经络并不等于脏腑，虽然脏腑功能出现障碍可以通过经络表现于外，但这不能完全代替经络自身的病证表现。经络作为相对独立的机能体系，它的功能不可以被脏腑功能完全替代。所以，经络虽和脏腑相连，但是经络与脏腑并不是一回事，因此经络证候也不能完全等同于脏腑证候。

不同于大方脉的诊断主要根据传统的望、闻、问、切的特点，《内经》对经络诊察的主要方法有问、审、切、循、按、扣等，至今仍广泛应用于临床。正如《灵枢·刺节真邪》所云："凡用针者，必先察其经络之实虚，切而循之，按而弹之，视其应动者，乃后取之而下之。"《灵枢·终始》云："审、切、循、扣、按，视其寒温盛衰而调之，是谓因适而为之真也。"这些正是针灸经络诊断的关键，同时也是影响针灸临床疗效的主要因素，这些恰恰也是被广大针灸工作者所忽视的地方。

3.经络辨证次第

循经辨证就是依据《灵枢·经脉》《灵枢·经筋》等篇的记载，针对疾病阴阳、表里、虚实、寒热的不同属性特点，在患病具体部位上，依据所经过的、联系的经脉、络脉、经筋等循行路线交叉与排列的关系，进行多方位比较，确定具体病变经络。即"经络所过，病候所在"，因此必须熟记经脉的循行。

①胸前区经脉分布及取穴：在临床中治疗乳房疾病，如乳腺增生、急性乳腺炎、月经不畅导致的乳胀、乳腺发育不良等疾病时，首先对疾病进行经络诊断然后治疗。谷世喆教授根据《灵枢·经脉》《灵枢·经筋》《灵枢·邪客》等篇章的内容归纳出经过乳房的经脉、经筋或病候，涉及乳房疾病的经脉有胃经、胆经、心经、肝经、脾经和肾经。临床上根据疾病的辨证特点及重点穴位的穴位诊断进行有针对性的治疗。例如乳痈，是发于乳房部的痈，即急性乳腺炎，多见于妇女产后，其病因有肝气郁结，胃热壅滞，或乳汁积滞，或乳儿吸乳时损伤乳头，感染热毒，或产后血虚，感受外邪，以致湿热蕴结，气血凝滞而成。病理归经往往在胃经、肝经和胆经。临床选取肩井、

膻中、曲池、合谷、太冲、内庭、丘墟等穴位，用泻法治疗。同时中药以理气疏肝为主，佐以清热解毒。方选瓜蒌牛蒡子汤加减。药用蒲公英、连翘、香附、橘叶、金银花、王不留行、当归、赤芍、路路通、瓜蒌、牛蒡子。

②肩部经脉分布及取穴：根据《灵枢·经脉》《灵枢·经筋》的内容，如足太阳经"循肩膊内""别下贯胛"，足少阳经"至肩上"，手太阳经"出肩解，绕肩胛，交肩上"，手阳明经"上肩，出髃骨之前廉"，手少阳经"循臑外上肩"，手太阳络"络肩髃"，足太阳之筋支者"结于肩髃"，手阳明之筋"结于髃。其支者，绕肩胛"，手太阴之筋"结肩前髃"，总结出经过肩部的经脉主要有手足太阳经、手阳明经、手太阴经等。在肩周炎治疗中，根据疼痛部位不同而确定经脉。肩前廉痛，是手阳明大肠经循行所过，经常选取合谷、三间穴；肩后廉痛，是手太阳小肠经经脉所过，选取后溪、腕骨穴；肩内廉痛，乃手太阴肺经循行所过，在远端探查鱼际穴上下。另外，根据阳跷脉也过肩部，往往运用阳跷脉的郄穴跗阳穴进行治疗。

③舌部经脉分布及取穴：针灸治疗舌病以及言语不利等疾病，主要是根据《灵枢·经脉》："手少阴之别，名曰通里……别而上行，循经入于心中，系舌本，属目系。其实则支膈，虚则不能言。""脾足太阴之脉……连舌本，散舌下……是动则病舌本强。""肾足少阴之脉……循喉咙，挟舌本。"谷世喆教授常说，如果仅仅根据藏象理论"心开窍于舌"，治疗就局限了。但从经络角度看，手少阴心经，以及足太阴、少阴经都与舌联系密切，这样在治疗过程中就开阔了思路。例如，临床上对于中风病人失语症时，往往选取肾经和心经穴位治疗，如廉泉、太溪、神门、通里穴，如果伴有气血虚弱，加脾胃经穴位如足三里、太白、中脘（根据标本理论，脾经结在中脘）穴等，舌痛取金津、玉液，往往收到较好的效果。

④颈项部经脉分布及取穴：后项部有三条经脉经过，分别是手、足太阳经和督脉。督脉循行于正中线，手、足太阳经循行于后颈项部，位置不同决定了主治不同。对比经脉循行原文发现，在经脉循行的描述中，对两者分别用了颈和项的描述。《灵枢·经脉》曰："小肠手太阳之脉，从缺盆循颈，是主液所生病者……颈、颔、肩、臑、肘、臂外后廉痛。手太阳之筋循颈，出

足太阳之筋前,其病绕肩胛引颈而痛。""膀胱足太阳之脉,还出别下项。是动则病,项如拔。经筋病脊反折,项筋急。"《灵枢·杂病》曰:"项痛不可以俯仰,刺足太阳;不可以顾,刺手太阳也。"所以,在临床治疗落枕、颈椎病等疾病,虽然它们部位在颈项部,但是要严格区分。如果症状主要在项部,离正中线较近,症状一般牵连后头部、项背,属于足太阳经。如果落枕的症状主要在颈项部后外侧,距离正中线比较远,牵连耳后及肩胛部位,属于手太阳经。诊断清楚后,再进行针对性的治疗。

⑤口唇部经脉分布及取穴:在经脉循行中,过口唇的经脉有胃经、大肠经、肝经、任脉、冲脉。《灵枢·经脉》:胃足阳明之脉"入上齿中,还出挟口环唇,下交承浆";"是动病,口喝,唇胗";大肠手阳明之脉"入下齿中,还出挟口,交人中,左之右,右之左,上挟鼻孔";肝足厥阴之脉"从目系下颊里,环唇内"。临床上在诊治口腔溃疡等疾病时,往往取阳明经或肝经的穴位来清湿热、理脾胃、疏肝胆,取穴太冲、太溪、内庭、合谷、曲池等。

三、临床特色

(一)针药结合

谷世喆教授在长期的医疗过程中,诊治过很多疑难杂症,积累了大量的经验。其中针药并用、各取所长是他的个人心得和独特的学术经验。谷世喆教授认为针药结合由来已久,《脉经》中对于疾病的治疗,多针灸取穴与选用药物并列。李东垣在其所著《脾胃论》《兰室秘藏》《内外伤辨惑论》三书中就有十五处记述了针药合治,杨继洲所著《针灸大成》堪称针灸全书,其中亦颇多针药并用之论述。谷世喆教授十分赞赏古代先贤张仲景、孙思邈等大家针药合用的主张。尤为推崇孙思邈《千金翼方》所说:"若针而不灸,非良医也,针灸而不药,药而不灸,亦非良医也,知针知药,固是良医。"该主张源于《内经》"汤药攻其内,针灸攻其外"的原则。

谷世喆教授临证遇疑难痼疾，经常告诫学生，要以张仲景、孙思邈为标准，做一个知针知药、各取所长的医生。临床上谷世喆教授经常根据病人的实际情况，将针灸的各种疗法和中药有机地结合起来，当用针时用针，当用药时用药，因时、因地、因人而异。

针灸与中药虽有外治与内服之别，但其理相同，均是调和阴阳气血，疏通经脉，扶正祛邪以治愈各种疾病。谷世喆教授临床常用中药调理脏腑功能，以治疾病之本；用针灸辨证循经取穴，以治疾病之标。《标幽赋》曰："拯救之法，妙用者针，祛病之功，莫捷于针灸。"凡遇初病、急病，首先针刺，以针刺取效立竿见影，顿挫病势之猛烈。在病邪亢盛而正气不足之时，如急性胃肠炎或顽固性呃逆或神经性呕吐，先针内关、中脘、足三里穴，以求得病势缓解，再予以和胃降逆中药，如藿香正气散、旋覆代赭汤或丁香柿蒂汤等，调节脏腑功能，针药结合，使病势得以控制。凡遇久病、慢性病反复不愈，常法不效时，谷世喆教授常先针刺，后再施药。如慢性泄泻，病程反复迁延不愈，先温灸中脘、足三里、天枢穴，然后再施以健运脾胃的参苓白术散或温补脾肾的四神丸等。

对于急性病痛证，谷世喆教授经常先用针灸，对于慢性消耗性疾病往往配合中药治疗。他指出：针灸一般长于疏通经脉气血，取效一般较快；中药一般长于调和气血阴阳，取效和缓而持久。以药辅针则十二经气血通畅而持久，以针辅药则治疗直接而迅速。针药合用，则经络脏腑能因治法的各有所长得到更好的治疗。例如谷世喆教授治疗腰腿痛，往往针对疼痛先用针灸，荡其邪气，继而根据疾病特点，即腰痛往往由于肝肾亏虚气血不足引起，继以中药调理善后，这样既取效迅速，又可固其根本，维持长久的疗效，防止复发。中风，常用针灸醒脑开窍、滋补肝肾、疏通经络，又根据辨证，肝阳上亢者辅以天麻钩藤饮、镇肝熄风汤加减，气虚阳虚者辅以黄芪桂枝五物汤和地黄饮子加减，每收捷效。对于中风后吞咽困难，辨证属于痰瘀内阻，上遏清窍，往往运用中药温胆汤合桃红四物汤为主活血化瘀，涤痰开窍，同时配用百会、风池、哑门、四神聪、廉泉、上廉泉、天突、合谷、通里、足三里、丰隆、太冲等穴位针刺。对于临床上属于肝火上扰型的三叉神经痛患者，除用中药龙胆泻肝汤合升降散以清肝泻火、息风止痛，常常选用肝经、胆经、胃经、心经的荥穴、原穴、井穴，如风池、合谷、牙痛穴、阳陵泉、足三里、太冲和大陵等穴位进行治疗，往往可以缩短治疗过程，获得良好的效果。

（二）颈三针和臀三针

颈三针、臀三针为谷世喆教授多年临床实践中总结的经验配穴。颈肩腰腿病症多属现代医学中运动系统疾病及骨关节病。谷世喆教授认为此类病症外因主要是风寒湿热之邪侵袭、跌仆扭伤及劳损，内因主要是肝肾不足、气血痰瘀等，颈三针、臀三针对上述疾病有特殊疗效。

（三）多种刺法，得心应手

这里所说的多种刺法，是指包括常规的毫针刺法以外的针刺方法。其中既有传统刺法，即从《内经》中沿用下来的刺法，也有现代刺法，比如在传统刺法基础上发展起来的刺法。在临床上，谷世喆教授常常根据病情需要使用多种刺法，手法娴熟，疗效显著。谷世喆教授临床上常用的方法有毫针、拔罐法、头针、三棱针、电针、砭石等。现将谷世喆教授临床应用以下刺法治病经验介绍如下：

1. 毫针法

毫针法是临床上最常用的针刺方法，主要用于各种内、外、妇、儿科疾病。治疗以调脏腑，通气血，平阴阳，通经络为主，对于各种脏腑慢性疾病、颈、肩、腰、腿痛症有较好的疗效。选用毫针法针刺时，选穴力求少而精；重刺法，力求得气获效。

2. 围刺法

围刺法又称围针法，即在病变部位周围进行包围式针刺以提高疗效的刺法。本法是古代扬刺法的发展。扬是分散之意，扬刺即指刺得较为浮泛，中间刺一针，周围浅刺四针，古人主要用本法治疗面积较大的寒痹。《灵枢·官针》篇云："扬刺者，正内一，旁内四，而浮之，以治寒气之博大者也。"围刺法是以病变部位为中心，进行一层或多层包围式针刺，且针刺较为浮浅，其特点既与扬刺相似，又不局限于四针围刺，一般认为是扬刺法的发展。谷世喆教授应用围刺法的操作要领是取 1.5 寸毫针，在病灶边缘皮区刺入，针尖呈 15°角向病灶中心平刺入 0.5 ～ 1 寸，针距相隔 1 ～ 2cm，病灶中心可刺入 2 ～ 3 针。对于病灶面积较大者，可采用双重围刺法，即先按上述操作要领在病灶边缘围刺一圈，再在外围与中心点之间围刺一圈。谷世喆教授应用围刺法主要用于治疗带状疱疹发疱期，以及网球肘、股外侧皮神经炎等疾病。

3. 阻力刺法

阻力刺法，又称动刺法，是在相对活动的过程中进行的一种针刺法。本法的特点突出了三个"动"字，即取穴时选用动痛点、针刺手法强调动刺法、针刺体位选择动体位。

谷世喆教授认为本法强调医患配合，以动为主，以痛治痛，对一些病证能收到立竿见影之效。谷世喆教授首先按经络辨证在远离病位处取穴，一边捻针一边让患者活动患处，然后再在局部选穴，行针得气后出针，令患者活动患部，一般可使疼痛大减。此针法对疼痛性疾病效果非常好。如对急性腰扭伤，每每取得针出而病愈之效。

4. 透刺法

透刺法是将毫针刺入穴位后按一定方向透达另一穴（或几个穴）或另一部位的刺法。此法首见于晋代葛洪《肘后方·救卒死尸厥方》："又针人中，至齿立起。"明确提到透穴的为元代王国瑞，他在其所撰《扁鹊神应针灸玉龙经》指出："偏正头风痛难医，丝竹金针亦可施，沿皮向后透率谷，一针两穴世间稀。"透刺法在临床上具有不少优点，它可以精简用穴，扩大针刺作用；增强刺激量，使针感容易扩散、传导。谷世喆教授提倡在临床上多用透刺法。比如外关透内关治疗腕管综合征，阳陵泉透阴陵泉治疗膝关节病变，丘墟透涌泉治疗踝关节病变，丝竹空透率谷治疗偏头痛，合谷透后溪治疗手指拘挛，地仓透颊车治疗面瘫等，取得很好疗效。

5. 火针法

火针，由《素问》中"燔针""淬针"发展而来。李时珍《本草纲目》曰："火针者，《素问》所谓燔针、淬针也，张仲景谓之烧针，川蜀人谓之煨针。其法：麻油满盏，以灯草二七茎点灯，将针频涂麻油，灯上烧令通赤用之。不赤或冷，则反损人，且不能去病也。其针须用火箸铁造之为佳。点穴墨记要明白，差则无功。"谷世喆教授运用火针治疗风寒筋急挛引痹痛，或瘫痪不仁等病证，收效甚好。谷世喆教授认为，应按照李时珍《本草纲目》所云"凡用火针，太深则伤经络，太浅则不能祛病，要在消息得中"，掌握火针操作要领。而李时珍《本草纲目》云"针后发热恶寒，此为中病。凡面上及夏月湿热在两脚时，皆不可用此"，则不必拘泥。

6. 拔罐疗法

刺血（刺络）拔罐法，对辨证属于热毒血热或寒凝气滞疼痛的急性病，比如痤疮、坐骨神经痛、肩周炎、口腔溃疡、丹毒、皮肤病等，往往在全身选取相应的部位进行刺络拔罐。一般来说，热盛于上半身，大椎、至阳必选，肺热壅盛加肺俞、风门；热盛于下半身，血海、膈俞必选，坐骨神经痛、急性腰痛加环跳、肾俞。皮肤病，如神经性皮炎采用围刺拔罐放血的方法。对于感冒、周身酸痛采用走罐的方法。带状疱疹采用"龙头、龙尾、龙眼"针刺方法，"龙头"即疱疹出得最密集处采用围刺和基底刺，"龙尾"即靠近脊神经根处点刺放血，"龙眼"即疱疹在龙头中最大处，选取火针点刺。再配合中药，疗效显著。

7. 头针疗法

头针疗法主要用于中风后遗症的患者。肢体运动障碍者，针刺头针的下肢、上肢运动感觉区；共济失调针刺舞蹈震颤区。同时配合体针。根据疾病不同阶段，急性期醒脑开窍为主，缓解期疏通经络益气活血为主。

8. 三棱针疗法

临床中经常采用三棱针点刺放血，对于咽喉疼痛者，往往采用二商放血，急性牙痛患者采用商阳或厉兑放血。头痛剧烈者辨经取穴放血，少阳头痛以关冲、足窍阴放血为主；前额头痛以商阳、厉兑，阳明经放血为主；颠顶头痛以大敦肝经放血为主；后头痛以少泽、至阴穴，太阳经为主。出血量一般不多，3～5滴。

9. 皮肤针疗法

皮肤针也称梅花针，常用来治疗神经性皮炎、带状疱疹或带状疱疹后遗痛、斑秃、股外侧皮神经炎等。

10. 砭石疗法

谷世喆教授是中国针灸学会砭石与刮痧专业委员会副主任委员，从事砭石研究多年。砭石疗法起源于新石器时代，是针灸的鼻祖，是中医外治法的肇端。《山海经》中就有砭石的记载，在《内经》中与针、灸、药、导引、按跷并列为五大医术。谷世喆教授认为，砭石疗法具有一套以脏腑经络学说为中心的完整理论，强调整体，重视内因，采用无创性的温和刺激，扶正祛邪，以调动机体本身的防御能力，战胜疾病，调和阴阳、气血、脏腑功能，使失衡的内部稳定，从而恢复身心健康。谷世喆教授在临床当中，经常运用砭石疗法。近年谷世喆教授运用的砭石多为电热砭石，比如在针刺治疗腰痛、肩周炎、颈椎病的同时，将电热砭石放置于患处，起到温通经络、行气活血的作用，取得较好疗效。谷世喆教授作为主编撰写了《实用砭石疗法》一书，将砭石疗法推广至欧美等地。

砭石疗法是中国古代应用石制工具进行医疗保健的医术。由于制作砭具佳石的匮乏，东汉以后砭术从典籍中消失。20世纪90年代耿乃光教授应用岩石物理学技术研究砭石，认定泗滨浮石为砭具佳石，用它制作了多种新砭具，并提出了适合现代人的新砭石疗法。

谷世喆教授临床上应用砭石疗法，治疗各种颈肩腰腿痛屡获良效。如颈椎病操作方法：颈项部重点以足太阳膀胱经、手太阳小肠经、足少阳胆经、督脉为主。从风府、风池穴水平向下施以推、刮法，力量由轻渐重，以病人能耐受为度，大面积实施手法5分钟。然后沿足少阳胆经、督脉、足太阳膀胱经推、刮，以推法配合点揉颈夹脊穴、颈百劳、大杼、风门、肩中俞及肩胛骨内上角为主。肩部：广泛以推、刮10分钟后，着重点揉天宗穴、肩井穴、曲垣穴、肩外俞穴，每穴2分钟。上肢部：先施以由肩部到上肢末端的推、擦法 10 分钟，再根据经络辨证，疼痛或麻木以手背偏桡侧为主者，取手阳明经或手太阴经穴位肩髃、天府、侠白、手五里、曲池、合谷、三间、鱼际穴施以点、压、揉等手法；疼痛或麻木感位于上肢中段者，以手厥阴、手少阳经穴位肩髃、肩髎、天井、清冷渊、支沟、外关穴为主；疼痛或麻木以偏小手指为主者，取手少阴、手太阳、手少阳经穴位少海、青灵、支正、外关及上臂肱二头肌尺侧，力量以患者能忍受为度；手部不适者重点点揉劳宫、少府、关冲等穴，每穴点揉 2 分钟。

（四）论治失眠

中医认为，失眠即"不寐"，亦称"不得眠""不得卧""目不瞑"等，是外感或内伤等病因，致使心、肝、胆、脾、胃、肾等脏腑功能失调、心神不安，以致经常不得入寐的一种病证。正如《伤寒六书》中说："阳盛阴虚，则昼夜不得眠，盖夜以阴为主，阴气盛则目闭而卧安；若阴为阳所胜，故终夜烦扰而不得眠也。"

引起失眠的原因较多，中医认为主要是内在因素所致。如体弱、忧虑、抑郁等，有的也与饮食有关。失眠涉及多个脏腑，如心、肝、脾、肾等，主要病变在心，与心神的安定与否有直接的关系。因为心藏神，心神安定，则能正常睡眠，如心神不安，则不能入睡。不论是心经自病，或者脾病、肾病、肝病及胃病影响于心，均可导致失眠。其中由于思虑不解，劳倦过度，损伤心脾而发病的较多。心脏受损，则心血不足，心神失养，不得安宁，因而不能成寐；而心血不足，与脾气受伤密不可分，脾伤则气血生化不足，不能上奉于心，心失所养，因而心神不安。这种心血虚引起的失眠，还可见于虚弱之人，或者产后失血，生育过多的产妇，以及老年人形体日衰等，其关键在于心血不足，病变涉及心脾两脏。中医认为睡眠乃系心神所主，是阴阳之气自然而有规律的转化结果，这种规律一旦破坏，就可导致不寐。张景岳在《景岳全书·卷十八·不寐》记载："神安则寐，神不安则不寐。""不寐证虽病由不一，然惟知邪正二字则尽之矣……一由邪气之扰，一由营气之不足耳。"一般而言，由于情志所伤，肝气郁结，心火偏亢，气滞血瘀，或痰火内扰，胃气不和致脏腑气机升降失调，阴阳不循其道，阳气不得入于阴，心神不安所致者多为实证失眠；若因老年体衰，气血不足，或病后气血亏损，阴阳失调，或思虑过度，劳伤心脾，致心失所养，神无所主，或血虚胆怯，肝失所养，或心肾不交，虚火上扰所致者，多为虚证失眠。但在一定条件下，虚实可以相互转化，彼此相互影响，形成顽固性失眠。

本病多因思虑忧愁，操劳太过，损伤心脾，气血虚弱，心神失养；或因饮食所伤，脾胃不和，湿盛生痰，痰郁生热，痰热上扰心神；或因抑郁恼怒，肝火上扰，心神不宁；或因房劳伤肾，肾阴亏耗，阴虚火旺，心肾不交所致。西医运用镇静抗焦虑药物治疗，效果不令人满意，说明中医中药及针灸日益发挥明显作用。

运用中药结合针灸的方法，治疗不寐，收效较好。对于心脾两虚证，予补气养血，取手太阴、足太阴经穴和背俞穴，针宜补法，选穴脾俞、心俞、神门、三阴交、印堂，多梦加神门、魄户，健忘加志室、百会。阴虚火旺证，滋阴降火，取手足少阴、厥阴经穴，针宜补泻兼施，选穴大陵、神门、太溪、太冲，眩晕加风池，耳鸣加听宫，遗精加志室。胃腑不和证，化痰和胃，取任脉、足阳明、太阴经穴，针宜泻法，选穴中脘、丰隆、厉兑、隐白，懊恼、呕恶加内关，头晕加印堂、合谷。肝火上扰证，平肝降火，取足少阳、足厥阴、手少阴经穴，针宜泻法，选穴行间、足窍阴、风池、神门，耳鸣加翳风、中渚，目赤加太阳、阳溪。烦躁加少府、劳宫。

1. 从肝论治，兼顾五脏

谷世喆教授认为，虽然失眠可以细分为多种证型，但临床治疗中应将其简化。人体脏腑是一个整体，在生理上互有生化补充，在疾病状态下也互相影响。谷世喆教授临证多从治肝入手，主要基于：①大多数失眠患者勉强能入睡，但多梦易醒，睡眠质量差。肝藏血，血舍魂，肝血虚则魂梦颠倒，肝血充足则魂安而不惊。②本病大多病程较长，最后则为虚实夹杂，患者多方求治未果，必有肝气郁结不舒。肝气郁滞，疏泄失职，可导致郁而化火，耗伤肝血，进而上灼心阴，下伤肾水，而致心肾不交；木横侮土，脾胃受损，化源不足，而成心脾两虚；水湿不化，聚而成痰。故治肝可调五脏。③失眠患者以妇女为多，古有"女子以肝为先天"之说，从肝论治是一"捷径"。治疗上，谷世喆教授以逍遥散加酸枣仁、夜交藤为主方，随症加减。逍遥散是疏肝养血理脾的名方。方中柴胡疏肝解郁；当归、白芍养血柔肝；白术、茯苓健脾运化，则气血有源；生姜温胃和中；少许薄荷助柴胡疏郁解热。全方配伍，既补肝体，又助肝用，气血并治，再合用酸枣仁养肝血、夜交藤安心神。临床中根据具体情况常配合清热、化痰、滋阴、养心等药物。

2. 以根结、气街理论指导针灸选穴

谷世喆教授认为，根结标本理论从纵向上说明人体末端与头身的关系，而气街理论是经络系统在体内的横向联系，二者是特定穴产生的基础，有利于指导临床。在失眠症的临床针灸治疗中，选穴分两部分：一部分是与肝经有关的常用穴位，如太冲、蠡沟、三阴交、膻中。其中膻中的选用依据《灵枢·根结》："厥阴根于大敦，结于玉英，络于膻中。"针刺膻中，既能调达肝经，舒畅气机，又能宽胸散结、安摄心神。故膻中是谷世喆教授针灸临床中的常用穴位。另一部分是"七神针"。现代医学认为，失眠是由于大脑皮层的抑制和兴奋功能失调而引起。中医也注重"神"在失眠中的作用，《景岳全书》指出："寐本乎阴，神其主也，神安则寐，神不安则不寐。"而"脑为元神之府""脑主神明"。根据气街理论，"头为诸阳之会""十二经脉，三百六十五络，其气血皆上于面而走空窍"，故头气有街。头为脑所属，"脑为髓海"，气街与脑相连。因此，头部的穴位可以治疗精神神志疾患，谷世喆教授选择头部的神庭、本神、四神聪7个穴位组合成"七神针"，治疗包括失眠在内的精神疾患，疗效明显。临证时还可根据具体病情加选五脏俞、神门等穴位。针刺手法采用浅刺、久留针。

四、验案精选

（一）交通心肾法治疗心肾不交之失眠

汪某，女，36岁。2008年11月20日初诊。

近1年来患者睡眠不好，入睡困难，易醒，梦多，多噩梦，心情烦躁，易急躁，易怒，纳可，小便可，大便1日一行，口干，口渴，手足心汗出，时感恶心；舌红少苔，脉细数。

既往史：否认高血压病史，糖尿病病史，冠心病病史。

中医诊断：不寐，心肾不交证。

西医诊断：神经官能症。

治法：交通心肾。

处方：黄芩10g，炒白术10g，生姜3片，清半夏6g，赭石15g（先煎），珍珠粉0.3g，夜交藤30g，菖蒲10g，茯苓10g，地骨皮15g，知母10g，五味子12g，丹参12g，陈皮10g，炒枣仁30g。

针刺：内关，神门，三阴交，印堂，安眠，神庭，太溪，中脘。

二诊（2008年11月27日）：患者经针刺及汤药治疗后症状改善，入睡好转，夜间梦少，心烦有明显好转，考虑明显见效，继予前方治疗。患者诉白带较多，色黄，纳少，厌油腻，舌红苔薄白，脉弦。

处方：清半夏6g，陈皮10g，珍珠粉0.3g（冲服），菖蒲10g，生地黄12g，熟地黄12g，黄芩10g，炒白术10g，地骨皮12g，炒枣仁30g，阿胶珠10g，盐知母10g，盐黄柏10g，茯苓10g，丹参12g，延胡索6g，生龙骨30g（先煎），生牡蛎30g（先煎），炒山栀10g。

针刺：内关，神门，三阴交，印堂，安眠，神庭，太溪，太冲。

三诊（2008年12月11日）：患者诸症明显好转，无噩梦出现，入睡尚可，心情无明显烦躁，口干口渴缓解，无明显恶心，舌红苔薄白，脉弦滑，继予原方治疗，巩固疗效。

按：患者失眠，心烦，梦多，口渴，舌红少苔，脉细数，为心肾不交，针刺内关、神门养心安神；印堂、中脘清心除烦；安眠、神庭镇静安神；太溪补养肾阴以利肾水，上济心火，故而患者症状明显好转。本例失眠虽属心肾不交，但心火、胆火（相火）偏旺，故论治中清少阴之火达到阴平阳秘，得以入寐。谷世喆教授有一例失眠达30年之久的病例也获良效，即以此为法。

问：针灸治疗失眠宜取哪些穴位？

谷老：临床上常取神门、三阴交、四神聪。

问：除主穴外还可配合哪些穴位？

谷老：根据引起失眠的病因不同，配合适当的穴位。如心脾亏损加心俞、脾俞，心肾不交加心俞、肾俞、照海，心胆虚怯加心俞、胆俞、丘墟，肝阳上扰加肝俞、太冲、行间，胃腑不和加中脘、足三里。

问：治疗失眠应采用什么针灸方法？

谷老：毫针多用平补平泻法或用补法，也可针灸并用。

问：耳针能否治疗失眠？

谷老：耳针对失眠具有较好的疗效，可取皮质下、交感、心、脾、肾、内分泌、（耳）神门等穴，每次选取2～3穴，毫针中等刺激，留针20分钟，或耳穴压王不留行籽。

问：失眠患者如何调养？

谷老：影响睡眠的原因很多，患者应合理安排生活起居，坚持体育锻炼，开展正常文娱活动。针灸对失眠效果良好，治疗时间以下午为宜。

（二）清热利胆、养心安神法治疗心胆火旺、热扰心神之失眠

符某，女，48岁。2008年10月10日初诊。

患者3年前无明显诱因入睡困难，睡眠质量差，后逐渐加重，情绪烦躁，时有头胀，纳少，时有呃逆口苦，小便黄，大便干，2日一行，舌红苔白腻，脉弦滑。

中医诊断：不寐。心胆火旺，热扰心神。

西医诊断：神经症。

治法：清热利胆，养心安神。

处方：四神聪，神庭，本神，印堂，阳陵泉，丰隆，侠溪，行间，水道，天枢，少府，水分，阴交，通天，太阳。

按：本案谷世喆教授应用七神针通督调神，醒脑开窍，平衡阴阳。印堂为镇静安神之要穴，阳陵泉为胆经下合穴，配丰隆、侠溪清利胆热，行间为

肝经荥穴，水道、水分通利水液以促火下行，通天、太阳缓解头胀，天枢调一身之枢机，少府养心安神。辨证明晰，选穴精当，理法方穴术一气呵成，故效果较好。

四神聪、神庭、本神为谷老常用穴位"七神针"，谷世喆教授认为该组穴位对于长期紧张、压力、不良情绪等刺激造成的皮质下功能异常引发的焦虑、抑郁、失眠等都有较好的调节精神情志及缓解压力的作用，同时配合心理疏导，可以明显改善患者的症状。此患者口苦、烦躁为胆热扰心之症，故加清热利胆治疗。治疗此症还需要坚持、积累，方可显效。

（三）疏肝理气、注重根结法治疗肝郁侮脾之失眠

刘某，女，51 岁。2009 年 10 月 7 日初诊。

患者 5 年前不明原因失眠，间断服用安定等安眠药，可维持睡眠每日约 5 小时。3 个月前，因与人发生矛盾导致失眠症状加重，持续服用舒乐安定每日 2～3 片，仅能睡 3 个小时，且多梦易醒，醒后难以入睡，白天疲乏无力，影响正常工作。现症见形体偏瘦，停经半年，情绪急躁，胸胁胀闷，脘腹胀满，大便不成形，舌红，苔白稍腻，脉弦细。

中医诊断：不寐。肝郁侮脾。

治法：疏肝健脾安神。

处方：逍遥散加减。柴胡 15g，当归 10g，白芍 10g，熟地黄 15g，白术 15g，茯苓 15g，酸枣仁 15g，柏子仁 10g，夜交藤 10g，百合 15g，炙甘草 6g，琥珀粉 3g。每日 1 剂。

针刺：安眠，膻中，神门，足三里，三阴交，太冲。针刺每日 1 次。五脏俞，梅花针加拔罐，3 日 1 次。

治疗 5 次后，患者诉心中烦乱减轻，安定减至 1 片，能较快入睡。治疗 15 次后，患者停服安眠药，睡眠仍能维持 6 小时。

按：谷世喆教授以逍遥散加酸枣仁、夜交藤为主方，随症加减。本方中柴胡疏肝解郁，当归、白芍、熟地黄养血，白术、茯苓健脾运化则气血生化有源，既补肝体，又助肝用，气血并治。再合用酸枣仁、柏子仁养肝血，夜

交藤、百合、琥珀粉安心神，甘草调和诸药。针刺方面，安眠为治疗失眠的经外奇穴，神门安神定志，足三里、三阴交斡旋中焦，契合"胃不合则卧不安"之说。膻中、太冲疏肝解郁。其中选用膻中穴依据《灵枢·根结》："厥阴根于大敦，结于玉英，络于膻中。"针刺膻中穴，既能调达肝经，舒畅气机，又能宽胸散结，安摄心神。因此膻中穴是谷世喆教授临床常用穴位。久病必有瘀，梅花针刺背部五脏俞加拔罐，可有少量出血，既能调神，又能起到"菀陈则除之"的作用。

失眠的中医病名为"不寐"，《内经》提出"阳不入阴"的基本病机，后世历代医家各有发挥。谷世喆教授认为虽然失眠可以细分为多种证型，但临床治疗中应将其简化。人体是一个整体，在生理上互有补充，在疾病状态下也互相影响。他在临床中多从"治肝"入手，有如下原因：首先，大多数失眠患者勉强能入睡，但多梦易醒，睡眠质量差。肝藏血，血舍魂，肝血虚则魂梦颠倒，肝血充足则魂安而不惊。其次，本病大多病程较长，最后变为虚实夹杂，多有肝气郁结不舒。肝气郁滞、疏泄失职，可导致郁而化火、耗伤肝血，进而上灼心阴，下伤肾水，而成心肾不交；木横侮土，脾胃受损，化源不足，而成心脾两虚；水湿不化，聚而成痰。故治肝可调五脏。再者，失眠患者中以妇女为多，古有"女子以肝为先天"之说，从肝论治是"捷径"。

（四）清热化痰、滋养心阴法治疗痰热郁阻、热扰心神之失眠

张某，女，45 岁。2009 年 8 月 3 日初诊。

因长期失眠而要求针灸治疗。近几年患者几乎每夜失眠，入睡则多梦易醒，心烦不安，自觉口苦，白天精力疲乏，同时耳鸣心悸，夜间临睡前明显，健忘，纳差，食后腹胀，大便干稀不调，舌红，舌体偏瘦，苔黄腻，脉滑数，沉取无力。

中医诊断：不寐。痰热郁阻，热扰心神。

西医诊断：失眠。

治法：清热化痰，滋养心阴。

针灸：七神针配中脘，丰隆，三阴交，神门。

治疗一个疗程后，脉转为细弦。再予养阴安神，针灸加太溪、太冲。继续治疗 1 个月后，患者每天睡眠已经能达到 6 个小时，疲劳感较以前明显减轻，耳鸣、心悸明显好转，腹胀、纳呆也有所好转。继续治疗 1 个月，诸症消除，随访半年未见复发。

按：七神针的组方为督脉之神庭、足少阳胆经本神及经外奇穴之四神聪。本组方具有宁神开窍、疏郁镇静、定惊安魂之功效，具有广泛的治疗价值。

中医学认为失眠总属阴阳失衡、阳不入阴而致，与心、肝、脾、肾及阴血不足有关。失眠虽涉及多个脏腑，但病变部位在心，与心神的安定与否有直接关系。心藏神，心神安定则能正常睡眠。不寐一证有虚有实：虚证多由心脾互亏，气血两虚，心失所养，或阴虚火旺，心神不宁等所致；实证多由痰热互结，上扰心神而成。谷世喆教授临床上常取"七神针"为主穴，并根据病因加减运用。本例患者初期痰热郁阻，热扰心神，迁延日久，阴液暗耗，故见耳鸣、心悸、健忘等虚弱症状，形成虚实互见之证。治疗一个疗程后，脉转为细弦，说明阴虚未复，心气未宁，再予养阴安神。针灸加太溪、太冲滋补肝肾之阴，壮水之主以制阳光。继续治疗 1 个月后睡眠明显好转。对于本类疾病，谷世喆教授强调操作手法上对于因虚所致者，针用补法；因实所致者，针用泻法。但亦有补泻兼施的，如肾阴虚心火旺导致心肾不交者，则宜泻心经之穴以泻火，补肝肾经之穴以补阴。

（五）补气养阴法治疗气阴两虚之失眠

朱某，女，55 岁。2021 年 9 月 13 日初诊。

近日来情绪不畅，疲劳喜卧，少气懒言，口中异味，饮食纳差，大便可，一日 1 次，眠差，入睡困难，苔白，尺脉沉。

中医诊断：不寐，气阴两虚证。

治法：补气养阴。

处方：生脉饮合四君子汤加减。党参 12g，醋五味子 15g，麦冬 10g，茯苓 15g，炒白术 10g，炙黄芪 30g，当归 10g，陈皮 10g，郁金 10g，佛手

10g，酒黄精 12g，红景天 10g，煅龙骨 30g（先煎），制何首乌 15g，炙甘草 10g。14 剂。

二诊（2021 年 9 月 27 日）：现口气好转，服用抗抑郁药后大便偏稀，一天 1～2 次，停经 2 年，偶夜间咳嗽，痰少，舌尖略红，脉沉缓。7 剂。

处方：党参 12g，醋五味子 15g，麦冬 12g，茯苓 15g，炒白术 10g，炙黄芪 30g，当归 10g，陈皮 10g，郁金 10g，佛手 10g，酒黄精 12g，红景天 10g，煅龙骨 30g（先煎），制何首乌 15g，旋覆花 12g（包煎），桔梗 10g。

偶夜间咳嗽，加旋覆花、桔梗降气祛痰。

三诊（2021 年 10 月 6 日）：诸证好转，原方再进 7 剂巩固疗效。

按：本例患者从症状看，一派气阴两虚表现，故用生脉饮益气养阴，四君子汤补脾益气，加炙黄芪、黄精、陈皮益气补中，当归、红景天、何首乌益气活血补血，郁金、佛手行气解郁，龙骨重镇安神，甘草调和诸药。

（六）和解少阳法治疗少阳枢机不利之失眠

张某，女，42 岁。2018 年 1 月 31 日初诊。

睡眠差，夜间易醒，醒后入睡困难，自觉腹胀，嗳气，偶烧心反酸，有口气，口干口苦，饮食纳差，近几日大便黏，一日 1 次，有荨麻疹史，食虾蟹后严重。苔白偏干，脉略弦。

诊断：失眠，少阳枢机不利证。

治法：和解少阳。

处方：小柴胡汤加减。醋柴胡 12g，黄芩 10g，法半夏 10g，丹参 30g，陈皮 10g，炒苍术 10g，厚朴 6g，炙甘草 10g，生姜 6g，石斛 10g，珍珠母 30g（先煎），炒酸枣仁 30g，醋五味子 10g。7 剂。

二诊（2018 年 2 月 7 日）：现诸症好转，偶尔心慌，稍有口干。

上方加沙参 10g，玄参 10g 养阴清热。再进 7 剂巩固疗效。

三诊（2018 年 2 月 15 日）：诸症好转，原方再进 7 剂巩固疗效。

按：谷世喆教授认为，失眠患者用小柴胡汤可枢转少阳之机，流转通畅阴阳之气，使夜卧得安。谷世喆教授治疗失眠时常以小柴胡汤加减。小柴胡汤出自张仲景《伤寒论》少阳病篇，为和解少阳第一要方。从主症来看，《伤寒论》少阳病篇 96 条："伤寒五六日，中风，往来寒热，胸胁苦满，嘿嘿不欲饮食，心烦喜呕，或胸中烦而不呕，或渴，或腹中痛，或胁下痞硬，或心下悸、小便不利，或不渴、身有微热，或咳者，小柴胡汤主之。"而失眠患者往往会兼有眩晕、纳少、嗳气、心悸、头晕、口干、神疲乏力等症，从药物组成方面柴胡辛苦微寒，可调达少阳之气，透发少阳郁火，使少阳之邪外解于表，黄芩苦寒，可清泄少阳胆腑之热；柴胡黄芩合用，外清内泄，可和解少阳之邪；法半夏、生姜调和胃气；炙甘草和中益气，加丹参、炒枣仁、五味子养心安神，同时兼顾痰热症状，加苍术、厚朴、陈皮为平胃散，运脾和胃，石斛益胃生津，滋阴清热。

（七）疏肝理脾法治疗肝郁侮脾之失眠

患者，女，56 岁。2009 年 12 月 6 日初诊。

3 年前因照顾生病家人，夜间难以正常休息，遂成失眠，曾间断服用舒乐安定，每日可维持睡眠 4～5 小时。近 1 个月来，因争吵气郁，导致失眠症状加重，持续服用安定每日 2～3 片，仅能睡 3 小时，且多梦易醒，醒后难以入睡，白天疲乏。现症见胸胁胀闷，情绪急躁，腹胀，大便不调，舌红，苔白稍腻，脉弦细。

中医诊断：不寐。肝郁侮脾。

治法：疏肝理脾。

处方：柴胡 15g，当归 10g，白芍 10g，白术 10g，茯苓 10g，酸枣仁 15g，柏子仁 10g，夜交藤 10g，珍珠母 10g，炙甘草 6g，薄荷 6g。水煎服，每日 1 剂。

针刺："七神针"配膻中，天枢，关元，神门，足三里，三阴交。每日 1 次，配合五脏俞拔罐，3 天 1 次。

治疗 2 次后，患者能较快入睡。治疗 8 次后，患者安定减至每日 1 片，可维持睡眠 6 小时。治疗 17 次后，患者停服安定，睡眠仍能保持 6～7 小时。共治疗 20 次，诸症皆平。

按： 以逍遥散加酸枣仁、夜交藤为主方，随症加减。逍遥散是疏肝养血理脾的名方。方中柴胡疏肝解郁；当归、白芍养血柔肝；白术、茯苓健脾运化，则气血有源；少许薄荷助柴胡疏郁解热。全方配伍，既补肝体，又助肝用，气血并治，再合用酸枣仁养肝血，夜交藤安心神。临床中根据具体情况常配合清热、化痰、滋阴、养心等药物。

"三部"穴，指上部之膻中、中部之天枢、下部之关元三穴，是谷世喆教授临床中对患者进行整体调整时常用的穴位配伍组合。膻中乃气会，为心包络经气聚集之处，是任脉、足太阴、足少阴、手太阳、手少阳经的交会穴，为宗气汇聚之处，八会穴之一的气会，"气"与多种疾病的发生发展都有密切联系，因此膻中穴对于贯通周身无形之气有很好的调节作用，不论气虚、气滞或气逆之证，均可辨证使用；天枢，足阳明脉气所发，阳明居中土也，万物之母，善于治疗虚损性疾病，天枢位于上下腹的分界处，此乃天地阴阳交汇转枢之界，是气机斡旋升降的枢纽，因而天枢具有补益虚损、交通上下、通达内外、升清降浊、协调阴阳的作用；关元是任脉与足三阴经的交会穴，位于脐下三寸丹田之地，乃人身之元阴元阳、肾气之根所藏之处，刺之灸之可以激发生命活动的原动力，提高人体的正气，谷世喆教授经常膻中、天枢、关元三穴并用，尤其常用于病情复杂，病种较多，或者处于疾病中后期邪气已不充盛的患者，可以通达上下内外，疏通经络气血，协调阴阳平衡，以调节全身气机。

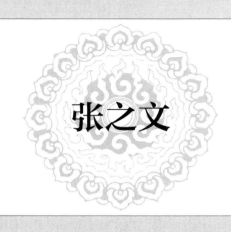

张之文

一、医家简介

张之文（1937—　），男，汉族，四川大竹人。教授，首届全国名中医，温病学家，享受国务院政府特殊津贴，第二、三批全国老中医药专家学术经验继承工作指导老师，全国中医优秀临床人才培养工程专家组专家，国家中医药管理局重点学科温病学学术带头人，四川省名中医，四川省学术技术带头人，四川省委直接掌握联系的高层次人才，第一届四川省干部保健会诊专家。历任中华中医药学会感染病分会副主任委员、顾问，四川省中医药学会常务理事、四川省温病专业委员会主任委员等。从事温病学理论和临床工作60余年，对温疫学说进行系统梳理和总结，首次提出温疫学的核心思想、构建温疫学研究体系并用于指导传染病的防治。代表著作有《张之文温病学讲稿》《现代中医感染性疾病学》《温病舌诊图谱》《王孟英温病证治精萃》等。荣获中华中医药学会中医药学术发展成就奖、四川省首届医疗卫生终身成就奖、四川省科技进步三等奖、四川省优秀教学成果二等奖等。

二、学术观点

（一）病机分析，重视调和阴阳

失眠，中医称为"不寐""不得眠""不得卧""目不瞑"等，临证轻者入寐困难，时寐时醒，醒后不能再寐，或寐而不酣，重则彻夜不寐。病位以心为主，可涉及肝、脾、肾。中医认为"阳入于阴则寐，阳出于阴则寤"。《灵枢·大惑论》言："卫气不得入于阴，常留于阳。留于阳则阳气满，阳气满则阳跷盛，不得入于阴则阴气虚，故目不瞑矣。"故而可知不寐的病机总属营卫失和，阴阳失交，或阴虚不能涵阳，或阳盛不得入阴。张教授认为阴阳失交主要责之枢机不利，并与肝胆气机、心肾水火、脾胃升降关系密切，治疗主张从交通阴阳、调畅枢机入手，常以煅龙齿、龙骨、牡蛎等重镇潜阳药和生地黄、酸枣仁等滋阴养心药并用，以附片、干姜等温里药与黄连、栀子等清热药同用。常用方有黄连温胆汤、安神定志丸、朱砂安神丸、交泰丸、润燥交心汤等。

（二）日常调护，倡导移情易性

张教授常言：为医者，医德医风应放在首要位置。诊疗中，医者应态度诚恳，耐心倾听，更要充分同情、理解、劝慰、鼓励患者，尽力为其解除痛苦，决不能以武断、专横态度对待。张教授在治疗时常设身处地为病人着想，从提高患者生活质量出发，进行"保护性"治疗，强调不能给患者带来"二次伤害"。张教授认为导致失眠的原因多与生活事件有关，常见如离异、丧偶、辍学、失业、失恋、工作紧张等，临床表现多样，因情绪变化而波动。如患者长期处于失眠状态，引发焦虑抑郁等不良心理状态，会使病情加重，增加治疗难度，形成恶性循环。张教授重视发挥心理疗法在失眠治疗中的作用，临床遇到不能开怀的患者，常耐心倾听，予以开导，嘱其放宽心，积极面对，多获良效。叶天士《临证指南医案》言："隐情曲意不伸，是为心疾，此草木攻病，难以见长……务宜怡悦开怀，莫令郁痹延绵。""必得开爽，冀有向安。"说明治病中缓解患者"心疾"的重要性。张教授认为"调畅情志"属于心理治疗的一部分，是减轻病情的重要手段，常告诫后学切不可只论药物，定要重视心理调护。

（三）临床用药，强调治病求本

张教授治疗失眠时强调"治病必求于本"。失眠这一症状既可出现在生理情况下，亦可以出现在病理情况中。生理状态下，如因暂时环境改变、情绪变化、饮食娱乐，或服用兴奋神经的药物等引发失眠，可嘱其进行自我暗示或放松训练，不做药物治疗。若各种致病因素导致失眠，伴有精力不济、心情低落、焦虑等神伤之症，甚则出现头晕、耳鸣、胸闷、胁胀痛等躯体症状，此时需加其他手段进行干预。张教授常根据病因对症治疗，如因工作压力大、思虑过多导致失眠，多属肝血不足，阴精受损，故选用酸枣仁汤养血安神，同时加入天麻、僵蚕平肝解郁，远志、石菖蒲化痰醒脾，龙骨、牡蛎重镇安神。患者睡眠状况随影响因素祛除而改善，躯体症状也随睡眠改善而减轻。张教授在治疗中常结合患者体质类型进行综合调治，随着体质改善往往睡眠亦可改善，即"治病必求于本"之意。

（四）心肝同治，尤重化痰安神

张教授认为不寐与情志因素有关，肝气郁滞、气郁化火伤阴，阴虚不能制约肝阳，而致肝阳上亢，进而出现头晕胀闷、眼干、眼胀、夜寐难安等症状。若肝血不足，心阴亦亏损，阳气浮越，心神被扰，则心悸难安、失眠多梦。据此张教授设立"清心平肝、宁心安神"治法，治疗常用天麻、僵蚕、竹叶、焦栀子、莲子心、酸枣仁、柏子仁、远志、龙骨、牡蛎等，其中天麻和僵蚕是张教授常用药对。天麻甘平，入肝经，平肝降逆，且能补肝肾之阴；僵蚕一味，杨栗山言其"味辛苦气薄，喜燥恶湿，得天地清化之气，轻浮而升阳中之阳，故能胜风除湿，清热解郁，从治膀胱相火，引清气上朝于口，散逆浊结滞之痰也"（《伤寒瘟疫条辨》）。天麻、僵蚕组成药对，升降并用，使清升浊降，枢机畅达；竹叶、栀子、莲子清心利尿，使气分邪热从小便而解，加入酸枣仁、柏子仁、远志等养心血以安神，龙骨、牡蛎重镇潜阳以安神，如此综合治疗常获良效。

《素问·调经论》云："人之所有者，血与气耳。""血气不和，百病乃变化而生。"《丹溪心法》言："气血冲和，万病不生，一有怫郁，诸病生焉。故人身诸病，多生于郁。"失眠患者常伴有情绪抑郁、脾胃呆顿等症，水谷不化，精气反成湿痰，痰湿内留，心神被扰，出现失眠多梦。张教授设立"化痰开窍，镇心安神"治法，应用远志、石菖蒲、茯苓利湿化痰开窍，以解神明之蒙蔽。远志有安神益智、祛痰、消肿之功；石菖蒲开窍豁痰、醒神益智、化湿开胃。张教授推崇王学权在《重庆堂随笔·卷下》中的记载："石菖蒲……舒心气，畅心神，怡心情，益心志，妙药也。"茯苓健脾利湿、养心安神。远志、菖蒲、茯苓合用既可开窍醒神，又具宁心安神、开窍化痰之功，可使痰湿去、心神安，则不寐可除。

（五）辨证论治，随证加减用药

张教授辨治不寐时，强调不能拘泥于一证一方，要辨证论治，随证治之。《素问·上古天真论》云："今时之人不然也，以酒为浆，以妄为常，醉以入房，以欲竭其精，以耗散其真，不知持满，不时御神，务快其心，逆于生乐，起居无节，故半百而衰也。"现代社会，很多人因工作、生活中的不良习惯导致阴精耗损，心血不足，神失所养，则出现不寐、注意力难以集中等症；肾精亏虚，则出现耳鸣、腰酸等症，肾虚亦可导致肾水不能上承，心火不能下降，出现心肾不交致夜寐多梦等；女子以肝为先天，肝血不足可致肝阳上亢，同时肾虚水不涵木，故除不寐外还可见眼干、眼胀、太阳穴胀痛、头晕等不适。张教授在治疗时常用天王补心丹、安神定志丸、孔圣枕中丹、酸枣仁汤等加减化裁。此外，四川地处西南，气候潮湿，多见湿热阻滞之不寐患者。湿热阻滞阳明，夜晚阳气不能入于阴分，故入睡困难；邪热扰心，故多梦纷纭；湿浊阻滞胃腑，腑气不通，胃气上逆，可见胃脘痞闷，恶心欲呕，大便时结；湿热阻滞，清气不能上升，可出现头晕沉等。若兼见舌红苔黄腻、脉滑数等，张教授常辨证为湿热内郁、肝胃不和，神魂不安，治疗以化痰开郁、调和肝脾为主，选用黄连温胆汤加减，辛开苦降，清热除湿，利胆和胃，以蠲除中焦湿浊。此外，还有一些不常见原因导致不寐，如虚寒导致不寐时，不能一味清心安神，张教授运用附子、干姜等温补脾肾之阳以治其根本，脾肾之阳得复，则不寐症状好转。

三、临床特色

（一）辨证要点

失眠辨证，首辨神伤，次辨气郁，再辨本虚，后辨邪郁。

1. 辨神伤 患者表现为心境低落，屏人独居，夜不成寐，焦虑，神耗如溃，抑郁悲泣，隐情曲意，寡欢不悦等。

2. 辨气郁　多为西医所称之躯体不适，如胸闷、胸痛、善太息、心慌、心下痞闷、知饥而脘中不爽、胸背胀痛、腹胁胀满、嗳气、腹胀便秘等。患者自觉严重，但无器质性疾病。

3. 辨本虚　倦怠乏力，力不从心，注意力分散，无精打采，口干，皮肤干燥，手足心热，大便干结，舌嫩红无苔或少苔。

4. 辨邪郁　首为火郁，为气机郁滞化火，如心烦、口舌糜烂、口苦吞酸、小便短赤、大便干结等；次为气郁血瘀，如胸胁刺痛、麻木、舌色紫暗；再次为湿滞，为气郁水停，如感四肢沉重肿胀、脘痞食少、舌质胖而苔白厚腻、小便浑浊、大便溏薄等。

（二）治法及药物选择

1. 心理疗法　古代医家重视心理疗法。华岫云称："五郁之治犹虑难获全功……全在病者能移情易性。"医生诚恳的应诊态度，耐心倾听病史，体察病情，同情其痛苦，劝慰鼓励，建立患者对医生的信任，既属于心理疗法范围，更是治疗取得成功的关键。

2. 药物治疗　辨证当以交通阴阳、宁心安神为主，郁火伤阴、兼瘀夹湿者，则清郁火养阴、化瘀祛湿。

（1）常用药物

疏肝理气：适用于肝郁气滞，结聚不散为主证者，见胁肋疼痛，固定不移，嗳气不已；或寒热往来，或胸脘气结；或气阻喉间，气与痰结，吞之不下，吐之不出，舌红，苔薄白，脉弦细。用药宜辛散而不破气，常用香附、郁金、枳壳、瓜蒌皮、桔梗、旋覆花、炙枇杷叶等。胸闷者重用枳壳、桔梗、瓜蒌皮；腹胁胀满者重用香附、郁金；嗳气呃逆重者用旋覆花、炙枇杷叶。

宁心安神：适用于肝血不足，阴虚阳亢，邪火上乘，症见虚烦不眠，心神不安，心悸盗汗，头昏目眩者。常用酸枣仁、炙远志、石菖蒲、夜交藤等。张教授对石菖蒲运用体会颇深，临床常将远志、石菖蒲、酸枣仁三药同用，治疗失眠效果显著。

养阴益气：症见体倦神疲乏力，气短懒言，形体消瘦，咽干口渴，汗多，胁肋隐痛，或有心悸失眠，舌质干红少苔，脉虚数。患者多有郁火伤阴，用药应滑润而不滋腻气机。润肺多用明沙参、百合；益胃多用石斛、玉竹；滋肾多用女贞子、生地黄；病久耗气者多用南沙参，益气而不壅塞气机。

清泄火郁：针对心火郁滞，用药在于苦以泄热，而不损胃。适用于肝郁生热化火，肝火内郁，症状伴见胁胀疼痛，口干苦，或日晡潮热，自汗盗汗，或妇女月经过多，淋带杂下者。常用连翘心、黄连、黑山栀、竹叶、莲子等。

化瘀通络：气郁而瘀者应行气活血通络。主要用于胸中血瘀，胸痛，或烦闷，心悸失眠，急躁善怒，入暮阵热，或舌质黯红，舌边有瘀斑，舌红有瘀点，唇暗或目眶黯黑，脉涩或弦紧者。常用琥珀、降香、丹参、生蒲黄、益母草等。

宣通湿滞：气郁则水停、湿滞，水湿阻滞，阴阳不交，可见入睡困难，治宜芳香宣化、淡渗利湿。常用藿香、苍术、薏苡仁、茯苓等。

补益心胆：久病耗伤正气，惊恐失眠，夜寐不宁，梦中惊跳怵惕者。常用茯苓、茯神、人参、远志、石菖蒲等。

（2）常用方剂

一志汤（《医醇賸义》）：人参 9g，茯神 12g，白术 12g，甘草 6g，黄芪 15g，益智仁 9g，远志 9g，柏子仁 12g，广陈皮 9g，木香 9g，大枣 3 枚，生姜 3 片。有补益心肺、和中安神之功效，用于思虑太过，忧愁不乐，心烦意乱，食少神疲，四肢倦怠者。

天王补心丹（《校注妇人良方》）：人参（去芦）、茯苓、玄参、丹参、桔梗、远志各 15g，当归（酒浸）、五味子、麦门冬（去心）、天门冬、柏子仁、酸枣仁（炒）各 50g，生地黄 200g。上药为末，炼蜜为丸，如梧桐子大，用朱砂为衣，每服 1 丸，临卧时用竹叶汤调服。有滋阴养血、补心安神之功效，主要用于心肾不足，阴亏血少，失眠心悸，梦遗健忘者。

妙香丸（《全国中药成药处方集》）：茯苓 50g，茯神、人参、桔梗、甘草各 15g，薯蓣 50g，朱砂（另研）、麝香（另研）各 0.3g，木香 10g。上药共碾极细面，炼蜜为丸（每丸 6g 重），每服 1 丸，早晚空腹服，白开水送下。有补心固肾、镇静安神之功效，主要用于元气不足，心悸不稳，惊恐怯弱，喜怒不常，夜多盗汗，头晕目眩，梦遗精滑者。

安神定志丸（《医学心悟》）：茯苓、茯神、人参、远志各 50g，石菖蒲、龙齿各 15g。上药研末，炼蜜为丸，如梧桐子大，辰砂为衣，每服 6g，开水下。有益气养心、镇惊安神之功效，主要用于惊恐失眠，夜寐不宁，梦中惊跳怵惕者。

忘忧散（《辨证录》）：白术 15g，茯神 3g，远志 6g，柴胡 2g，郁金 3g，白芍药 50g，当归 9g，巴戟天 6g，陈皮 3g，白芥子 6g，神曲 3g，麦冬 9g，牡丹皮 9g。水煎服。有养血调肝、舒郁安神之功效，主要用于男子情志不遂，伴不育症者。

无忧散（《仙拈集》）：人参 3g，石膏 9g，陈皮、半夏（制）、茯苓、枳实、麦冬（去心）、枣仁、甘草各 4g，龙眼肉 5 枚。水煎服，每日 1 剂。有清热化痰、益气宁心之功效，主要用于心胆虚怯、昼夜不寐、百方无效者。

血府逐瘀汤（《医林改错》）：当归、生地黄各 6g，桃仁 12g，红花 9g，枳壳、赤芍药各 6g，柴胡 3g，甘草 6g，桔梗 4g，川芎 4g，牛膝 9g。水煎服，每日 1 剂。有活血祛瘀、疏肝理气之功效，主要用于胸中血瘀，胸痛，或烦闷，心悸失眠，急躁善怒，入暮阵热，或舌质黯红，舌边有瘀斑，舌红有瘀点，唇暗或目眶黯黑，脉涩或弦紧。

四、验案精选

（一）益气养阴、调肝安神法治疗失眠病案

郑某，女，76 岁。2020 年 6 月 5 日初诊。

自诉情绪低落多年，失眠，心绪烦杂，常常整夜无法入睡。头昏沉，时有短气，疲倦，大便干燥。无畏寒、畏风。舌质偏红，苔薄黄多津，脉沉缓。

西医诊断：失眠。

中医诊断：不寐，郁证；气阴两虚，肝不藏魂。

治法：益气养阴，调肝安神。

处方：生脉散合酸枣仁汤加减。生晒参10g，炙黄芪20g，麦冬15g，五味子10g，知母12g，桔梗12g，川芎15g，制远志12g，石菖蒲12g，酸枣仁30g（碎），灵芝10g，甘草3g，丹参15g。12剂。

二诊（2020年6月18日）：服药后，头昏次数减少但时有昏沉，上午较下午明显。偶见气急，失眠稍好转，每晚可睡3～4小时，白天仍常感疲倦，大便稍干，日1次。舌红苔薄黄，脉沉偏缓。前方获效，加酸枣仁至50g，茯神20g以增安神之功，续服12剂。

三诊（2020年7月9日）：情绪低落较前好转，头晕和气急明显缓解，睡眠好转，每晚可睡5～6小时，白天仍稍感疲倦，大便稍干。舌稍红，苔薄黄，脉沉。病已向愈，加柏子仁养心安神，润燥通便。

调理3月余而愈。

按：本案患者年事已高，气血亏虚，肝阴不足，无以敛藏肝魂，有疲倦、短气、大便干等症状，为气阴不足之证，用生脉散加减，以益气生津。患者情绪不佳多年，肝主疏泄，情志郁结化热，故舌红苔薄黄，热扰心神。肝体阴而用阳，肝之阴血不足，为体不足而用太过，故合用酸枣仁汤补肝体以收肝经浮热，收摄肝魂，另佐石菖蒲、灵芝、远志以益气血、安心神。

酸枣仁汤为张教授临床治失眠常用方，其方载于《金匮要略》："虚劳虚烦不得眠，酸枣仁汤主之。"中医认为人身阳入于阴则寐，阳出于阴则寤，肝为"罢极之本"，罢极必伤肝，肝之体用失和，阴阳失调，则虚劳虚烦不得卧。方中枣仁用至二升，可生心血、养肝血，酸以补肝之体；肝郁欲散，故散以川芎，辛以通肝之用，加甘草以防川芎辛散太过；知母滋阴泻火，茯苓通补阳明，健脾宁心，可达"水壮而魂自宁，火清而神且静"之功。张教授认为，酸枣仁治失眠效果很好，本为药食同源之品，服之也并无副作用，治失眠时常重用酸枣仁，根据病情可用至50g，此外张教授在临床每每遇到情志不舒的患者，会耐心开导，嘱咐患者在生活中做"减法"，画"粗线条"，不要太细致、太较真，也常叮嘱学生：为医者要理解、同情患者，并尽力减轻其思想负担和解除痛苦。

（二）化痰息风、平肝潜阳法治疗失眠病案

何某，男，89岁。2020年6月18日初诊。

自诉眠差7月余，多梦易醒，每晚醒5～6次。脑鸣，头昏眩晕，咳嗽，痰清稀，唾液多，胸痛隐隐，纳可，便溏，四肢麻木，左手甚麻。舌红，苔白厚，右脉微弦缓，左脉较右脉弦。有冠心病、慢性支气管炎、肺气肿、高血压（最高200mmHg）病史，植入2枚心脏支架，现自行停服降压药。

西医诊断：失眠，高血压，慢性支气管炎，肺气肿。

中医诊断：不寐，眩晕，咳嗽；风痰阻络，肝阳上亢。

治法：祛风化痰，平肝潜阳，活血通络。

处方：半夏白术天麻汤加减。蝉蜕10g，炒僵蚕10g，法半夏12g，茯苓15g，麸炒白术15g，天麻10g，生陈皮15g，豨莶草12g，酒地龙10g，酒丹参12g，生甘草3g。12剂。

二诊（2020年7月2日）：头昏眩晕、失眠稍缓解，每晚醒3～4次，脑鸣发作次数减少，纳可，便溏，左手仍感麻木。舌红，苔白厚。左脉弦，右脉弦偏缓，原方加刺蒺藜。12剂。

三诊（2020年7月24日）：诸症均有缓解，每晚不醒或醒1次。偶有头晕脑鸣，咳嗽、咯痰明显缓解，左手麻木减轻。舌红，苔白稍厚，脉弦缓。以原方加减调理。

3个月而近愈。

按：此案患者咳痰清稀，唾液多，便溏，舌苔白厚，皆是脾虚痰湿之证，故以半夏、陈皮、茯苓、白术健脾燥湿治其本；眩晕脑鸣，肢麻，提示风痰上扰入络，天麻配伍蝉蜕、僵蚕化痰息风治其标；再以地龙、丹参、豨莶草平肝阳，通经络。全方健脾、化痰、平肝息风、通络，面面俱到，切合病机。

《医学心悟》半夏白术天麻汤为风痰上逆之眩晕、头痛而设。云："痰厥

头痛者，胸膈多痰，动则眩晕，半夏白术天麻汤主之。""头旋眼花，非天麻、半夏不除是也，半夏白术天麻汤主之。"对于脾虚生痰，内风夹痰上扰的病机，张教授常用此方灵活加减，频取捷效。常用半夏，半夏气味辛平，体滑性燥，能走能散，能燥能润，和胃健脾。《本草崇原》载："半夏色白属金，主宣达阳明之气，故皆治之。金能制风，故治头眩。"善用虫药也是张教授用药特点之一。本方中僵蚕为祛风之妙品，《本草备要》载："僵蚕辛咸微温。僵而不腐，得清化之气，故能治风化痰，散结行经。"蝉蜕亦可息风，历代均有其治"中风失音"之用，常与僵蚕相须为用；地龙味咸，性寒，入脾、胃二经。可平肝息风，搜剔络中之风邪，又可平喘，于此病之病机殊为合适。豨莶草入肝经，治肝肾之风湿，《本草汇言》云："祛风湿，活滞血之药也，故祛风药每推首用。"综上，张教授辨治失眠以病机为核心，治病必求于本，尽量精简药物，直切病机。

（三）清肝泻火、宁心安神法治疗失眠病案

于某，女，38岁。2020年6月4日初诊。

眠浅易醒多梦，自述几乎隔两小时醒1次，醒后再难入睡，伴烦躁易怒，自汗多，潮热尤其脸颊热，手心热，月经提前，量少，白带少。口渴，饮水少，舌红苔少，右脉微弦，左脉微弦偏细。

西医诊断：失眠。

中医诊断：不寐，肝火扰心。

治法：疏肝泄热，宁心安神。

处方：丹栀逍遥散加减。柴胡10g，当归15g，酒白芍15g，茯神木15g，生白术10g，牡丹皮10g，炒栀子10g，菊花15g，蝉蜕10g，制远志10g，石菖蒲10g，炒酸枣仁75g（打碎），灵芝15g，生甘草3g。2剂。

二诊（2020年6月25日）：睡眠好转，每晚醒2次左右。情绪仍有时急躁易怒（尤其辅导作业时），潮热稍有减轻，白带少。口渴好转。前方取效，加川芎10g，刺蒺藜10g，12剂。

三诊（2020年7月16日）：睡眠、情绪均有好转，本周睡眠共醒3次，

潮热减轻，口不渴。舌红苔少薄黄，脉偏弦细。药已对证，肝热减轻，去原方蝉蜕、刺蒺藜，服药调理2月余，基本复常。

按： 此案患者平素烦躁易怒，情志不舒，伴有潮热、手心热、月经提前、口干，为肝经火热之证，舌红少苔，脉偏弦细，提示有伤及肝阴之嫌，以丹栀逍遥散为基础方，加酸枣仁。《医学心悟》云："治肝经郁火，胸胁胀痛，或作寒热，甚至肝木生风，眩晕振摇，此皆肝气不和之证。"取"木郁达之"之意。张教授常用此方治疗七情气结，肝经郁火之证。丹皮气味辛寒，入肝经。其寒能清热，辛能散结，和血凉血而生血去瘀，治血中之伏火。历代医家认为用其清相火者，较之黄柏尤佳。栀子多入气分，可泻三焦之火，清心除烦。朱丹溪认为："解郁热，行结气。其性屈曲下行，大能降火，从小便泄去。"二者气血同治，共散肝经之郁结火热。远志苦辛温，入心能通肾气，上达于心而交心肾，《本草撮要》载："功专治健忘，得茯苓入肾通阳，得枣仁通心安神。"茯神一味，《本草备要》载："主治略同茯苓，但茯苓入脾，肾之用多，茯神入心之用多。开心益智，安魂养神。"《本草新编》亦云："茯神抱松木之根而生者也，犹有顾本之义，故善补心气，止恍惚惊悸，尤治善忘，其余功用，与茯苓相同。"此案用茯神代替加味逍遥散中之茯苓，于通补阳明以安厥阴之中，加强宁心安神之力，体现张教授用药之精当。石菖蒲味辛苦而温，可补心气之不足，《本草备要》载："补肝益心，开心孔，利九窍。"此案心肝两调，加味逍遥散化裁疏散肝经郁火，远志、茯神、石菖蒲以宁心安神，处方用药井然有序。

（四）通阳除湿、涤痰安神法治疗失眠病案

甘某，女，61岁。2019年11月22日初诊。

失眠1年余，入睡困难，眠浅，多梦，每晚醒5次左右，平均睡3~4小时。微盗汗出，心烦烘热，夜晚脚心热，小便频数，咳甚则尿，胸闷如石压，疲倦，无怕冷。胃嘈杂反酸，无胀痛，口苦口臭，不欲饮水。二便正常。舌红苔厚微黄满布，脉弦。

西医诊断：失眠。

中医诊断：不寐；湿阻中焦，痰热扰神。

治法：通阳除湿，涤痰安神。

处方：半苓汤加减。法半夏 10g，厚朴 10g，茯苓 15g，黄连 10g，吴茱萸 5g，白通草 10g，制远志 10g，石菖蒲 10g，酸枣仁（炒）30g，白薇 10g，生姜 3 片，海螵蛸 30g。6 剂。

二诊（2019 年 11 月 29 日）：睡眠稍有好转，做梦减少，每晚醒 3 次左右，平均睡眠时间近 5 小时，有喘气，干咳，反酸，烧心，嘈杂，心烦，尿时刺痛。苔稍厚满布，微边红，脉弦。湿去热开，出现肺胃热证，前方加蒲公英 20g，木香 10g，以清透肺胃之热。7 剂。

三诊（2019 年 12 月 6 日）：睡眠继续好转，每晚醒 1 次左右，平均睡眠时间 6 小时，心烦频率降低，喘气，干咳，反酸，烧心，嘈杂均减轻。肺胃热退，原方去白通草、木香、蒲公英，酸枣仁加至 40g，海螵蛸改 15g。

继进 12 剂，近乎痊愈。

按： 本案患者年逾六旬，阴气自半，不能敛阳，故有心烦烘热、脚心热、盗汗等症状。患者胃脘嘈杂、反酸等是肝火犯胃表现。肝气不舒、痰热内生、热郁胸膈，见胸闷；热扰心神，则加重失眠。舌红苔厚微黄、脉弦属肝郁化热、中焦湿阻见症。治疗用《温病条辨》半苓汤加减，方中半夏、茯苓培阳土，厚朴苦温泄湿除满，黄连苦以燥湿，通草通利水道，治疗湿阻中焦之候，用之正宜；又有心烦烘热、脚心热、盗汗等症状，为阴虚热盛表现，佐以白薇、酸枣仁清虚热以养阴安神；脉弦，胃部又有嘈杂反酸，考虑肝火犯胃，阳明胃腑失其用，用左金丸清肝，法半夏、厚朴、生姜通阳明，佐海螵蛸制酸止痛，丝丝入扣，切合病机。

《景岳全书·不寐》云："寐本乎阴，神其主也，神安则寐，神不安则不寐。"心为五脏六腑之大主，心动则五脏六腑皆摇。心神内守，则寤寐有度；心不藏神，则寤寐失序。张教授治不寐常用远志、菖蒲药对，二药均入心经。《本草分经》认为远志"入心能通肾气，上达于心而交心肾"，石菖蒲亦可"开心孔，利九窍"，合用则既可开窍醒神，又交通心肾，具宁心安神、开窍化痰之功，使痰湿去、心肾交，则失眠可除。胃不和则卧不安。临床常见因中焦湿阻、阴阳升降失常，阳不能入于阴而致的失眠。张教授治此类失眠常以通阳除湿、涤痰安神获效，此案患者即先以半苓汤通阳除湿、燥湿利水，恢复脾胃升降，再用左金丸加蒲公英、木香等清透肝胃之热，使阴阳交通，则失眠可除。

（五）扶正温阳、补中安神法治疗失眠病案

段某，女，65岁。2019年10月8日初诊。

多发性头痛伴失眠6年余。检查MRI示额叶点状缺血灶。心电图示心律不齐。曾在外院接受中西医治疗（具体不详），病情反复，遂来就诊。刻下：枕部头痛，平日23点睡觉，需1小时左右才能入睡，1～3点醒，4点才能再次入睡，兼有神经性皮炎反复发作，一周发作3～4次，入夜奇痒难耐，近1年偶尔晚上干咳，无口干，畏寒，疲乏，纳可，二便可，舌淡苔白，脉缓尺沉。

西医诊断：头痛，失眠。

中医诊断：头痛，不寐；脾肾阳虚。

治法：扶正温阳，补中安神。

处方：固元汤合安肾汤加减。人参10g，炙黄芪10g，鹿角胶（烊化）10g，桂枝15g，胡芦巴15g，川芎15g，菟丝子10g，韭菜子10g，五味子10g，干姜10g，炒酸枣仁30g，远志10g，炙甘草5g。6剂。

二诊（2019年10月22日）：服药后畏寒好转，头痛缓解（一周发作2次），疲乏缓解，睡眠改善明显，入睡时间缩短到0.5小时左右，夜里3点仍要醒1次，醒后基本可快速入睡，服药期间神经性皮炎发作2次左右，仍稍有疲乏，大便溏而不爽，日行3～4次，舌胖大，舌质暗红，苔薄欠润，脉缓尺沉。前方显效，稍作变动。黄芪改20g增强补气升阳之功，酸枣仁改35g以增强安神之力，另加白芷10g，菖蒲10g芳香除湿、安神助眠，续服6剂。

三诊（2019年10月30日）：诸症好转，基本可快速入睡，本周夜晚睡眠共醒3次左右，神经性皮炎发作1次。前方既效，守方不变。

再进 12 剂而愈。

按：本案患者恶寒、疲倦、脉沉缓，神经性皮炎反复发作，一派阳虚寒湿之象。以固元汤与安肾汤合方，加胡芦巴温补肾阳，菟丝子平补肾气，以川芎代白芍之酸敛，通血气，使补而不滞，重用酸枣仁、远志以安神，达到标本兼治的效果。

《温病条辨·下焦篇》载："湿久，脾阳消乏，肾阳亦惫者，安肾汤主之。"安肾汤以鹿茸为君，通补奇经督脉，韭子等补肾阳。固元汤见于《重订通俗伤寒论》夹血伤寒篇，用鼓峰固元汤加五味治疗阳虚阴走之失血，此证"多属内伤情志，饥饱失时，脾胃先病。必见恶心神倦，自汗肢厥等症"。以参芪为君固元气，干姜、五味温中敛阳，原方干姜须炒黑用以止血，此案并无血证，故径用干姜温阳即可。临床上肾虚导致的失眠并不鲜见，肾为先天之本，是维持自身阴阳动态平衡，保证正常睡眠的根本。心肾不交、肾阳虚弱、阳虚夹瘀、阳虚痰阻均可致失眠，用补肾药时不可太过燥热，以免耗伤阴血，当用缓补平补之品，以恢复肾中精气，方中菟丝子即是如此。张教授在临床常用菟丝子，《本草备要》认为其"强阴益精，温而不燥，不助相火"。《雷公炮制药性解》赞曰："至和至美之剂，宜常用之。"除药物治疗外，还需加强心理调摄，培养良好的作息及饮食习惯，乐观面对生活及工作中的困难，恬淡从容，豁达潇洒，方能安然入梦、高枕无忧。

（六）化痰除湿、宁心安神法治疗失眠病案

徐某，男，65 岁。2019 年 6 月 27 日初诊。

自诉眠差，多梦，入睡难，需要 2 ~ 3 小时才能入睡，眠浅。劳累后腰痛，走路久则出现腰胀痛，怕热，易出汗，咳嗽（支气管炎），纳可，二便调，舌胖大，苔厚腻微黄，脉弦。

西医诊断：失眠。

中医诊断：不寐；痰热扰心。

治法：化痰除湿，宁心安神。

处方：黄连温胆汤加减。法半夏 15g，茯苓 30g，陈皮 15g，枳实 20g，

竹茹 15g，黄连 10g，炙远志 10g，石菖蒲 15g，酸枣仁 30g，泽泻 20g，炒没药 10g，续断 15g，杜仲 15g，决明子 20g，甘草 3g。6 剂。

二诊（2019 年 7 月 12 日）：咳嗽、腰痛均有缓解，失眠改善不明显，仍有多梦，自述 2 个小时左右能入睡，睡眠质量不高。舌胖大，苔厚腻，脉缓。痰热渐减，守方继进。原方去没药，恐引湿热深入血分；湿热渐去，酸枣仁改 50g，以增强安神之力。7 剂继服。

三诊（2019 年 7 月 19 日）：诸症缓解，睡眠好转，做梦减少，入睡时间缩短，30 分钟～1 小时可入睡。舌胖大，苔偏厚腻，脉缓。病已近愈，加茯神以增强安神之力。

服 12 剂后睡眠基本复常。

按：此案患者寐差多梦，又见舌胖大苔厚腻微黄，为湿热生痰、痰热扰神之证。劳累腰痛、久行腰胀则有肾精亏虚、腰府不固之嫌，以黄连温胆汤为基础方，加补肾通络除湿之品。黄连温胆汤清热化痰除湿，加泽泻增强化湿泄浊之力；腰为肾之府，用续断、杜仲补肝肾、强腰膝；湿热入络，则少佐没药以通经活络；决明子清肝胆之火，有引火下行之意，其通便之功可使湿热从下焦而去；再用石菖蒲、酸枣仁增强安神之功。

不寐的病因很多，诸如心肾不交、思虑伤脾、心脾两虚、心胆气虚、脾胃失和等，均可致失眠发生，其病机总与阴阳失交有关。张教授认为阴阳失交，责之于胆，其原因有四：一者，水火者阴阳之征兆，胆属木，木生于水而生火，故胆能交通水火阴阳；二者，胆者，中正之官，不偏不倚，故能维持人体气血阴阳的平衡；三者，夜半子时，胆经当令，子时为阴阳交通之时，故胆能交通阴阳；四者，胆属少阳，少阳为枢，故能协调人体阴阳之升降、表里之出入。因此，张教授在临床治失眠常从胆入手，方用温胆汤、安神定志丸等。

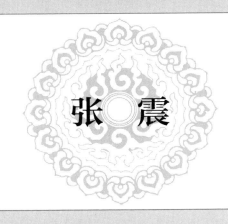

张 震

一、医家简介

张震（1928—　　），男，云南昆明市人，中共党员。第三届国医大师，中国中医科学院学部委员，研究员、教授、主任医师，研究生导师，云南省中医中药研究院创始人，云南中医药大学名誉教授、终身教授，上海中医药大学附属龙华医院名誉教授，上海中医药大学脾胃病研究所名誉所长，成都中医药大学特聘教授。从事中医、中西医结合临床、科研及教学工作70余年。临床诊疗经验丰富，理论研究成果丰硕，治学严谨。

在辨证方面，张震教授提出"两态三三构型规律"，对证候的结构和层次等原理进行了系统深入研究，探索阐述了中医疑似证候间的鉴别诊断规律，在归纳分析证候自然层次的基础上，提出了新的证候三级分类法，揭示了各种辨证的内在联系。在疾病治疗方面，制定疏调气机治疗方法，他倡导疏调气机是中医药内治大法之一，强调"欲求临床疗效的提高，无忘对患者气机之疏调"，宜在维护肝的正常疏泄功能的同时辅以健脾补肾，作用全面。以"一体两翼"之法保持人体气机的调畅，使体内气血阴阳得以协调平衡，利于病体康复，而非单纯疏肝解郁。精心拟定疏调气机汤，经临床化裁用于多种疾病，结合科研及临床实践，化裁出疏调气机十一方供中医同道借鉴使用，疗效显著，效誉均丰。

二、学术观点

（一）辨证探新：剖析证的层次结构，掌握辨证核心规律

1. 中医文化独特的诊断学概念

辨证论治学术体系，是中医药原创的具有优势特色之诊疗途径与方法，始于《内经》和《伤寒论》，代有发展，内容丰富。法度井然，沿用至今，习以为常。但因年远代迁，辨证之类别较多，虽有主有辅，"二纲六要""八

字尽之",然而尚未进一步厘清各种辨证之间深藏的内在联系和证本身的层次结构等问题。还缺乏一个大体上能够覆盖各种辨证的、比较统一的操作规范和模式,不利于中医诊断方式的创造性转化与创新性发展。为了传承精华、守正创新中医辨证理论,使之与时俱进,在一定程度上化繁为简,化难为易,提质增效,发展致用,适当借鉴现代结构论及分类学原理,从宏观角度剖析中医"证"之结构层次,使之更明朗化,以便掌握应用,提升辨证工作效率。

事物本身的结构层次,是其内部各个组成部分,或各要素之间有序联系和相互作用,及各层次之间的级别和地位的排序,借此方能形成一个完整统一的相对稳定的复合体,这是事物赖以存在的必要条件,同时反映着不同的事物最根本的属性。结构与功能是不可分割的对立统一关系。了解其结构之组成规律,便可指引人们在一定条件和范围内去改造客观世界的有关事物。

辨证论治包含理、法、方、药四个关键环节,其中以理为先,证之理明则立法选方用药才能有的放矢,治疗精准有据可依。因此继承医经原旨精华,紧密结合自身多年之实践感悟,贯彻新发展理念,构建发展格局,深入思考,用心解析证的层次结构原理,突破辨证操作瓶颈,势在必行。因此本着《内经》之要求:谨守病机,各司其属,明于阴阳,气血虚实,表里寒热,六淫邪气,五脏之象,不失条理,法于往古,融汇新知,验于当今,意在解析证之结构层次之组成原理。

2.证自身层次结构的组成原理

中医学领域里的"证",不是一般的证据,是反映患者体内病机的共性变化与个体差异性的中华医学文化中特有的诊断范式,是我国古代医家在天人合一的原始系统观念和阴阳纯朴辨证思想方法指引下,经过大量医疗实践感悟和意象思维,在一定条件下和相应范围内撇开了病名的局限,捕捉到各种疾病过程中可以识别到的共性病机,以及患者的个体差异性等表现,形成概念,供医者判断患者病情"知犯何逆,随证治之",是中医文化之瑰宝,中国人的卓越智慧结晶。但是证究竟是怎样形成的，其结构层次之属性如何？必须给予守正创新的解析。

带着上述问题，依据中医理论精华与临证诊疗实践感悟，反复分析，潜心思考，探微索隐，不断检验。终于发现证基本上是由多种病机要素依其相应的结构规律有序地组合而成的。其中既有核心要素的成分，又有由某些要素相互结合而组成的基础架构，其后则由确定了病位的基础架构形成完整的具体证。具体证可以是单一的，也可出现复合的形式，而诸证的核心是人体病机要素，也就是证的根源所在，现初步分述如下：

（1）核心要素——核心证：构成证的核心要素成分，基本上是人体复杂的病机，虽然各有特点，但均非孤立存在，而是互有联系，可相互融合、相兼、互夹、转化，且程度不等，并有轻重缓急等相对之差异。而其中最具有本质意义者莫过于失去平衡协调之阴阳、气血，患者体内正邪斗争之势力对比状况，因而使病机与证候从总的方面呈现出表里阴阳与虚实寒热等不同的属性与特征。

①失衡之阴阳：中医学认为人生有形不离阴阳，阳化气阴成形，形气相得，则人体之组织器官与其功能活动互相协调平衡，乃是生理常态，属于人体之"正气"。反之一旦失常或反常则转化为有害的"邪气"。如阳盛则热，阴盛则寒；阳虚则寒，阴虚则热，俱能损害人体健康。因此《素问·阴阳应象大论》认为"阴阳反作，病之逆从也"，阴阳寒热之变，均为病机之要素。

②正邪之虚实：当人体之阴阳平衡协调，形气相得，则人身正气存内，邪不可干，内邪难以自生，外邪亦不易伤人，即使入侵致病，人体正气能与之匹敌，邪气虽盛而正气不弱则病机属实，证亦非虚，反之正气不足者则虚也。因之《素问·通评虚实论》总结称"邪气盛则实，精气夺则虚"，虚与实均属于病机之要素，据以定攻补之法。

③寒热之异：是病机属性之反映，其中寒证多因人体阳虚阴盛，或感受外来的寒邪所致。其症状特征通常是畏寒肢冷，喜热恋暖，舌淡润苔白，口

不渴，尿清长，大便稀溏，或脘腹冷喜热熨等阳气不足之象。反之则为热证，但二者又常与虚实相伴而呈现出一定之特殊性。

④表里之别：在于区分病变范围与程度之轻重深浅，表证常见于外感病初起之际，病情较轻浅，卫气为外邪所束，肤腠失常，症见恶寒发热，头身疼痛，鼻塞喷嚏，咽痛咳嗽，脉浮，但无明显的内脏及体内气血功能失常现象。若病变深入体内导致脏腑气血形质功能异常者，则属于里证。里证范围甚广，各有其不同之特征和具体表现。

⑤异常之气血精津液：气者人之根本，气和而生，运行有序。血为水谷之精气所化生，渗灌濡养周身，乃气之母，是人体生命重要物质基础。若气血异常则严重影响生理功能，对体液的摄控能力减弱，对外邪之抗拒力不强，体失温润，气化不行，濡养不足，若血行不畅易成瘀积等。精亦为人身之本，始自先天胚胎，又得后天水谷精气之充养，藏于肾内，用供全身，能生神、益智、充髓、固齿、化气、化血、生发等，直接关系人体之生长、发育、生殖、衰老生命之全过程，一旦亏耗则变生诸证。津液是维持人体生命活动的重要体液，其吸收、生成、输布、排泄均与三焦之气化有关，能渗灌血液，濡养周身内外，若气候炎热补充不足则可化燥，高热持续不解、津伤液涸则可危及生命。若气化不及，津液输布不畅，停蓄体内则可转化湿浊痰浊等邪气。

⑥其他诸邪因素：能破坏人体健康，形成病机变化的因素较多，通称邪气，均是性质各异或又有相应关联的病机和证的核心或重要成分。

如风邪，乃百病之长，其性数行善变，轻扬、飘浮、动荡，属于阳邪，既可外来又可内生。外风多夹带他邪，如风寒、风热、风湿等共同为患，变化多端。内生之风多因水不涵木，阳亢所致，可上冒颠顶，旁及四肢，麻木眩晕，乃至偏瘫等。

寒邪，其性属阴，易损伤人体之阳气，其作用为凝闭收引，既可外束表卫，又可直中体内脏腑，致脉络闭阻，血行不畅，引发畏冷和局部不适或疼痛等现象。另有寒邪自表入里，继续演变传化，遂有三阳三阴之病机形成。

暑本为热邪，然而也可与湿邪为伍，阳中有阴共同伤人，一般多见于长夏三伏炎天。暑热能致人体气耗津伤，出现发热、烦渴、大汗出、无力等症状，习称中暑。又有阳暑阴暑之分，前者多源于烈日之曝晒，后者多由于久居闷热之室而致。

湿为阴邪，其性重浊滞腻，胶着难移，为患广泛而持久，既可外来又可内生。且体表体内皆无处不到，可阻遏气机之升降及经络之通畅而成着痹等。内生之湿，多因脾失健运，肺失通调，致饮入之水液停蓄成湿，久之可以酿热而成湿热，或寒化而成寒湿，或浓缩而成湿浊。外湿多因久居潮湿之地，或素体阳虚复因淋雨涉水而致。

痰为体内自生之病邪，多因脾失健运，肾失温煦，三焦气化不利，水湿在体内停蓄浓缩而成。能阻碍气机之正常运行，且随其所在之处不同而表现不一，变化多端。临证识别一般可根据其人平时是否咯痰较多，虽病久而不显衰象等。古代医家曾有怪病多因痰作祟之说。

浊多由水湿痰饮瘀血等因素合成，常见者有湿浊、痰浊、瘀浊、秽浊等，更为滞腻难除，可严重阻碍气机之升降出处，蒙闭清窍，扰乱神识，且致病多隐匿，亦能转化成浊毒，危害更烈。

燥邪亦有内外之分，外燥伤人多见于气候干燥之秋季，且有温燥、凉燥之分。前者多见于初秋，后者常发于晚秋。内生之燥常源于阴虚日久或郁热长期不解、津亏液耗而又补给不及者，症见口鼻咽干，皮肤不润，大便干结等。

火为热之盛或热之极，有内外虚实之分。一般内生之虚火，多因五志过激、七情内扰，或过食香燥之品所致。外来之实火侵犯人体，则高热，烦渴，尿短黄，便干结，目红，舌色赤绛，苔干黄燥起芒刺，病况凶险，火毒攻心则生命危殆。

毒之种类较多，外来者如水毒、火毒、风毒、食毒、虫毒、蛇毒、疫毒、尸毒等；内生者如湿毒、疔毒、热毒等。诸毒均能严重损害人体健康。古医者言：毒趁六淫之势，六淫借毒之力伤人性命。

疫邪又称瘟邪疠气，性质特殊，具有传染性，有烈性与非烈性及急性与慢性之分，75%之瘟邪疠气皆是病毒所为。急性烈性之疫，传播迅速，多自口鼻侵入人体，互相染易，无问大小病状相似，或先犯肺，或直伤胃肠等处，且易与湿、热、瘀血等邪气勾结，病机复杂严重，易致患者死亡。

总之，病机与证之要素虽多，但概括而言皆属于内源性与外源性两类成分，或交叉互融使然。因此医者辨证之视野宜尽可能全面而有重点，应抓住患者之基础病机，再旁及其余。

（2）基础架构——基础证：证的基础架构，系由上述核心成分随不同的情况相互融合而成，或与某些能够表明其动态和趋势之语助词掺和在一起共同合成。此类助词如逆、滞、郁、瘀、涸、互结、上逆、下陷、停蓄、亏耗、并存、下注、上亢等。

基础证的组成之形式有单一者亦有复合者。如阴虚、阳虚、气虚、血虚、气逆、气郁、气滞、气结、虚寒、湿热、液涸、津亏、瘀血、痰浊、风痰、风寒、风热、虚火等，即属于单一式；又如阴阳两虚、气血不足、痰瘀互结、湿热下注、浊气上逆、表里俱虚、寒热混杂、虚实互见、血虚生风等，便属于复合型之基础证，不胜枚举。显示出中医基础证之多样性与丰富的内容，应进一步深入研究，并关注疑似证之鉴别。

（3）完整模式——具体证：证的较完整的模式，是由基础证的架构与病位标识共同组成。基础证及其助词大体上对病机起到了定性、定状、定势、定名，乃至定因等作用，但尚未表明病变的具体位置或所处之阶段，所提示的治疗目标靶点还不够集中。为了使辨定之证能更精准地指导立法选方用药，必须使证的结构层次完整化具体化，以体现中医固有的诊断特色。为此尚应熟悉各种关于病位方面的指征，即病位征。

凡能提示病机与证所在的人身部位和流行性伤寒温病发展过程中所临之阶段的代表性症状者，通常即是病变的定位依据和指征。例如病变的脏腑定位，主要是依靠藏象之异常表现及其延伸性或联属性症状。当患有某种基础证的患者，同时又伴有或出现心悸、心胸闷痛、失眠、神识障碍，舌糜，脉乱者即是病位在心的指征；凡有胁肋不适，心情郁怒，头目眩晕，脉弦等，则反映其病位在肝；脘腹不舒，胃纳呆滞，面黄肌瘦，则病位与脾有关；咳、喘、鼻息不利、皮肤不荣，大便不爽等症状者，则病位在肺；腰酸、耳鸣、脱发，牙齿不固，性功能障碍，小儿发育不良，尺脉弱者，其病在肾等。

至于经络的病位，则与其体表之循行路径及所联属之症状有关。如手三阴之病位表现为胸部上肢内侧和手心手指处疼痛不适，及肺心与心包症状有关。

伤寒温病的病程阶段定位：三阳阶段多从表热实之证候着眼，三阴阶段则宜关注里虚寒之表现；温病之病程阶段，邪气入侵卫分为表证症状，气分入里为中焦邪实表现，入营出现心神症状，入于血分则可见动血、动风、津伤液涸现象，此是顺传之病征，若逆传心包，则神昏谵语，病情危笃。

现就完整模式之具体证举例如下：凡是患者已有潮热，盗汗、咽干，舌形尖敛少津、少苔，脉细数等阴虚基础证的症状，同时又表现有失眠、心悸、心烦等病位在心的指征，则为心阴虚之具体证。同理，若已属于阴虚基础证的病人，又伴有腰酸、膝软，耳鸣，左尺脉弱等病位在肾的指征，则为肾阴虚之具体证。依此类推凡是已具有畏冷肢寒，口中润、喜热饮食，求温恋暖，舌淡胖多津，尿清长等阳虚基础证之患者，同时又伴有脘腹冷痛，纳呆，泛吐清水、腹部喜热熨等症状者，则属于脾胃虚寒之具体证。再者如寒邪自外入侵人体，正邪交争出现寒热往来之半表半里基础证，若同时又有口苦、咽干、目眩、心烦、喜呕、脉弦等伤寒六经少阳阶段之指征，则属于具体的少阳证。又如温邪上受，首先犯肺，顺传胃腑，正盛邪实，热势正炽，在里热实基础证的情况下出现不恶寒反恶热，汗出，口渴，咳喘胸痛，痰黄稠，腹胀拒按，大便干结，胃肠腑气不通等症状者，即属于温病过程中的邪在气分的具体证。类似这样由基础证与定位指征合成的具体证不胜枚举。

以上所述关于证的层次结构分类，是将其主要内容与辨证操作过程按其性质分为既有一定区别又有内在联系的各个环节，逐一梳理其内涵外延，相互联系与作用部位，使之条理化、系统化，在相应相称的原则下归类划分所得，有进一步研究之余地。

3. 辨证宜掌握"两态三三构型规律"

中医学的证在其形成的过程中蕴藏着结构层次规律，是我们在长期中医药诊疗实际工作中不断检验思考，最终获得的有一定新意的临证实践心得感悟。解析了中医证形成的过程中层次结构的基本原理。发现"证"存在着前述的核心成分、基础架构、具体形式三种相对静态的、内在的、互相联系的结构关系，而在临证应用过程中则又常表现出原发证、继发证、夹杂证三种相对动态的、外在的、互相联系的结构关系。例如原发性基础证为阴虚证，则其继发证则可见内火虚热证，同时还可能存在其他夹杂之证。这种具有时空二维的"两态三三"的证之结构关系对于中医诊断有实际意义和应用价值，因此命名为中医证的"两态三三构型规律"，若将病位征也一并纳入，则亦可称为"两态四三构型规律"。经过临证实践反复检验，此规律确有适用性、指导性与可操作性，只要切实掌握其核心要素的属性与特征，及相关结构层次的联系规律，由四诊合参获得充分的诊断信息，仔细思考便可扼住要领，执简驭繁、便捷操作、主次分明、事半功倍地提高中医辨证的质量与效率。（见图1中医证候层次结构规律示意图）

总之，疾病的发生、发展、演化与转归，一般皆有相应的规律可循，熟悉并掌握运用这些规律亦有助于丰富辨证内容。中医的"证"，其根源是病机，体内的病机变化与其外在表现合一，便是证候，其中蕴藏着层次结构的组织规律，即构型之道理。至于临诊掌控利用，则与医者对病人状况之洞察程度及中医诊断思维有关，欲使辨证达到准确无误，实有一定难度。老朽上述一得之浅见，供大家参考，待引玉也。

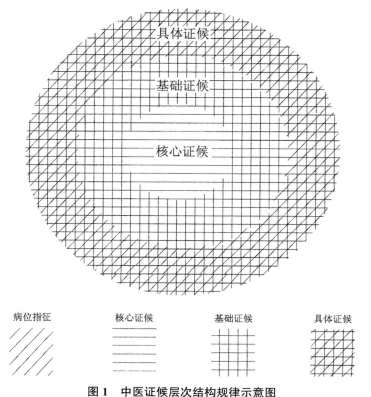

图 1 中医证候层次结构规律示意图

证的相对外在动态表现：原发证 ⟶ 继发证 + 夹杂证
（首发证）（次生证）（合并证）

　　具体以失眠而言，亦不例外。本病病位与心、肝、胆、脾、胃、肾有关，"核心证候"如阴、阳、气、血、虚、实、热、湿、火、痰等，由核心证候加上提示该证在患者体内之存在状态及动态趋势等内容的示意词，构成基础证候。与本病关系密切的如气虚证、血虚证、阴虚证、气郁证、痰热证、虚热证等。确定病证所在部位，即构成完整的具体证候。当单独的一个基础证不一定能揭示患者当前的疾病证候全貌，有时需要两个或两个以上基础证，构成"复合证"，如心肾不交、肝火扰心等，才可圆满概括。如此，经过由核心证候→基础证候→具体证候对患者当前的病机进行层层剖析，使得证候层次井然有序，可提高辨证的准确性。获得准确的辨证后，以此为指导，结合对病、对证、对症"三对应"的治疗针对性，施以提质增效之疏调气机治疗法，常能收获成效。

（本文为国医大师张震系列学术研究汇报之《剖析证的层次结构，掌握辨证核心规律》，由张震教授口述，田原整理。）

（二）倡导疏调气机治法为中医内治大法之一

张老对"气"与"气机"的认识，源自对《内经》的深入研究。他曾这样说道：现存《内经》所包括的《素问》与《灵枢》各九卷，共计162篇，托名黄帝与岐伯等问答之言，是中医药学理论之渊薮，医者之圭臬，全书20余万字，浸透着"气一元论"的医学化了的哲学思想。在其162篇内容各异的论述中，竟有150篇都提到气，单是"气"字便达到2997个之多。其中概念较为清楚的各种气有80余个，广泛涉及自然界现象、病源因子、人体生理、病理、诊断、治疗、养生、药理学等多个领域。足见中医气学内容之丰富，"气"已成为中医学表述人体生命最根本的内容。气机是人体诸气运行活动的机制和规律，其运动特点是循着固有的方式进行出入、升降、循环、转化等生理活动。籍此不断激发和推动体内各组织器官发挥应有的功能，共同维护人体的生命。人体依靠气机的出入活动，由鼻口摄入天气与地气，经三焦气化吸取其中精气供生命活动之需，然后由鼻之呼出与前后二阴排泄秽浊之气和废物，除固纳新，与自然界进行物质交换。对内则通过气机之正常升降，达到脏腑间的"上下相济，动静相召"维持体内环境的平衡，依靠营卫之气等的循环沟通、灌溉、供应全身之给养及力量。通过水谷精气的转化产生津、血、阴精以奉养全身，从而保持人体各部生理功能的动态平衡与相对稳定。因此，《内经》曾指出人体之气"故非出入，则无以生长壮老已；非升降，则无以生长化收藏"而"其流溢之气，内溉脏腑，外濡膝理"，一旦失常便是"出入废则神机化灭，升降息则气立孤危"，人体若出现"神灭机息，气止化灭"的状态则是死亡的表现，可见人体气机之正常运行是生命的前提和保证。当人体自身的调节机制受到病源因子的干扰破坏，自控失灵，则气机紊乱，常态丧失。病理变化的产生往往与体内气机运行障碍或失常有关。疏调气机的治疗方法，就是根据气机失常之具体情况"矫枉纠偏"，"拨乱反正""削其有余，补其不足"，助其复原。体内脏腑营卫等气机均处于既有区别又联系和谐统一的有序运行中，因此施治之时要求局部与整体统筹兼顾，因人、因病、因条件制宜，灵活地掌握疏调气机这一调气固本的关键性基础环节。《景岳全书·传忠录·论治篇》引《医诊》云："行医不识气，治病从何据，明得个中趣，方是医中杰。"另《景岳全书·杂病谟·论调气》又谓："夫百病皆生于气。正以气之为用，无所不至，一有不调，则无所不病""人之多难者，在不知气之理，并不知调气之法。"

　　《内经》关于调气的论述内容非常丰富。从广义方面看，认为治病要"谨候气宜，无失病机""察标与本，气可令调"。对于气机失常之患者治宜"高者抑之，下者举之，有余者折之，不足者补之""各安其气，心清必静""或收或放，或缓或急……以所利而行之，调其气使平"。而且指出在调气的同时，还要从患者之实际病情出发，采用或配伍"和以所宜，佐以所利"之有关药物方为全面，从而才可"强其内守，心同其气，可使平也"。（散见《素问·至真要大论》《素问·五常政大论》）。对于针灸治疗之原理，《灵枢·刺节真邪与终始》也总结说："用针之类，在于调气""凡刺之道，调气而止"等，均属疏调人体气机之治疗方法，而所调之气，与元气、经气及脏腑营卫之气均有关系。

　　据此，张老根据70年之临床诊疗实践体验，认识到疏调人体气机必须以疏利肝气与调护脾肾相结合，同时兼顾其他有关并发证候而统筹处置，并非单纯之疏肝理气解郁所能圆满实现治疗之目的。因为肝为刚脏，体阴用阳，体柔用刚，性主疏泄条达而恶抑郁，可助人体气机之舒展畅行，又主风、主升发，藏血，脏腑经络冲任之血均受自于肝，藏魂能随神往来而主谋虑决断等。清·费伯雄云："肝具有生发长养之机"（《医方论·卷二》），沈金鳌则说："厥阴肝一身上下，其气无所不乘。肝和则生气，发育万物，为诸脏之生化。若衰与亢，则为诸脏之残贼。"（《杂病源流犀烛·卷十·肝病源流》）脾主运化饮食水谷之精微以奉养全身、化生气血，是维系生命的后天之本。肾主藏精，其间之元气为诸气之根，是人身生命之源，乃先天之本。

若脾失健运，水谷精气无源，肾间元气不充，元阴匮乏，水不涵木，肝失濡养，何来正常疏泄之力。所以，健脾可开益气之源，补肾能够滋水养肝，于疏肝之同时宜结合补肾健脾，非单纯之疏肝理气便可一举达到疏调整体气机之目的。因此提出以肝为主体，脾肾为两翼之"一体两翼"的基本治疗理念，既可促进肝之疏泄条达功能，又能顾护先后天之本的肾脾气机，再根据实际需要结合其他必要之治法，选用针对性药物组成方剂，灵活施治。因此，疏调气机治疗法，对于体内失调之气机可发挥矫枉纠偏、拨乱反正，使异常之气机经疏调而恢复生理常态。具体而言，对于气机郁滞者可疏调而畅行之，郁结者疏调而消散之，逆反者疏调而从顺之，下陷者疏调而升举之，紊乱者疏调而规顺之，不足者疏调而补益之，夹瘀、夹痰、夹湿者则疏调而化之、祛之、渗利之。从而达到《内经》和《金匮》所言之"疏其血气，令其调达，而致和平"，使"五脏元真通畅，人即安和"之目的。张老及其学术继承人运用以疏调气机为基础的治疗方药于临床，对于不少常见病和部分疑难病证进行治疗，均能不同程度地获得病情缓解和最终临床治愈之效果。

若将人体气机失常看作一组综合病证，则下述所荐之方一般可作为基础通治的广谱方剂，在医者的正确掌控之下自可游于方内而又超乎方外，能在相应范围内供多种疾病之用。兹介绍张老治疗气机失常之基础通治方。张氏疏调人体气机汤，简称"疏调汤"。是张震研究员亲自拟订并向同道举荐之疏调气机基础通用验方。药物组成：柴胡10g，香附10g，郁金10g，丹参10g，川芎10g，枳实10g，白芍12g，白术10g，茯苓15g，山药20g，淫羊藿15g，薄荷6g，甘草6g。功能主治：本方具有疏肝理气、补益脾肾、调畅气机、活血行血之功能。主治肝失疏泄、脾肾不足、气机失常、血行不畅等证。

张老强调人体气机治疗法，以疏肝调气作为治理异常气机之主体，同时将健脾补肾维护先后天之本为调摄之两翼作辅佐，体现了对于人体气机失常病证的一种较全面的治疗理念。当生命体的相对自稳态受到挑战时，采用针对性方药协助机体，增强其自身调控能力，恢复或重建相对自稳态，从而缓解或消除有关病证。

不寐是由多种因素导致的神舍不宁、心神不安的异常状态。如心脾两虚，心肾不交，胃失和降，以及虚火痰热等邪气扰心等，均可能使体内气机失调、神不安舍而致睡眠障碍。张老是这样解释人的正常睡眠的："神入于舍，人就呼呼大睡。要是这个神在舍外游荡的话，这个时候要么失眠，要么老做梦，甚至还是做噩梦，那么你的睡眠质量还能保证吗？不能保证。人能够维持健康，阴阳能够平衡，就是阴阳升降要协调。"因为"心藏神"，心为神之舍，其舍宁则神自归而安，人乃得酣睡。否则神游荡在外而不归舍，寐从何来。因此本病总属心火偏亢、肝郁、痰热、胃失和降等致心神被扰，或心失所养而神不守舍。具体证情常虚实互见，或有兼夹。病位在心，与肝、胆、脾、胃、肾关系密切。治疗原则在于明辨证候，分清主次，有的放矢，补其不足，去其有余，疏利气机，调谐阴阳，祛除病邪扶持正气，助患者恢复正常之睡眠。治疗失眠之关键措施在于调理气机、养心安神或宁心安神。

三、临床特色

不寐是由多种因素导致的神舍不宁、心神不安的异常状态。如心脾两虚、心肾不交、胃失和降，以及虚火痰热等邪气扰心等，均可能使体内气机失调、神不安舍而致睡眠障碍。《内经》最先认为不寐是由于人体昼夜阴阳自然交替失衡所致。《灵枢·大惑论》指出："卫气者昼行于阳，夜行于阴，故阳气尽则卧，阴气尽则寤。"《灵枢·口问》云："阳气尽阴气盛则瞑，阴气尽阳气盛则寤矣。"该书《营卫生会》篇又说："日入阳尽而阴受气也，夜半而大会，万民皆卧，命曰合阴。"等均提示失眠是人体卫气昼夜正常循环障碍，使阴阳在人体内的自然转换失常，卫气日间行于体表，入夜不能转入体内，温煦内脏的过程失去平衡。《景岳全书》根据人的神识活动与睡眠之间的固有关系，总结指出："寐主乎阴，神其主也。神安则寐，神不安则不寐。"对失眠给予了新的解释。

（一）辨证应循"两态三三"

1. 核心证候

阴、阳，气、血，虚、实，热、湿、火，痰等。

2. 基础证候

与本病关系的密切的有气虚证、血虚证、阴虚证、气郁证、痰热证、虚热证等。基础证已能从大体上揭示出患者体内病变的范围、性质、动向、程度等病机，作为证的基础架构，但靶标尚不够具体。

（1）气虚证：通常是由于某些因素导致人体元气之来源不济，或过度耗损以至难以自复之病理状态。临证所见，多为各种生理机能衰退。一般常有不同程度的少气无力，声低息短，自汗，头晕，动则喘促，消化机能减退，容易感冒，尿液难禁，以及内脏下垂等症状。

（2）血虚证：常见面色无华或萎黄，唇色淡白，爪甲苍白，头晕目眩，心悸失眠，手足发麻，妇女月经量少色淡，经期错后或闭经，舌淡苔白，脉细无力。

（3）阴虚证：常见形体消瘦，耳鸣目眩，头晕眼花，咽干盗汗，腰膝酸软，大便干燥秘结，脉细无力，舌形坚敛或现裂纹，苔少或光剥等。

（4）气郁证：常见胸胁或少腹胀闷疼痛，喜太息，情志抑郁或易怒，或咽部梅核气，或颈部瘿瘤，妇女可见乳房作胀疼痛，月经不调，甚则闭经。舌淡红苔薄白，脉弦。郁而化火可见急躁易怒，心烦口苦，不寐多梦等，舌红苔黄，脉弦数。

（5）痰热证：通常均有咯痰较多，痰液黄稠或胶黏难出，胸脘痞闷或伴疼痛，或眩晕，恶心欲呕，或咳嗽气急，或口干，发热，或惊悸不得安寐，甚或出现神识障碍等现象。舌质红，苔黄或腻，脉滑数。

（6）虚热证：通常都在阴虚的基础上产生，大都伴随着一些阴虚证症状。除有形瘦，咽干，盗汗，舌红有龟裂，苔少光剥，脉细无力等阴虚固有的证候外，一般尚有面赤，骨蒸潮热，五心烦热等表现。

3.病位征候

（1）病位在心：其指征为心悸，心胸痛闷，失眠，健忘，多梦，思维或神识障碍；婴幼儿惊哭叫闹。脉律紊乱，口舌糜烂，舌体强硬以及皮肤疮疖等。其中心悸、失眠、易惊、神识障碍等为主要指征。

（2）病位在肝：其指征为胁肋胀痛，情绪抑郁，易怒，头目眩晕，肢体麻木，屈伸不利，震颤搐搦，爪甲不荣，肤色发青，黄疸，脉象弦。小儿喜咬指甲、磨牙等。其中以胁部胀痛、情绪不宁、头目不适、抽搐痉挛等为主要指征。

（3）病位在脾：主要表现为消化不良，食欲不振，大便不实，脘腹闷胀，面色萎黄，肌肉不丰，四肢痿软，口唇不荣。其次为口淡发甜，味觉减退，水肿，出血，内脏下垂等。

（4）病位在肾：主要表现为腰部不适，耳鸣耳聋，头发不荣，牙齿不固，尺脉弱等。其次为阳痿，遗精，早泄，不育不孕，水肿，遗尿，五更溏泄，下利清谷，呼多吸少，动则气促，喜伸欠，口中觉咸，面色发黑，小儿生长迟缓，发育不良等。

（5）病位在胃：主要表现为胃脘胀满或疼痛，厌食或易饥，呃逆嗳气，嘈杂，恶心，呕吐。其次为牙龈肿痛，口臭等。

（6）病位在胆：主要表现为黄疸，口苦，胁痛。其次为呕吐苦水，暴聋失聪，易怯易惊，善太息，夜不安眠，寒热往来等。

4.具体证候

具体证候由基础证与病位证共同组成，能够揭示出病证性质，标明了病证部位，是较全面完整明确的证候诊断模式。当单独的一个基础证不能揭示患者当前的疾病转化趋势，需要两个或两个以上基础证时，则构成"复合基础证"。包括肝郁化火、痰热扰心、阴虚火旺、胃气失和、心脾两虚、心胆气虚、心肾不交等具体证候。

（1）肝郁化火证：不寐多梦，眩晕头痛，目赤面红，两肋胀痛，口苦心烦，易怒。舌红苔黄而干，脉弦数。

（2）痰火扰心证：心烦不寐，口苦，头重，头晕目眩，痰多黄稠，心悸胸闷、泛恶嗳气。舌红苔黄腻，脉滑数。

（3）阴虚火旺证：虚烦不眠，入睡困难，夜寐不安，甚则彻夜难眠，形体消瘦，耳鸣目眩，头晕眼花，咽干盗汗，腰膝酸软。舌质红苔少或光剥，脉细数。

（4）胃气失和证：入睡困难，脘腹饱闷、食滞难消，或呃逆恶心，大便不爽。舌质红苔厚腻，脉弦或滑数。

（5）心脾两虚证：失眠多梦，心悸怔忡，易醒，善忘，倦怠无力，饮食减少，味觉减退，腹胀便溏，面色少华。舌质淡嫩，苔薄润，脉细弱。偶见神思恍惚，沉默寡言，善悲欲啼，不思饮食。舌质淡苔白，脉细弱。

（6）心胆气虚证：惊悸失眠，夜多噩梦，惧闻响声，时易惊醒，触事易惊，善太息，喜出长气，神疲无力。舌质淡，脉弦细。

（7）心肾不交证：心烦失眠，躁扰不安，往事萦怀，夜梦纷纭，心悸不宁，健忘盗汗，腰膝酸软。或有眩晕耳鸣，发脱遗精，头昏体倦，咽干尿黄，或排尿时溺道有灼热感，或见消渴尿频。舌嫩红少津，脉细或细数等。

（二）常用方剂

1. 疏调安神汤药物组成

柴胡、郁金、丹参、白芍、白术、茯苓、山药、淫羊藿、酸枣仁、柏子仁、五味子、首乌藤、合欢花、石菖蒲、远志、薄荷、甘草。

2. 方义诠释

酸枣仁甘、酸，性平，主入肝、胆、心经。具有养心安神、敛阴止汗之效。善治虚烦不眠，惊悸多梦。《本草经疏》谓其能"主虚烦、烦心不得眠。"《名医别录》载其"主烦心不得眠"。于疏调安神汤中居于领衔地位，是为"君药"。

柏子仁甘平，归心、肾、大肠经。效能宁心安神，《药品化义》载其能"香气透心，体润滋血……主治心神虚怯，惊悸怔忡"。五味子味酸性甘温，入肺、心、肾经。效能养心安神、益气生津，主治心悸失眠。首乌藤味甘性平，入心、肝经。功可养血安神通络，能引阳入阴，治失眠多梦，《本草正义》称其为"调和阴阳者"。合欢花味甘性平，归心、肝经，可解郁安神，主治心神不安，忧郁失眠。石菖蒲味辛性苦温，入心、胃经，既能开窍豁痰，又可醒神益智，可治健忘失眠，能开心窍，使心火下降于肾。远志味苦性辛温，入心、肾、肺经，功可安神益智，交通心肾，能治失眠多梦、健忘惊悸、神志恍惚，能开肾窍，使肾水上溉于心。诸药合用可交通心肾，恢复阴阳升降协调。上六味共为方中"臣药"。

柴胡苦平，气味俱薄，入肝、胆经，具有轻清升发，宣透疏达之功，兼有苦寒清泄之力，可升举清阳，疏解肝郁，调畅气机。郁金辛开苦降，芳香宣透，行气解郁，为治郁证之要药，性寒又能清热，且善入气分行气导滞，活跃气机，又可入血分凉血破瘀，为血中之气药，且可利胆。淫羊藿，其味辛性甘温，入肝、肾经，药性和缓，温而不燥，是温补肾阳，益精填髓之妙品，汪昂《本草备要》谓其能"补命门、益精气、坚筋骨、利小便"，且可壮腰膝、祛风湿。白术甘苦温，入脾、胃经，为健脾之要药，补而不滞，功能补脾燥湿利水，又可固表安胎。山药味甘性平，既能补脾养肝，又可益肾固精，与淫羊藿同用，可强化先后天之本而顾护脾肾。白芍苦酸微寒，有敛阴柔肝、补血、平抑肝阳之作用，与甘草相配则"甘酸化阴"，更能发挥白芍柔肝养血缓急之功效。以上诸药共为方中之"佐使药"。

丹参味苦性微寒，主入肝经血分，有活血祛瘀、通络调经、清心除烦等功效。茯苓甘淡性平，甘能补脾，淡可渗湿，其性和平，补而不峻、利而不猛，既能扶正，又可祛邪。丹参、茯苓二味，为方中"佐助药"。

薄荷辛凉，味芬芳，性疏散，能行气开郁，其梗尚有通络作用，有加强疏调气机之功；甘草味甘性平，能补脾益气、通行十二经，可使方中诸药补而不骤，泻而不速。故与薄荷同为方中之"使药"。

以上诸药共同配伍，在疏调气机、维护先后天的基础上，加以养心安神或宁心安神。酸枣仁养心安神、敛阴止汗，有显著之镇静催眠作用，能改善睡眠质量、延长慢波睡眠的熟睡阶段，对异相睡眠影响不明显。柏子仁除养心安神，还能滋阴润肠。五味子养心安神，益气生津，能加强大脑皮层之抑制，使皮层之兴奋抑制过程趋于平衡。首乌藤可养血安神通络。合欢花可解郁安神。石菖蒲亦有镇静安眠作用，有研究认为石菖蒲对中枢神经系统有双向调节作用。远志有益智安神祛痰之功，石菖蒲与远志合用可交通心肾。以上诸药共同配伍有利于促进睡眠。

3. 化裁提要

凡失眠患者若有心悸心烦，食少肢倦、神疲乏力，面色萎黄，便溏多汗等心脾两虚证象者，可酌加人参（或潞党参）、山药、木香、莲米、桂圆肉等以增强疗效。若属肾水不升，心火不降而见惊悸潮热，耳鸣腰酸，舌赤口疮，咽干，脉细数尺弱等心火过旺、心肾不交证象者，可选加生地、麦冬、山茱萸、肉桂、黄连等使水火相济促进睡眠。若因胃腑气机失常不能顺降，致脘腹饱闷，食滞难消，或呃逆恶心，大便不爽等而难以入眠者，则可加厚朴、莱菔子、神曲、焦三仙、甘松等和胃降逆之品治其标，俾中焦和顺自安以利睡眠。症见潮热心烦、口燥咽干、五心烦热、目睛干涩等肝肾阴虚、热扰心神之不寐者，则可酌加麦冬、栀子、生地、连翘、淡竹叶等以清心安神。此外尚有体肥多痰，痰液黄稠，心悸胸闷，眩晕失眠，舌苔黄腻，脉滑数者，应考虑痰热扰心使然，宜加法半夏、竹茹、胆南星、天竺黄等以清化痰热以安神助眠。梦多者可加龙骨、磁石、灵芝、琥珀等。龙骨乃减梦之要药，李时珍《本草纲目》云龙骨能"安心神，止夜梦鬼交，虚而多梦纷纭"治"夜梦自惊"等。

四、验案精选

（一）气郁扰心、心阴不足案

李某，男，35岁。2015年4月9日初诊。

患者3个月前无明显诱因出现夜间入睡困难，曾到某人民医院应用中药调理及予"乌灵胶囊、右佐匹克隆片、氟哌噻吨美利曲辛片"，治疗后效果欠佳。刻下症见入睡困难，平素精神紧张，情绪波动较大，纳可，二便调。舌红中裂，苔薄黄，脉沉弦有力。

西医诊断：睡眠障碍。

中医诊断：失眠，气郁扰心，心阴不足证。

治法：疏调解郁，养心安神。

处方：疏调安神汤加味。柴胡 10g，郁金 15g，升麻 6g，川芎 10g，葛根 50g，荷蒂 15g，枳实 15g，防风 10g，茯神 15g，酸枣仁 20g，五味子 10g，白术 12g，通草 6g，百合 30g，合欢花 12g，薄荷 6g，甘草 6g。3 剂，水煎服，温水浸泡 1 小时，头煎 50 分钟，二三煎各 30 分钟，每日 3 次，两日 1 剂。

二诊：服用上方后入睡困难稍改善，精神紧张缓解，梦多，舌红润苔薄黄，脉沉弦。守上方加首乌藤 15g，石菖蒲 10g，远志 10g，继予 6 剂，煎服法同前。

三诊：入睡困难、梦多明显改善，情绪波动频次及程度明显减轻，舌红润苔薄白，脉弦。守方 3 剂巩固治疗，煎服法同前。

按：本例患者以"入睡困难"为主症，辨病属中医"失眠"，西医将其归为神经衰弱类疾病。《内经》最先认为失眠是由于人体昼夜阴阳自然交替失衡所致。《灵枢·大惑论》指出："夫卫气者，昼日常行于阳，夜行于阴，故阳气尽则卧，阴气尽则寤。"《灵枢·口问》云："阳气尽，阴气盛则瞑，阴气尽阳气盛则寤矣。"《景岳全书》根据人的神识活动与睡眠之间的固有关系，总结指出："寐主乎阴，神其主也。神安则寐，神不安则不寐。"对失眠给予了新的解释。因为"心藏神"，是为神之舍，其舍宁则神自归而安，人乃得酣睡。否则神游荡在外而不归舍，寐从何来。再如《素问·上古天真论》云："夫四时阴阳者，万物之根本也。所以圣人春夏养阳，秋冬养阴，以从其根，故与万物沉浮于生长之门。"人体阴阳之气与自然之气不顺应，则春季多见当升不升，秋季多见当降不降，均易引起失眠。患者发病的节气正值厥阴风木逐渐转入少阴君火，春天木气本应疏泄，若疏泄太过，就会导致肝气郁结，相火不降，上扰心神，发生失眠。所以治失眠之关键措施在于疏调气机、养心安神或宁心安神。

本病患者为中年男性，承担家庭重担，平素精神紧张，情绪波动较大。

患者由于情志不舒，肝气郁结，郁则气滞，气血运行不畅，欲伸而不达；郁久化热，心神受扰益甚，心神不安而失眠。张老强调："舌象颇似一面能照见内脏的镜子，而舌头或像一片裸露在外的'内脏'，是中医诊查病证的重要窗口之一。舌诊内容丰富，特色鲜明，对于证候诊断意义较大，应熟练掌握应用。"结合患者舌红中裂苔薄黄之特点，考虑有心阴不足、心火亢盛之势。治疗在以疏调解郁、养心安神为基本治法外，又有清热与养阴同用的特点。

从西医角度来看，社会、心理、病理、环境、生活等因素均可引起人体大脑皮层兴奋与抑制过程之平衡失调，使人不能自然地进入生理的时相睡眠状态。如由于丘脑网状结构上行激活系统的持续兴奋并向大脑皮层传导扩散，或因中枢抑制性神经递质 γ-氨基丁胺（CABA）的释放量减少，神经元放电、兴奋等，皆可干扰或阻止脑皮层抑制过程的正常扩散，从而使人始终处于醒寤状态而不能入眠。

张老认为失眠在心，五脏不和或邪热扰心等均可导致失眠。他常言："当今社会已进入信息网络。知识经济时代，又逢转型之期，利益诉求多元，生活节奏加快，矛盾多发。凡属情商欠高者或自保意识过强之人，诸事追求完美，心情浮躁，急功近利，往往忽视个人情志之自我适应性调节。"因此本病治疗须重视情志因素，治疗时以调理气机、养心安神或宁心安神为基本治法。从证候层次结构来看，该患者的核心证候为气、实为主，基础证候主要为气郁证，病位在肝、心，故该患者属于失眠中的肝郁扰心、心阴不足证。治以疏调解郁、养心安神，选用疏调安神汤加减治疗。方中柴胡轻清升发，宣透疏达之功，兼有苦寒清热之力，可升举清阳，疏肝解郁，调畅气机，郁金辛开苦降，芳香宣透，行气解郁，为治郁证之要药；川芎行气解郁；枳实理气宽中除胀消满，与柴胡互相配伍，一降一升，调畅气机，清升浊降各得其位；白术健脾安胃，顾护后天之本；以茯神替换茯苓增安神之功，为"替换增效"之用；百合养心阴安神；合欢花解郁安神；酸枣仁养心安神，敛阴止汗，五味子养心安神，益气生津，酸枣仁、五味子一补一敛，共奏宁心安神之效。首乌藤养血安神通络。诸药共同配伍有利于促进睡眠。葛根、荷蒂、升麻升发清阳，使人神清气爽而增解郁之功。防风取风药之性，增调畅气机之功。结合患者舌红中裂苔薄黄，有心阴不足、心火亢盛之势，因此方中加通草清心热，取其清热势缓，谨防伤阴而火益盛，又以百合、五味子养心阴而安神。如此清热与养阴共用，既缓火热之势，又可滋阴制火。全方体现了以肝为主体、脾肾为两翼之"一体两翼"的基本治疗理念，既促进肝之疏泄条达功能，又顾护先后天之本，结合各症予以施治，选用针对性强的药物，故能取效。二诊时患者症状缓解，但见梦多，加首乌藤引阳入阴，石菖蒲和远志合用可安神益智并有交通心肾之效，使水火既济、升降相因。三诊患者诸症缓解明显，效不更方，守方继进。

（二）肝火扰心案

叶某，女，44 岁。2015 年 4 月 14 日初诊。

患者 1 个月前恼怒后出现夜间入睡困难，多梦，自行口服艾司唑仑片，饮食加运动调整后症状缓解不明显，经同事介绍前来诊。刻下症见夜间入睡困难，多梦，口干口苦，情志抑郁，纳可，大便干，小便调。舌红苔薄黄，脉弦数。

西医诊断：睡眠障碍。

中医诊断：失眠，肝火扰心证。

治法：疏调解郁，清热养心安神。

处方：疏调安神汤加减。柴胡 10g，枳实 20g，丹参 10g，法半夏 10g，茯神 15g，酸枣仁 30g（捣碎），钩藤 15g，首乌藤 20g，五味子 10g，合欢花 15g，莲子 40g（捣碎），石菖蒲 10g，远志 6g，夏枯草 10g，百合 40g，薄荷 6g，甘草 6g。3 剂，水煎服，头煎 50 分钟，二三煎 30 分钟。

二诊：服用上方后患者仍入睡困难，梦多，口干口苦减轻，大便干好转。舌红苔薄黄，脉弦。守方 3 剂，煎服法同前。

三诊：入睡所需时间减短，仍有梦多，偶有口干口苦，大便调畅。舌红苔薄白，脉弦。守方加琥珀 5g，龙骨 30g，继予 3 剂。琥珀、龙骨先煎 30 分钟，余药温水浸泡，其余同前。

四诊：患者已能在半小时内入睡，夜梦减少，口干口苦不明显。舌淡红苔薄白，脉弦。守方3剂，煎服法同前。

按： 本例患者以"入睡困难、梦多"为主症，病属中医"失眠"范畴。《灵枢·营卫生会》篇说："日入阳尽而阴受气也，夜半而大会，万民皆卧，命曰合阴。"提示失眠是人体卫气昼夜正常循环障碍，使阴阳在人体内的自然转换失常，卫气日间行于体表外卫，入夜不能转入体内，温煦内脏的过程失去平衡。《医效秘传·不得眠》云："夜以阴为主，阴气盛则目闭而安卧，若阴虚为阳所胜，则终夜烦扰而不眠也。"失眠的病理变化，总属阳盛阴衰，阴阳失交。一为阴虚不能纳阳，一为阳盛不得入于阴。该患者平素情志抑郁，肝气不舒，疏泄失职，气郁日久化热化火，上扰心神而为不寐，神不守舍而见多梦。气郁化火生热，肝气有余、胆之通达降泄失常，故口干口苦并见。肝气郁滞，大肠传导失司，加之火热伤津，故见大便干燥。

除此之外本例患者有多梦的表现，梦本是人在入眠之后，大脑中自然呈现出的一系列虚拟的影像和事件，属于人脑生理活动的表现形式之一，通常出现于快速眼动的浅睡状态。《内经》从阴阳五行、藏象之盛衰虚实等方面加以解释。认为五脏之气虚或邪气客于不同之内脏，会出现不同的梦境。如《素问·方盛衰论》云："肝气虚则梦菌香生草，得其时则梦伏树下不敢起。心气虚则梦救火阳物，得其时则梦燔灼。脾气虚则梦饮食不足……"《灵枢·淫邪发梦》则说："正邪从外袭内，而未有定舍，反淫于脏，不得定处，与营卫俱行而魂魄飞扬，使人卧不得安而喜梦。""阴气盛则梦涉大水而恐惧，阳气盛则梦入大火而燔灼，阴阳俱盛则梦相杀。上盛则梦飞，下盛则梦堕，甚饥则梦取，甚饱则梦与。"《金匮要略·五脏风寒积聚病脉证》谓："心气虚者，其人则畏，合目欲眠，梦远行而精神离散。"总之前人认为"此证亦神不安之一端。凡人形接则为事，神接则为梦。神役乎物则魂魄不安，飞扬妄行，故合目而多梦"。

本案方中柴胡疏肝解郁，调畅气机，枳实理气宽中，除胀消满，与柴胡互相配伍，一降一升，清升浊降各得其位。丹参味苦，微寒，主入肝经血分，清心除烦。盖半夏得阴而生，夏枯草得阳而长，为阴阳配合之妙。半夏长于夏至之时，阴寒始生，由阳入阴；夏枯草得至阳之气而生。半夏、夏枯草两药虽无安神助眠功效，但法于自然，两药相伍则能引阳入阴，有交通阴阳之效。茯神养血安神，百合、莲子清心安神，合欢花解郁安神。石菖蒲、远志可安神益智，交通心肾。酸枣仁养心安神，敛阴止汗；五味子养心安神，益气生津，一补一敛，共奏宁心安神之效。首乌藤养血安神通络。钩藤为风药，可增疏肝祛风之功，气机调畅则夜能安然入眠，现代药理亦有镇静作用的报道。薄荷有疏肝解郁之效，增全方调畅气机之功，甘草调和诸药。

入睡困难一症，常因火热上扰心神，神不守舍所致。火热之中，又有虚实之分。该患者平素抑郁，为情志致病，肝气郁滞，气郁化火，灼伤津液，故大便干、口干、口苦，肝火上扰心窍而致入睡困难，神不守舍而见多梦之症。舌红，苔薄黄，脉弦数有力皆为肝郁化火之象。正确而及时的治疗是辨证论治的核心和最终目的。根据患者的症状，从证候层次结构来看，该患者的核心证候为气、火，基础证候为气郁证，病位在肝、心，故该患者属于失眠中的肝火扰心证。治以疏调解郁、养心安神，选用疏调安神汤加减治疗。张老以疏调解郁，清热养心安神为主要治法。一诊得效而二诊守方；三诊患者梦多明显，其余诸症缓解，张老曾言："在一般人群中，有认为多梦为病态者，常诉日间头脑欠清爽与记忆力减退等。龙骨乃减梦之要药，李时珍《本草纲目》云：龙骨能'安心神，止夜梦鬼交，虚而多梦纷纭'，治'夜梦自惊'等。"因此三诊加琥珀、龙骨增减梦之效，尚有重镇安神之力。四诊患者能在半小时内入睡、夜梦减少，已取得较为满意之疗效，遂继守前方。

（三）心脾两虚、心阴不足案

杨某，男，35岁。2010年4月6日初诊。

患者1个月前无明显诱因出现夜间及午间入睡困难，自觉意识清醒，毫无睡意，伴手脚心热、乏力，夜间感口舌干燥。曾自服艾司唑仑片，症状缓解不明显，今为求中药治疗来诊。刻下症见入睡困难，手脚心热，乏力，口干，大便干结，小便正常。舌边尖红苔薄白津少，脉沉细。

西医诊断：睡眠障碍。

中医诊断：失眠，心脾两虚、心阴不足证。

治法：疏调养心安神。

处方：疏调安神汤加减。柴胡10g，白芍12g，茯神15g，酸枣仁20g（捣碎），五味子10g，首乌藤15g，合欢花15g，远志6g，百合40g，莲子30g（捣碎），郁金15g，木香6g，山药20g，麦芽40g，陈皮10g，砂仁15g（捣碎，后下），丹参10g，麦冬10g，甘草6g。3剂，水煎服，头煎50分钟，二三煎30分钟。

二诊：服用上方后入睡困难好转，梦多，乏力减轻，无明显手脚心热、口干，大便干减轻。舌红苔薄白，脉弦。守方加龙骨20g，继予4剂，龙骨先煎30分钟，余药温水浸泡，其余同前。

三诊：入睡所需时间较前缩短，梦多改善，未觉乏力，二便调。舌红苔薄白，脉弦。继予3剂，煎服法同前。

按： 本病以"夜间及午间入睡困难"为主症，辨病属中医"失眠"范畴。《灵枢·口问》中提道："阳气尽，阴气盛，则目瞑；阴气尽而阳气盛，则寤矣。"人体阳气旺盛就会使人清醒，阴气偏胜则人进入睡眠，即失眠总病机为"阳盛阴衰，阴阳失交"。而脾胃运化的水谷精微则为阴阳之气血来源。李东垣在《脾胃论·脾胃盛衰论》中说："百病皆由脾胃衰而生也。"《诸病源候论·脾胃》中记载："胃司受纳，脾主运化，一运一纳，化生精。"若脾生化之源出现问题，则营血亏虚，不能上奉于心而致不寐。《景岳全书·不寐》中指出："无邪而不寐者，必营血之不足，营主血，血虚则无以养心，心虚则神不守舍。"此类失眠属心脾两虚证。《灵枢·营卫生会》曰："营气少而卫气内伐，故昼不精夜不瞑。"若化源充足，则既可充养心神，又可以滋养心阴，使心有所主，神有所依，不寐自除。

该患者出现不寐，究其病因，是阴阳不相交导致。而气为阳，血为阴，气血不相和调，症见不寐；脾为阴，胃为阳，脾胃阴阳不相顺接，也易于发为不寐，即所谓"胃不和则卧不安"，因而出现入睡困难。脾胃健运既能生营阴又能去邪实，因而治不寐要注重调脾胃。脾胃为后天之本、气血生化之源，营血生化充足，上奉于心，夜则能寐。脾气健运，湿得以化滞得以消，无郁滞之忧、痰火之扰，心神清净得以安，则能寐。脾胃升降有序，中焦通畅，则清阳能升，浊阳得降，气化有序，心肾相交，则夜寐安。脾胃虚弱，生化乏源，营血不足，加之阴津亏耗，虚热内扰，故见乏力、手脚心热、口干等症状。血虚则大肠不荣，阴亏则大肠干涩，肠道失润，故见大便干。结合患者舌边尖红，苔薄白津少，脉沉细，四诊合参为失眠之心脾两虚，心阴不足证。抓主症，根据病机用药，以疏调养心安神为治法，方选疏调安神汤加减。

方中柴胡疏肝解郁，调畅气机，白芍苦酸微寒，敛阴柔肝、平抑肝阳，与甘草相配则"甘酸化阴"，更能发挥白芍柔肝养血缓急之功效。木香行气，使调畅气机而不郁滞。郁金辛开苦降，芳香宣透，行气解郁、清热，与木香配伍能协同增行气效。丹参清心除烦，通经活络。酸枣仁养心安神、敛阴止汗，五味子养心安神、益气生津，首乌藤养血安神通络，合欢花解郁安神，百合、莲子清心安神。石菖蒲与远志合用可安神益智，交通心肾。山药能健脾、补肺、益肾，与陈皮、砂仁、麦芽配伍能健脾助气血生化。麦冬养阴生津，清心除烦，麦冬与山药合用奏养阴之效。甘草调和诸药。二诊患者见梦多，缘由心神受扰，守方对证施治兼以减梦，遂加"减梦之要药"龙骨。三诊患者症状趋于好转，故守方以固疗效。

从证候层次结构来看，本病核心证候为气、阴，基础证候气虚、阴虚，病位在心，与脾、肝、肾密切相关，故属不寐中的心脾两虚、心阴不足证。患者临床症状错综复杂，当以单一证型无法概括患者目前病机变化时，则需加入其他证型。因此张老说："从患者的实际出发，表述规范，文字洗练，用词准确，一般以四到八字为宜，可使具体证获得圆满表达，用以指导治疗立法和遣药组方。"心脾两虚，常起于思虑过度，劳伤心脾，脾失健运，气血生化不足；或久病血虚，导致心血不足，心失所养、心神不安而不寐。此证又伴随有"消化机能之减退，且食欲不振，四肢无力等症状"。心血须赖于脾气的充盈，治疗时予陈皮、砂仁益气健脾，加麦芽增益气效而使不滞。心阴不足所致失眠，以五味子、酸枣仁、麦冬养心阴而安神。

张老在谈及遵循正确的治疗思路时指出："正确的做法是有所侧重，以便集中力量解决主要问题，同时对其他方面亦应统筹兼顾、合理安排。这就要抓住对整个病情发展变化影响最大、起着主导或支配作用的关键环节，重点解决。否则便会失去治疗重心，甚至本末倒置，捡了芝麻丢了西瓜，影响疗效。"本案治疗即是如此。

（四）心肾阴虚、阴血不足案

张某，男，64岁。2010年6月15初诊。

患者20天无明显诱因出现睡眠浅，夜间易醒，醒后难以再次入睡，夜间口渴，眼睛干涩。未予特殊处理，今为求中药治疗来诊。刻下症见夜间易醒，醒后难以再次入睡，伴耳鸣、夜间口渴，眼睛干涩。纳可，二便调。舌淡红苔薄白津少，脉弦。

西医诊断：睡眠障碍。

中医诊断：失眠，心肾阴虚、阴血不足证。

治法：养心安神，滋阴补血。

处方：四物汤加减。当归15g，白芍12g，熟地黄20g，山茱萸10g，酸枣仁20g（捣碎），茯神15g，百合30，莲子30g（捣碎），山药20g，枸杞15g，女贞子12g，合欢皮12g，钩藤15g，五味子10g，丹参10g，佛手10g，天花粉15g，地骨皮20g，甘草6g，淫羊藿15g。3剂，水煎服，头煎50分钟，二三煎30分钟。

二诊：服用上方后，夜间醒来次数较前减少，醒后可以再次入睡，无明显耳鸣、口干、眼干症状。舌红苔薄白，脉弦。继予上方3剂巩固治疗，煎服法同前。

按：本例患者以"夜间易醒、醒后难以入睡"为主要症状，辨病属中医"失眠"范畴。《景岳全书》载："盖寐本乎于阴，神其主也，神安则寐，神不安则不寐。"失眠的病理变化，总属阳盛阴衰，阴阳失交，阴虚不能纳阳，阳盛不得入阴，而肝为阴脏，是人体疏泄之枢，通过调畅气血津液及情志的变化来调节神志。肝主藏血，血舍魂，《灵枢·本神》有云："随神往来者谓之魂。"清·唐容川《血证论·卧寐》言："肝之清阳，即魂气也。"清·叶霖《难经正义·三十四难》曰："昼则魂游于目而为视，夜则魂归于肝而为寐。"说明魂为肝之阳气，变动司睡眠。而这些与张老"肝为主体"的学术思想不谋而合，心为阳脏，主血脉，主藏神，《素问·灵兰秘典论》言："心者，君主之官也，神明出焉。"《灵枢·营卫生会》云："血者，神气也。"心气充沛，血液充盈，脉道通利，心神得以濡养，神安而寐。肝藏血功能的正常是以心主血脉功能正常为前提，心气充沛，血液充盈，脉道通利，方可有充足的血液流藏于肝脏；费伯雄《医醇賸义》曰："然七情之伤，虽分五脏而必归本于心。"肝调畅情志，然神本归于心，故调肝不忘养心，肝郁气滞，致中焦壅滞，阴阳失交而为病态。

　　《素问·上古天真论》中记载：男子"七八，肝气衰，筋不能动，天癸竭，精少，肾脏衰，形体皆极。"《灵枢·营卫生会》曰："老者之气血衰，其肌肉枯，气道涩，五脏之气相搏，其营气衰少而营气内伐，故昼不精，夜不瞑。"本例患者为 64 岁男性，正处于"天癸竭"的阶段，肾精渐亏，阴不制阳，虚热内扰，且肾水不能上济于心；肾精已然不足，心阴失养，故心肾阴虚并见。虚热内扰、心阴不足，阳不入阴，故见夜间易醒，醒后难以入睡。肾精亏虚，髓海不足，故见耳鸣。《医学集成》载："阴虚者，水亏其源。"肾精不足，濡养机体之力减弱，故见夜间口渴、眼睛干涩。结合患者舌淡红，苔薄白津少，脉弦，四诊合参，当为失眠之心肾阴虚、阴血不足证。治以养心安神，滋阴补血，方选四物汤加减。

　　《景岳全书·血证》载："人有阴阳，即为血气……阴主血，故血盛则形强。"《素问·八正神明论》云："血气者，人之神，不可不谨养。"以当归补血养血，助养阴液，能补心血。白芍苦酸微寒，可敛阴柔肝，与甘草合用，可有"酸甘化阴"之效。丹参清心除烦，茯神养血安神，合欢皮解郁安神，百合、莲子清心安神，酸枣仁养心安神、敛阴止汗，五味子养心安神、益气生津，本组药物为针对失眠证治选药。佛手疏肝解郁，钩藤取其风性，能使气机调畅，增疏调气机之功，又可镇静安神。山药、枸杞、女贞子、熟地黄、山茱萸滋补肾阴，淫羊藿温补肾阳，阴阳双补而"阴得阳升而泉源不竭"。地骨皮与山药、枸杞、女贞子、熟地黄、山茱萸合用，清补合用，退虚热而助养阴之功。天花粉清热泻火、生津止渴，甘草调和诸药。二诊患者夜间醒来频次已较前减少，且能入睡，故守前方继续治疗。

张老在谈及睡眠时，这样形象地描述："神入于舍，人就呼呼大睡。要是这个神在舍外游荡的话，这个时候要么失眠，要么老做梦，甚至还是做噩梦，那么你的睡眠质量还能保证吗？不能保证。"从证候层次结构来看，该患者核心证候为阴、血，基础证候为阴虚、阴血不足，病位在心、肾，与肝脾密切相关，故属心肾阴虚、阴血不足之不寐。患者睡眠浅，夜间易醒，醒后难以再次入睡，睡眠多与心神不安有关，所以提示心的病变；肾开窍于耳，所以耳鸣提示肾的病变。因睡眠多于阴阳，心神有关，阴阳失调，阳不入阴，心神失养故出现睡眠浅，夜间易醒，醒后难以再次入睡。肾其华在发，开窍于耳及二窍，肾阴不足故出现耳鸣、夜间口渴、眼睛干涩等症状。张景岳言："善补阴者，必于阳中求阴，则阴得阳升而泉源不竭。"以枸杞、女贞子、熟地黄、山茱萸补益肾阴，又以淫羊藿温补肾阳，即取此意。从脏腑阴阳论，寐本阴，肝为阴脏，因肝之失调所致失眠须治肝，即补阴；心为阳脏，治肝补心，阳中求阴，泉源不竭，故肝心同治。方中酸枣仁与百合，酸枣仁入肝、心经，养血补肝、宁心安神。张隐庵注《本经》云："枣仁形圆色赤，乘火土之气化，火归土中，则神气内藏，食之能主痃寐。"百合入心经，性微寒，能清心除烦，宁心安神，其花昼开夜合，如气之日行于阳，夜行于阴，司开阖，以行荣卫和阴阳。从"血属阴"与"血化神"看，只有在人体血气充盛，血脉调和的前提下，才能产生充沛而舒畅的精神情志活动。因而方中选用养血补血之当归，使心神得养，又能助补阴液。《景岳全书·血证》载："凡为七窍之灵，为四肢之用，为筋骨之和柔，为肌肉之丰盛，以至滋脏腑，安神魂，润颜色，充营卫，津液得以通行，二阴得以调畅，凡形质所在，无非血之用也。"即是对血的功能的详述。

（五）心肾不交案

郑某，男，49岁。2010年7月7日初诊。

　　患者于 1 年前无明显诱因出现夜间入睡困难，梦多。曾多次至当地医院口服中药及住院治疗（具体不详），后症状缓解不明显，今为求进一步中药治疗来诊。刻下症见夜间入睡困难，梦多，夜间烦躁、手足心热，汗出，纳可，大便干，小便黄。舌红少苔，脉细数。

　　西医诊断：睡眠障碍。

　　中医诊断：失眠，心肾不交证。

　　治法：疏调安神，清心滋阴，交通心肾。

　　处方：疏调安神汤加减。柴胡 10g，郁金 15g，当归 15g，白芍 12g，茯神 15g，酸枣仁 30g（捣碎），五味子 10g，地骨皮 50g，麦冬 20g，栀子 10g，浮小麦 60g，百合 30g，莲子 40g（捣碎），钩藤 15g，合欢花 15g，石菖蒲 10g，远志 6g，知母 6g，黄柏 6g，薄荷 6g，甘草 6g。3 剂，水煎服，头煎 50 分钟，二三煎 30 分钟。

　　二诊：服上方后，入睡困难、汗出减轻，仍觉梦多、烦躁、手足心热，二便调。守方加夜交藤 20g，天竺黄 10g。继予 3 剂，煎服法同前。

　　三诊：入睡困难进一步好转，梦多好转，仍手足心热，已无明显烦躁。舌红苔薄白，脉弦。守方加山茱萸 10g，继予 3 剂，煎服法同前。

　　四诊：患者入睡所需时间明显缩短，夜梦减少，未觉手足心热。舌淡红苔薄白，脉弦。守方 3 剂巩固疗效，煎服法同前。

　　按：本例患者以"夜间入睡困难"为主症，辨病属中医"失眠"范畴。目前认为不寐的病因主要有饮食不节、情志失常、起居不调、体质因素、失治误治、劳倦、思虑过度及病后、年老体虚等导致心神不安，神不守舍。其病位主要在心，但与肝、胆、脾、胃、肾密切相关。病机总属"阳盛阴衰，阴阳失交"，阳不入阴，阴阳交通不得从其道。《四圣心源·劳伤解·中气》言："升降之权，则在阴阳之交，是谓中气……脾升则肾肝亦升，故水木不郁；胃降则心肺亦降，故金火不滞。火水不下寒，水升则人不上热。"说明人体维持正常的生理机能有赖于气机的调畅，若气机运行不畅，则会出现"中气衰则开降窒，肾水下寒而精病，心火上炎而神病，肝木左郁而血病，肺金右滞而气病"。即人体气机升降反作，气机逆乱，出现肾水不能上济心火，心火不能下温肾水，心肾不交影响神机。因为"心藏神"是为神之舍，其舍宁则神自归而安，人乃得酣睡。否则神游荡在外而不归舍，寐从何来。严用和在《重订严氏济生方》中提道："思虑伤心，疲劳伤肾，心肾不交，精气不固，面少颜色，惊悸健忘，夜寐不安。"肾阴不足，心火亢盛，自然睡眠不调。阳不交阴，心肾不交。张景岳认为："一由邪气之扰，一由营气之不足耳。"对于正虚的失眠，张氏认为："总属真阴精血之不足，阴阳不交，而神有不安其室耳。"本例失眠，乃心肾不交，肾阴亏虚，不能上济于心，心阳上亢，不能下交于肾，水火不能相济，而形成失眠。

本例患者因肾水不足，灭心火之力减退，心火不制则亢盛，心火亢盛，扰乱心神，心神不宁则入睡困难，多梦；人体气机运行失调，气机逆乱，升降反作，肾不能上济心火则出现夜间烦躁，手足心热，盗汗；心火下移至小肠，则小便短黄，火热波及大肠，肠燥津枯，则大便干；结合舌红少苔、脉细数，四诊合参为心肾不交之证。《慎斋遗书》指出："欲补心者须实肾，使肾得升，欲补肾者须宁心，使心得降……乃交心肾之法也。"

故拟疏调安神、清心滋阴、交通心肾之法，方选疏调安神汤加减。方中柴胡、郁金、合欢花、薄荷共同发挥疏肝解郁、调畅气机之功，调动气机正常运行，左升右降，以助心火下温肾水，肾阴上制心火。地骨皮、栀子、黄柏清虚热，泻火除烦，制约心火；知母滋阴清热，润燥通便。百合、茯神、莲子、远志、石菖蒲入心开窍，安神益智，交通心肾，恢复阴阳升降协调。白芍、五味子、酸枣仁、浮小麦敛阴止汗，补肾宁心，益气生津。麦冬、钩藤养阴泻火，清心除烦。当归活血通便，甘草使诸药调和。二诊患者症状缓解而见梦多、烦躁、手足心热，再加夜交藤、天竺黄养血安神增强清心火之力。三诊患者手足心热明显，加山茱萸补益肝肾之阴，阴得养而热退。四诊患者症状趋好，故守方治疗。全方共奏泻心火、滋肾水、补中土之功，使"一气周流"运行恢复正常，达到"阴平阳秘"。

《格致余论·相火论》载："人之有生，心为之火，居上，肾为之水，居下；水能升而火能降，一升一降，无有穷已，故生意存焉。"《慎斋遗书》亦云："心肾相交，全凭升降。而心气之降，由于肾气之升，肾气之升，又因心气之降。"引张老言："心为火脏，肾为水脏，一属阳，一为阴，心主降而肾主升，心火下济于肾，肾水上溉于心，阴升阳降，二者既相依赖又相制约，相反相成地保持着一种相对的动态平衡。"

对于心肾不交，张老曾有过相关的论述："若因思虑操劳太过，耗伤心阴；或房劳斫丧，肾阴亏损等，致肾水不足，难以上溉于心；心火独亢，不得下交于肾，遂可形成水亏火旺，坎离弗济，心肾不交之失眠等病理状态。心肾不交通常是以心肾两虚（特别是二者之阴分不足或阴虚阳亢）的综合表现为核心。且常因肾水不足，心火偏旺，而相火易于妄动，故亦可使精室受扰而出现滑精等现象。从总的方面看，心肾不交为本虚标实之证，又或多或少易具有一些阴虚火旺的临床表现。"因肾水亏虚、心火亢盛，水火未济，失其阴阳平衡，常见心悸不宁，虚烦不寐，多梦易醒，腰膝酸软，遗精耳鸣等。对于心肾不交之失眠，"可选疏调安神汤加生地黄、麦冬、山茱萸、肉桂、黄连等使水火相济，促进睡眠。"交通心肾药物之配，常用远志和石菖蒲、黄连和肉桂配伍，使复阳降阴升，阴阳协调。黄连和肉桂为名方交泰丸，其能交通心肾，清火安神。（见《韩氏医通》）

因此本案治疗从调节整体气机入手，针对病机特点用药，恢复阴阳平衡、阳入于阴而夜能眠。要点在于调气机、清心火、滋肾阴，辅以交通心肾之法，使恢复肾水上济、心火下温之升降协调有序。

（六）痰火扰心案

朱某，女，47岁。2015年1月27日初诊。

患者1年来无明显诱因出现眠差，入睡困难，梦多，夜间易醒，服用艾司唑仑片后可以入睡，醒后头晕，时感乏力。刻下症见眠差，入睡困难，梦多，夜间易醒，头晕，时感乏力，纳可，二便调。舌边尖红苔黄腻，脉沉滑。

西医诊断：睡眠障碍。

中医诊断：失眠，痰火扰心证。

治法：疏调安神，化痰清热。

处方：疏调安神汤加减。柴胡 10g，枳壳 20g，郁金 15g，香附 25g，川芎 10g，白芍 10g，甘松 12g，莪术 10g，钩藤 15g，泽泻 15g，砂仁 15g（捣碎，后下），木香 8g，延胡索 20g（捣碎），葛根 50g，佛手 10g，石菖蒲 12g，天竺黄 12g，焦山楂 6g，麦芽 40g，甘草 6g。3 剂，水煎服，头煎 50 分钟，二三煎 30 分钟。

二诊：服上方后，眠差明显好转，入睡时间缩短，仍梦多，夜间易醒频次减少，头晕，乏力症状缓解。舌边尖红苔黄腻，脉沉滑。守上方继予 3 剂，煎服法同前。

三诊：服药后约半小时左右入睡，夜梦减少，自觉胃胀满，无明显头晕、乏力。舌淡红苔稍黄腻，脉沉。守上方加莱菔子 10g，继予 3 剂，煎服法同前。

按： 本例患者以"眠差、入睡困难"为主症，辨病属中医"失眠"范畴。失眠，常有入睡困难、易醒和早醒三种表现形式。在《灵枢·本脏》曰："志意者，所以御精神，收魂魄，适寒温……志意和则精神专直，魂魄不散，悔怒不起，五脏不受邪矣。"明代张景岳认为不寐分为"有邪、无邪"两类，《景岳全书·卷之十八理集·杂证谟·不寐》："不寐证虽病有不一，然惟知邪正二字，则尽之矣。盖寐本乎阴，神其主也，神安则寐，神不安则不寐，其所以不安者，一由邪气之扰，一由营气之不足耳。"

目前认为不寐的病因主要有饮食不节、情志失常、起居不调、体质因素、失治误治、劳倦、思虑过度及病后、年老体虚等导致心神不安，神不守舍。历代医家对不寐的基本病机有不同见解，但总属"阳盛阴衰，阴阳失交"，阳不入阴，阴阳交通不得从其道。心脾两虚，心肾不交，胃失和降及虚火痰热等邪气扰心或心失所养等，均可能使体内气机失调，神不安舍而致睡眠障碍。

本例患者因水湿痰饮内停，痰郁化热，扰乱气机正常运行，心神不安，神不守舍则入睡困难，易醒；气机不畅，痰气交阻，郁而化热，扰乱心神，则多梦；痰浊蒙蔽清阳，气机不利，清阳不升，则头目不利，头晕；不寐日久，恼怒忧思日重，劳思伤脾，致心脾两虚，无力化生气血充养肢体，故肢倦乏；舌边尖红，苔黄腻，脉沉滑，均为痰火扰心之证。治疗此类病症，张老认为："对于气机郁滞者可疏调而畅行之，郁结者疏调而消散之，逆反者疏调而从顺之，下陷者疏调而升举之，紊乱者疏调而规顺之，不足者疏调而补益之，夹瘀、夹痰、夹湿者则疏调而化之、祛之、渗利之。"

故拟疏调安神，化痰清热之法，方选疏调安神汤加味，方中柴胡、枳壳、香附、川芎、郁金、白芍共同发挥疏肝解郁、调畅气机之功，调动气机正常运行，化痰清热、升发清阳。甘松、木香开郁理气，可增强调畅气机之效；与砂仁合用能健脾燥湿，治生痰之源，合用麦芽可补而不滞。石菖蒲、天竺黄豁痰燥湿，开窍醒神，清退痰热。葛根升举阳气，则头目清利。钩藤清热并以风性升发，以其镇静功效安神助眠，助葛根升举清阳、砂仁燥湿。佛手、延胡索疏肝解郁，佐助调畅气机。泽泻渗湿泄热，使邪从下焦退去。莪术活血行气消积，以助气机顺畅。焦山楂活血散瘀，效可化浊，与木香、枳壳相伍亦能行气消滞。甘草调和诸药。二诊患者诸症较前均有缓解，故守原方治疗。三诊患者入睡时间较为满意，自觉胃胀满，莱菔子性平，能降气消痰，对于痰湿、痰热均能适用。

本案患者核心证候为痰、火，基础证候为痰火证，病位在心，属失眠之痰火扰心证。该患者失眠已 1 年余，且服用艾司唑仑片辅助睡眠，此类患者疗效常不显著，治疗目标以减少入睡时间、改善因睡眠质量差带来的各种不适症状为期冀。"久病多痰。"治疗时以石菖蒲、天竺黄清化痰热，且天竺黄能治顽痰，为治标之举。患者不寐日久，恼怒忧思日重，劳思伤脾，以木香、甘松醒脾，砂仁健脾燥湿，亦取钩藤风药效可燥湿，为杜生痰之源、治本之用。本案从疏调气机入手，对于扰心之痰火邪气，疏调而清化之、祛之、渗利之。方中泽泻一药，性寒能渗湿泄热，使痰火之邪从小便而去。二诊患者虽见梦多，但其病机已然明了，虽无明显缓解，亦守原方。三诊夜梦减少，亦证明辨证较为准确，药力已达治疗效果。

【参考文献】

1. 田春洪. 国医大师张震 中医实践领悟与研究心得［M］. 北京：人民卫生出版社，2020.

2. 张震. 辨证论治新理念与临床应用［M］. 上海：上海科学技术出版社，2014.

3. 田春洪. 国医大师张震气机疏调证治［M］. 北京：中国医药科技出版社，2018.

4. 田春洪，王莉，田原. 张震研究员主任医师主要学术思想与研究成果［J］. 云南中医中药杂志，2016，37（12）：2-3.

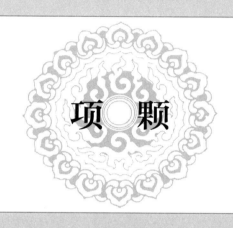

项◯颗

一、医家简介

项颗，吉林省中医药科学院名誉院长、首席专家，二级教授，博士生、硕士生导师。享受国务院政府特殊津贴，全国老中医药专家学术经验继承指导老师；国家中医药管理局老年病重点专科、重点学科学术带头人；国家卫生健康委老年病重点专科、国家中医临床研究基地建设单位、国家区域中医（老年病科）诊疗中心负责人，国家中医药管理局老年病重点研究室主任；兼任中国民族医药学会老年病分会会长、世界中医药学会联合会老年医学专业委员会副会长、中华中医药学会老年病专业委员会副主任委员、吉林省中医药学会老年病专业委员会主任委员。

项颗从医四十余年，一直致力于老年医学的临床与科研，曾先后主持和参加国家级、省部级科研课题 30 余项，获吉林省科技厅技术进步二等奖 3 项、三等奖 6 项，发表包括 SCI 收录论文 60 余篇。

二、学术观点

（一）治学严谨，思维宏观

严谨，是贯穿项颗教授学术思想、行事风格始终的精神内核。《礼记》中指出：举大事必慎其终始。尤其是医法一道，人命至重，临床辨证、遣方用药自然要慎之又慎。面对经典，如《内经》《伤寒论》等，项颗教授常教导学生，对经典的理解不能有一丝一毫的偏差，不能无依据地理解。要将历代各种观点加以分析归纳，比较甄别，仔细寻求其内在规律，方为守正。

项颗教授强调医生的思维方式有助于为患者建立更优质的诊疗路径。而整体观念、整合思想能够更好地对疾病进行干预。整体观念能够更为精确、细致地鉴别患者的病因病机。整合思想能够为患者制定多种不同方法融合的诊疗方案。建立好的思维方式是临床医生最为关键的环节之一。

（二）临床务实，病患优先

务实是辩证唯物主义和历史唯物主义一贯倡导的科学精神，是医学工作者需牢记在心中的准则。只有做实事，扎根临床，才能更好地提升自身医疗技术，解决更多患者的疾苦。

项颗教授出身医学世家，且从医后，先后师从数位中医大家，集众位医家之所长，为己所用。从医四十载，潜心专注中医临床，熟谙《内经》《伤寒论》《金匮要略》等多部经典著作，对中医药治疗不寐之病有着独到的见解。

《素问·气交变大论》中记载："善言天者，必有验于人；善言古者，必有合于今；善言人者，必有厌于己。如此，则道不惑而要数极，所谓明也。"中医本就是"习古验今"的一门医学，经历了"验于人，合于今"的实践验证，才可以更好地用中医理论指导临床。项颗教授重视整理分析，总结不寐相关理论经验，善将理论与实践相结合，摸索出自己独特的遣方用药规律。

人体五脏有阴阳属性之分，脏腑阴阳失和，功能失司同样可发为不寐。项颗教授在临床诊治过程中发现中焦脾胃盛衰与否，对不寐之病的发生发展有着非常关键的作用。且在临床中，许多不寐患者伴有一定程度的胃肠道症状。《类经》脾胃论篇中有同样的记载："脾胃为脏腑之本，故上至头，下至足，无所不及。"说明脾胃为后天之本，对人身体其他部位有着重要影响。《灵枢·动输》云："胃气上注于肺，其悍气上冲头者，循咽，上走空窍，循眼系，入络脑。"根据经络循行，轻窍清明与胃气之盛衰有一定的相关性。《灵枢·营卫生会》曰："人受气于谷，谷入于胃，以传于肺，五脏六腑，皆以受气，其清者为营，浊者为卫，营在脉中，卫在脉外，营周不休，五十而复大会。"脾胃居于中央，为气机升降之枢纽，气血生化之源。若后天之本失调，则气血乏源，气机阻滞，营卫阴阳失调，也可发为不寐。

故项颗教授在诊治不寐过程中更加注重患者的脾胃状况，"虚则补之，实则泄之"。由于现代饮食结构发生改变，中焦痰湿阻滞在临床中较为常见。《本经逢原》云"半夏，同苍术、茯苓治湿痰；同瓜蒌、黄芩治热痰；同南星、前胡治风痰。"所以临证时除针对主病主症用药外，也可用半夏、苍术、茯苓等药物配伍，治疗脾胃存在的兼病兼证。

《大医精诚》所云："凡大医治病者，必当安神定志，无欲无求，先发大慈恻隐之心，誓愿普救含灵之苦。"项颗教授除务实临床，不断精进自己的医术之外，患者优先原则也贯彻其从医生涯的始终。并将这一原则言传身教给跟师弟子们，使学生们受益匪浅。

项颗教授会给每一名新入诊室就诊的患者联系方式，以便患者联系自己。经常有失眠患者因夜间无法入睡而联系项颗教授，教授都会用耐心和爱心安抚患者或焦虑不安或抑郁难过的情绪。教授除在医院出诊之外，每周都会到社区医院举办义诊活动，尽可能诊治那些因各种原因无法去医院就诊的患者。但教授自己也同为一名"病人"。因患者过多，且教授想尽可能地为每一位患者解答心中对自己所患疾病的困惑。长期久坐，得不到活动，教授患上了腰椎间盘突出症。腰突发作时，教授行动受限，坐在椅子上都是一种煎熬，但这没能使他退却，甚至站着为患者诊脉施治。

"见彼苦恼，若己有之，深心凄怆，勿避崄巇、昼夜、寒暑、饥渴、疲劳，一心赴救，无作功夫形迹之心。如此可为苍生大医，反此则是含灵巨贼。"这充分体现了项颗教授尊重生命至上的原则。故为医不但要有扎实的临床基础，长期耕耘于临床实践经验，也要心中有爱，成为有温度的"仁医"，二者可谓缺一不可。

（三）理论整合，守正创新

项颗教授谙熟经典，将古人所授与自身所学相结合，将文献典籍与现代研究相结合，认为引起不寐的根本原因是阴阳失交，总结出不寐的病因主要有五点：其一，化源不足，心神失养。思虑劳倦，伤及心脾，心伤则阴血不足，神不内守，脾伤则食少，气血生化乏源，因而血虚不能上奉于心，而致心神失养，心神不宁导致失眠。如《类证治裁·不寐论治》所说："思虑伤脾，脾血亏虚，经年不寐。"其二，阴虚火旺，阴不敛阳。由于先天禀赋不足、房事过度或者久病体虚导致肾精耗伤，肾水不能上济于心火，导致心火独亢，心阴耗伤，虚火扰动心神，阳不入于阴，故而失眠。正如《景岳全书·杂证谟》提及："真阴精血不足，阴阳不交，而神有不安其室耳。"其三，心虚胆怯，心神不安。心虚，神不能内守；胆虚，少阳之气失于升发，不能决断而致肝郁脾虚失于健运，痰浊内生，扰动心神。因此遇事易惊，而致失眠。正如《证治要诀·不寐》提及："有痰在胆经，神不归舍，亦令不寐。"其四，痰热实火，扰动心神。由于脾胃失调，饮食不节聚而生痰，郁而化热，或肝郁化火，扰动心神，导致心神不宁，阳不入阴，故而不寐。其五，邪气客于脏腑，脏腑损伤，阴阳失和，卫阳不能入于阴，故而失眠。正如《灵枢·邪客》提及："昼日行于阳，夜行于阴，常从足少阴之分间，行于五脏六腑，今厥气客于五脏六腑，则卫气独卫其外，行于阳，不得入于阴。行于阳则阳气盛，阳气盛则阳跷陷，不得入于阴则阴气虚，故目不瞑。"

项颗教授认为，西药治疗失眠可以在短期内见效，但是长期服用却有很大的不良反应，具有依赖性。很多患者都会出现开始服用安定类药物时入睡很快，睡眠时间也足够，但是随着服药时间的延长，服用剂量越来越多，药效越来越差，甚至多种联用也仅仅只能睡 1～2 小时，并且还会伴随许多并发症，诱发其他疾病，甚至威胁生命。项颗教授治疗失眠擅长使用中医经典方剂与西药相结合的方式，安全有效解决患者的睡眠问题。对于失眠患者服药越来越多，疗效越来越差的现象，项颗教授认为这是服药规律的问题，治疗失眠也是治疗生活规律。虽然中医是调整人体的阴阳平衡来治疗失眠，但是这个过程无疑是漫长的，等不到中药起到作用，大多数患者就已经放弃了。所以用中药调整身体阴阳平衡，使用西药辅助患者入睡，结合治疗才能达到最好的疗效。西药也不应盲目服用，人体是有生物钟的，大脑中促进睡眠物质的分泌是有规律的，在一个固定的时间服用药物，调整健康的生物钟，才能有效地提高睡眠质量。同时也为患者用药后期的停药打好铺垫。

三、临床特色

（一）治疗失眠重视调补心肾，提出阴阳调和的方法

对于中医不寐，项颗教授提出其病机在于心肾不交、肝郁气滞、肝郁脾虚、心火偏亢、心胆气虚、心脾两虚等六个方面。而心肾不交，重在调补心

肾、阴阳调和，其辨证要从辨别心肾不交的表现入手，分析其产生的原因，以便知证候类型，治疗要以调和心肾的药物为基础，六因辨治，病、证、症三位一体辨证论治。

项颗教授认为失眠与五脏六腑的关系极为重要，观其舌脉证，结合临床表现，先确定是何种病机，进而确定治法，并进行方药加减，是治疗病症的完整过程。失眠是西医病名，中医叫不寐。什么是不寐？阳不入阴就是不寐。正如《灵枢·大惑论》中记载："卫气不得入阴，常留于阳，留于阳则阳气满，阳气满则阳跷盛，不得入于阴则阴气虚，故目不瞑矣。"再来看辨证，都知道《诸病源候论》之后分型体系才初步确立，但明代以后才有具体的不寐病分型的系统论述，如《证治要诀》中就有阳衰不寐的分型。李中梓将不寐分为气虚、阴虚、痰滞、水停和胃不和等五个证型，清代吴澄以不寐的临床表现进行分型，然后历经诸位医家不断细分，逐渐就变成现在《中医内科学》教材中的分型。在临床中，尤其在老年门诊，老年患者尤以肾虚为主，肾为先天之本，《素问·上古天真论》有云："男不过尽八八，女不过尽七七，而天地之精气皆竭矣。"由此我们可以观察出，老年人更容易肾气不足，肾水不足，不能滋心火，便有常见的心肾不交型失眠。心肾不交是一个中医名词，指心肾功能协调失常的病理现象，中医认为，心肾不交主要是因为肾阴亏损等所致，通过影响心肾功能而影响其他器官，导致全身性疾病，因而心肾不交要及时引起重视，心肾不交型失眠表现为失眠，伴有头晕、心神不宁、手心热、口干苦、健忘、腰酸、舌质红绛少苔、脉象虚数等症。思虑过度，或心情抑郁，心火亢盛，则致心神不宁。损耗肾水，阴液失于濡养，或者过于用肾，则腰酸、头晕，髓脑失于肾之补养，故健忘，且肾阴不足，肾阳相对偏亢，则手心热、咽干口燥，出现舌红等假（虚）热表现。

项颗教授最常用的方法是调补心肾法，适用于上热下寒所致心肾不交之不寐。思虑过度，或心情抑郁，心火亢盛，则致心神不宁。缺少阴液濡养，或房劳过度，出现肾精亏损，则腰酸、头晕，脑髓失于肾之补养，故健忘，肾阴不足，肾阳相对偏亢，则手心热、咽干口燥，出现舌红等假热的表现。项颗教授常用黄连阿胶汤合交泰丸化裁治之。《医学衷中参西录》中说：

黄连味苦入心，性凉解热，故重用之以解心中发烦，辅以黄芩，恐心中之热扰及肺也，又肺为肾之上源，清肺亦所以清肾也。芍药味苦兼酸，其苦也善降，其酸也善收，能收降浮越之阳，使之下归其宅，而性凉又能滋阴，兼能利便，故善滋补肾阴，更能引肾中外感之热自小便出也。阿胶其性善滋阴，又善潜伏，能直入肾中以生肾水。心火偏亢重者，常加入栀子、竹叶等清心泻火之品；肾水不足重者，常配伍熟地黄、山药、山茱萸肉等滋阴补肾之品。项颗教授应用交泰丸时亦重用苦寒之黄连，入少阴心经，降心火，不使其上炎，取肉桂辛热，入少阴肾经，暖水脏，寒热并用，交济水火。明代李时珍曰其"一冷一热，一阴一阳，阴阳相济，最得制方之妙，所以有成功而无偏胜之害。"同时临床上长期失眠患者常伴有心烦、焦虑、易怒等一系列情绪症状，故在治疗失眠的同时亦应该注意患者情绪的变化，临床上常配伍合欢花、百合等疏肝解郁、清心安神。心理行为治疗的本质是改变患者的信念，发挥其自我效能，进而改善失眠症状。要完成这一目标常需要专业医师的参与。合欢花甘平，归心肝经，用于治疗七情所伤而引起的忿怒忧郁、虚烦失眠等症，又能理气止痛。《神农本草经》有云："合欢，安五脏，和心志，令人欢乐无忧。"现代药理学研究发现其主要治疗情绪抑郁、失眠健忘、神经衰弱等症状。且合欢花用量宜大，以增加解郁安神之功。

（二）疏肝解郁，今病还需今药医

肝是人体最重要的五脏之一，主藏血，有贮藏和调节血液的功能。中医赋予肝木的属性，特别突出肝主动的重要作用。木本身有春发、夏荣、秋收、冬藏的特性，充分揭示了阴阳离合出入及万物阳发阴荣、阳收阴衰的生命特点。且肝为刚脏，性喜条达，具有疏通、畅达全身气机，调畅情志的功能，肝的疏泄功能正常则能促进血液与津液的运送输布，促进脾胃运化和胆汁的分泌排泄，促进心血的正常运行，心神有赖心血充养，心血足则心神安宁。《素问·五脏生成》言："人动血运于诸经，人静则血归于肝脏。"

项颗教授认为，随着社会生活节奏变得越来越快，生活压力越来越大，竞争与日俱增，长时间的精神紧张使人容易受到来自社会、职场等诸多因素的影响，由此引起的失眠较为常见。因大多数失眠是由情绪、精神因素诱发，肝主疏泄，调节情志，调畅气机，若情志不畅，或郁怒伤肝，导致肝失疏泄，则气机不畅，气滞日久，郁而化火，火性上炎，扰乱神明则不得卧。肝的藏血功能充分体现了中医的体阴而用阳。唐代王冰《黄帝内经素问注》说："肝藏血，心行之，人动则血运行诸经，人静则血归于肝脏。何者？肝主血海故也。"人体各部分的血液常随着生理情况而改变其流量。当人在休息和睡眠时，血液回归肝脏，而当运动和清醒时，血液又从肝流出。故《素问·五脏生成》说："人静则血归于肝脏，目受血而能视，足受血而能步，掌受血而能握，指受血而能摄。"肝藏血充足，则心有所主。心气推动血液运行，也要依赖肝气的条达，血液出入流畅。故《血证论》曰："肝主藏血，血生于心。下行胞中，是为血海。凡周身之血，总视血海为治乱。血海不扰，则周身之血无不随之而安。肝经主其部分，故肝藏血焉。至其所以能藏之故，则以肝属木，木气冲和条达，不致遏郁，则血脉得畅。"肝血足，机关变化自如。肝所藏之血不仅可以给我们的心脏提供充足的血液，维持我们人体的正常机能，还可以促进肾精的运行，防止肾阴虚。肝脏作为人体重要的脏器，主要负责气的疏导和食物的运化，如果肝气郁结，气和食物运化不良，就会影响睡眠。故肝脏的健康可直接影响睡眠。魂，《灵枢·本神》言"随神往来者谓之魂"，魂是精神活动的重要组成部分。临床上肝气郁滞的主要表现就是精神活动的异常。抑郁、梦魇、躁狂应该是魂乱的结果。如《灵枢·本神》言："肝悲哀动中则伤魂，魂伤则狂妄不精。"失眠，很多人都是从"心"入手，殊不知兼顾"肝"才是临床起效的枢机。

项颗教授认为，不能拘泥于古代思维和治病方法，而应跟进时代步伐，用现代的医学方法和思维对患者进行诊治。若感觉身体不适，不宜拖延，应尽早治疗，病症拖延日久恐病情发生变化，长期不舒对其情志也有影响，且治疗时间可能会延长，应早就诊、早治愈，故"今病今药医"。对于因情志不畅致失眠，项颗教授常以"疏肝解郁，调畅气机"为法其进行治疗，并创立了疏肝安神汤。其组成：柴胡、炒枳实、白芍、酸枣仁、炙甘草、柏子仁、生龙骨、生牡蛎、半夏、厚朴、夏枯草、百合、合欢花等。项颗教授喜用其方，因其不仅可以疏肝解郁、调畅气机，还可振举阳气，使神明得安。方中君药柴胡可入肝胆经，升发阳气，疏肝解郁，透邪外出；恰好配能敛阴养血柔肝的白芍，二者合用可以补养肝血，调达肝气，使柴胡升散而无耗伤阴血之弊；佐以枳实来理气解郁泄热，与柴胡配伍，一升一降，加强舒畅气机之功，达升清降浊之效；与白芍相配，可理气和血，使气血调和。最后用甘草调和诸药，和中益气健脾。诸药合用，共达疏肝解郁，透邪理脾之功，使邪去郁解，气血调畅，清阳得伸，神明得安。夏枯草、半夏可调理阴阳以安其神。柴胡味苦，专主邪热，《名医别录》称其微热，然其香气馥郁，体质轻清，气味俱薄，故与其他之苦寒泄降者，性情功用，很是不同。它能振举阳气，气机得畅，而积滞自化，清阳得升，神明得安。现代有研究显示，柴胡中的柴胡皂苷具有镇痛和镇静作用，有助于睡眠。项颗教授喜用龙骨、牡蛎、酸枣仁搭配，使阳气得敛、心神得安，阳快入阴，到达阴阳交合的状态；还常用茯苓与茯神搭配，项颗教授言："茯苓色白入肺，其气先升后降，功专益脾宁心，利窍除湿，通于肾，使热从小便而出为主；茯神甘平，抱木心而生，善走心经，导心经之痰湿而宁心安神。二药参合，协同互用，故使治疗之力显而益彰。"生龙骨、生牡蛎皆有镇静安神、平肝潜阳、收敛固涩之功。项颗教授言："龙骨养阴之中能潜上越之浮阳，长于镇静安神；牡蛎养阴之中能摄下陷之沉阳，尤善软坚散结，二药并用，使正气得敛。"项颗教授在临床上，常相须为用，可配伍于不同方剂之中，均能取得较好疗效。合欢花、百合也是教授常用之药，皆可清火安神，疏肝解郁。项颗教授治疗思想独特，巧用创新，通常达变，善于自拟方剂或运用古现结合之法，安全有效地治愈众多因情志不舒，气机不畅，郁而化火而致失眠的患者，通过自己几十年的临床经验，以及独到的见解来减轻患者的痛苦和调节患者不良情绪，也为中医治疗失眠提供了宝贵的临床借鉴。

四、验案精选

（一）调补心肾治疗失眠病案

王某，女，48 岁。2020 年 4 月 10 日初诊。

患者自述失眠近 20 余年，合并出现焦虑抑郁甚至厌世等情绪。主要表现为入睡困难，甚则彻夜不寐，心悸不安，眩晕，耳鸣，健忘，五心烦热，腰膝酸软。曾先后于多家医院就诊，服用过多种西药及中药，病情未见好转。现症见入睡困难、消瘦、心烦，健忘，腰膝酸软。

查体：T36.6℃，P113 次／分，R33 次／分，精神状态一般，面色少华，浅表淋巴结无肿大，巩膜无黄染，结膜无充血，颈软、无抵抗，咽部无充血，扁桃体无肿大，双肺呼吸音粗，未闻及干湿性啰音，心率 113 次／分，律齐，心音有力，各瓣膜听诊区未闻及病理性杂音，腹软，无压痛及反跳痛，肝脾肋下未触及。舌红脉细数。

西医诊断：失眠。

中医诊断：不寐，心肾不交。

治法：滋阴降火，交通心肾。

处方：六味地黄丸加减。生地黄 20g，山药 20g，山茱萸肉 20g，丹皮 10g，茯苓 25g，泽泻 10g，远志 10g，炒枣仁 30g，生龙骨、生牡蛎各 25g，合欢皮 20g，百合 10g，甘草 6g，黄连 6g。7 剂，中药颗粒水冲服，早晚各 1 次。

二诊：患者整体好转，仍有多梦易醒，入睡较前有所改善，头晕、耳鸣等症状减轻，腰膝酸软等症状好转；舌淡、苔白，脉弦细。效不改方，继服上方 7 剂。

三诊：入睡可，醒后能续睡；食纳增，心情愉悦，二便调；舌淡红，苔薄白，脉弦。上方去黄连。

调治 2 个月而告愈。

按：该患者辨证为心肾不交型不寐。女性失眠本就属于特殊人群失眠的一种类型，不仅仅是更年期女性容易变得睡眠不稳定，出现失眠症状，在激素水平变化幅度大的各个时期都有可能出现失眠症状，如月经期、孕期等。因为不同生理期女性血液中的孕激素和雌激素生理性波动明显，而这些性激素对中枢神经递质的调节有助于睡眠的稳定。有很多女性自述在经期存在睡眠障碍，对于本就失眠的女性患者经期症状更加明显，这与经期雌激素急剧下降有密切关系；在妊娠期女性体内黄体酮增加会导致孕妇产生夜尿增多，睡眠紊乱，失眠质量变差。此为患者在主诉中也有同样的表述，自觉在进入更年期后，睡眠质量变差明显。从中医角度来讲，女性天癸将竭，肾阴肾阳都不如从前充足，不能更好地维护睡眠。所以调补心肾，能够更好地让患者恢复到正常的生理状态，不寐问题自然迎刃而解。

中医对于不寐病的治疗具有一定优势，不寐一病多由情志内伤、思虑过重、饮食劳倦等因素导致。或先天不足，或年老体弱导致不寐的出现。而不寐的最基本病因则在于阴阳失和，阳不入阴。所以项颗教授治疗失眠在于使失常的阴阳恢复正常水平，使阳能入阴，睡眠自然能够恢复正常。在面对患者时，项颗教授会辨明导致阴阳失和的主要原因，从而根据病因，精准用药。项颗教授认为，现今多种临床疾病皆与情志相关，在诊疗过程中以及患者的预后都要考虑情志因素。好的沟通交流能够作为情志用"药"，对患者产生积极影响。而人文精神长久以来也作为传统中医药的一部分，也是中医药文化的精神内涵。

（二）疏肝理气，解郁安神法治疗失眠病案

患者田某，女，34 岁。2019 年 5 月 6 日初诊。

患者平素性格较为急躁，遇事易激动。7 年前无明显诱因出现失眠，入睡困难，心烦，日平均睡眠 3 小时左右，睡中易醒，醒后不易入睡，平素多梦，噩梦频繁。在医院诊断为焦虑抑郁状态，口服抗焦虑抑郁药物调节情绪。近期失眠加重，影响正常工作和生活，辗转多地治疗，疗效不佳，经亲友介绍，遂来就诊。刻下症：失眠，心烦明显，伴有严重心悸，焦虑，多思多虑，悲伤易哭，咽喉有异物感，胸胁偶有胀痛不适，纳差，大便黏腻不爽，舌质淡红，苔轻微剥脱，脉弦滑。

西医诊断：失眠，焦虑状态。

中医诊断：不寐，郁证，肝气郁滞证。

治法：疏肝解郁，调畅气机。

处方：项颗教授自拟方。柴胡 10g，白芍 20g，当归 10g，炙甘草 6g，

香附 6g，枳壳 6g，陈皮 10g，乌梅 10g，合欢花 20g，徐长卿 10g，佛手 6g，甘草 6g。7 剂，中药颗粒，开水冲服。

二诊：患者自述口服上方后，自觉睡眠质量较从前有所改善，焦虑抑郁情绪、胸胁胀痛有明显缓解。现偶有腹胀。舌质红，苔剥脱，脉沉细。遂遵循古法，效不更方，在上方基础上针对现症腹胀加苍术 10g，厚朴 10g，10 剂，中药颗粒冲服。

三诊：患者自述近期因生活琐事而扰乱心神，失眠加重，大便不规律（口服麻仁润肠丸），口干明显，舌质红，苔少微黄，脉沉细。

处方：项颗教授自拟方。柴胡 10g，白芍 10g，当归 10g，炙甘草 6g，炒酸枣仁 10g，远志（制）10g，茯神 15g，生龙骨 15g，生牡蛎 15g，龙齿 20g，合欢皮 20g，生姜 6g，大枣 6g。7 剂，中药颗粒冲服。

四诊：患者自述睡眠佳，饮食正常，前述各症有所改善，易怒、善哭等症状痊愈，舌质淡红，苔有新生。继服上方 21 剂维持病情稳定。

按：患者平素性情较为急躁，情志不遂，暴怒则伤肝。然肝为刚脏，喜条达而恶抑郁。若肝气郁滞，肝正常疏泄功能失司，肝郁化火，火性炎上，煎熬津液则会口干、咽干，邪火上扰神明，神不安则难寐。且五志过极皆可化火，心火亢盛，也可发为不寐。肝属木，木过盛则横乘克脾土。肝失条达，肝气犯胃，则出现恶心呕吐、食欲不振等症状。《景岳全书·呕吐》云："气逆作呕者，多因郁怒，致动肝气，胃受肝邪，所以作呕。"且《内经》也有"胃不和，则卧不安"之论，患者脾胃症状同样可影响或加重不寐。孙思邈在《备急千金要方》云："五脏者，魂魄之宅舍，精神之所依托也，魂魄飞扬者，其五脏空虚也，即邪神居之，神灵所使，鬼而下之，脉短而微，其脏不足则魂魄不安。"因此，患者五脏安宁失和，阴阳失交，阳不入阴，最终发为不寐之病。项颗教授根据患者主要病因病机，立疏肝解郁、调畅气机之法，以法遣方用药。遂用自拟"疏肝安神方"。方中以柴胡为首，取其直入肝胆经之性。《雷公炮制药性解》提到柴胡可"主……寒热邪气，两胁下痛，疏通肝木，推陈致新"。叶天士《本草经解》记载："柴胡轻清，升达胆气，胆气条达……凡有气结，皆能散之也。"故取柴胡疏肝解郁、肝气调达之功效，为君药。白芍味酸，走肝经；可柔肝敛肝，柴胡和白芍相配伍，一疏一敛，疏则治肝气郁滞，敛则护阴血内守，相互为用，则疏肝而不伤阴血，敛肝而不郁滞气机。又白芍缓急止痛，泻肝利胆；柴胡清胆疏肝，调理气机。当归之妙用在于可入心、肝二经。心主血，肝藏血，遂选用当归入肝经则可养肝血，入心经可以清心火，心火灭，神明则轻清。合欢花为解郁安神之品，《神农本草经》中记载合欢花："味甘，平。主安五脏，利心志，令人欢乐无忧。"余药遵循疏肝理气之法，选用陈皮、枳实、佛手、香附等药物来疏解肝气之郁结。根据患者的不同兼证，教授根据随症加减，腹胀加以苍术、厚朴。因此，该医案基本体现了项颗教授调阴阳、和五脏、辨证论治、随症加减的治疗思想。

在治疗疾病的过程中要注意患者性别、年龄等问题。注意辨别疾病的虚实特点。中医治病以阴阳为首要纲领，根据其伴随症状、舌脉等特点判断其病位在何处，以及虚实情况。面对情绪过于激动或者失落的患者要学会如何问诊，掌握问诊技巧，不能少问、漏问。项颗教授对患者认真负责的态度，以患者为优先的思想获得患者的信任，使得患者的依从性高。

在遣方用药的过程中时刻要遵循治则治法，合理运用对药。教授十分认同"胃不和，则卧不安"之论。在治疗失眠的过程中，中焦脾胃之气盛衰与否，也是判定病程进展的关键。且"脾为孤脏，中央土以灌四旁"，脾胃为表里之脏，所以项颗教授方中常配伍以生姜、大枣等药物来顾护脾胃之气。此患者因情志内伤，肝气过盛，乘与脾土，通过扶持中焦土气，达到"扶土抑木"之功效。掌握脏腑之间的生克之道，可使得脏腑之间相生相克维持动态平衡。从而阴阳达到平和状态。这同样体现了项颗教授，调阴阳、和五脏的思想。

（三）清心泻火，宁心安神法治疗失眠病案

患者，女，58岁。2020年4月10日初诊。

患者反复不寐30年余。患者家庭条件较差，因家庭琐事烦心，渐至心火上扰，入睡困难，需要服用药物才可入睡。患者平素急躁易怒，现郁郁寡

欢，表情淡漠，失眠，入睡难，睡眠时间约 3 小时，长期服用阿普唑仑，多梦易醒，醒后难入睡，口中溃疡接连出现。刻下见面容枯槁，头昏沉，神疲，善太息，口干口苦，胸闷，善太息，纳少，不欲饮食，小便频多，大便正常；舌红，苔薄，脉弦细。

西医诊断：失眠。

中医诊断：不寐，心火亢盛。

治法：清心泻火，宁心安神。

处方：项颗教授自拟方。人参 10g，麦冬 20g，合欢皮 25g，生地黄 20g，通草 10g，甘草 10g，竹叶 10g，酸枣仁 30g，生龙骨 50g，生牡蛎 50g，朱砂 0.5g。10 剂，水煎服，日 1 剂，早饭前半小时、晚饭后半小时服用。项颗教授告其保持乐观心态，嘱增加户外运动，合理安排作息时间，饮食均衡，建议睡前 2 小时听轻音乐，以保证心情放松。

二诊：患者精神好转，已能睡 4～5 小时，入睡较前容易，多梦易醒改善，饮食仍较少；口腔溃疡已好；舌淡红、苔薄白，脉弦细。效不改方，在上方基础上加焦山楂 10g，焦神曲 10g，焦麦芽 10g。

三诊：入睡可，醒后能续睡；食纳增，神疲减，形体渐丰，二便调；舌淡红，苔薄白，脉弦。上方去朱砂，继服。

调治 3 个月而告愈。嘱其保持良好心态，坚持运动以保持良好睡眠。

按：患者因家庭琐事，负担重而至心火上扰，首先从情志方面考虑，患者由于心火上扰，气血阴阳运行不畅，内扰心神，心神不安而不寐；然忧思过度，气机不畅，又可影响脾胃运化功能，造成脾失健运，则气血生化乏源，进而加重不寐。因此，其治予以清心泻火，宁心安神，兼以健脾和胃，清利小肠湿热之法，体现了项颗教授五脏调和，重在清心以及顾护胃脾的学术特点。药选生地性寒、味甘，归心、肝、肾经，以养阴生津、清泻心火；配以竹叶，味甘淡而性寒，归于心、胃、小肠经，具有清心除烦泻火的作用，从而达到治疗口腔溃疡的功效。配以酸枣仁、合欢皮养心安神、开窍醒郁，对患者的低落心情予以治疗，龙骨、牡蛎益阴潜阳，重镇安神，改善患者夜间易醒的困扰。为什么说镇静安神、平肝潜阳就能改善其睡眠质量呢？

由于患者当下郁郁寡欢，每遇情志不畅失眠情况就加重，而且还有心烦意乱，头部胀痛，口干口苦，小便频多，胸闷，善太息等肝气不舒，肝火旺盛的表现，在临床中，经常能看到很多由情志致病的患者，肝主疏泄情志，情志不舒，首先见于肝郁。《症因脉治》中提出："肝火不得卧之因，或因恼怒伤肝，肝气怫郁，或尽力谋虑，肝血有伤，肝主藏血，阳火扰动血室，则夜卧不宁矣。"龙骨、牡蛎、磁石三味药都有镇静安神、平肝潜阳之功。尤其是龙骨与牡蛎配伍，加强了镇静安神、平肝潜阳之功，对于心悸、失眠的患者有显著的效果；加上夜交藤具有的养血安神的功效，诸药合用解决患者的睡眠问题。诸药合用有宁心安神之功，体现出以安神为要，相互为用，对证而治的用药特色。二诊患者饮食少，选用焦三仙消食健胃，患者逐渐进入极佳的治疗状态。最后，患者遇事不急躁，保持良好的情绪，进而能进入良好的睡眠。

《灵枢·营卫生会》认为睡眠就是营卫之气循环交替运行产生的一个过程，言："营在脉中，卫在脉外，营周不休，五十而复大会。阴阳相贯，如环无端。卫气行于阳二十五度，行于阴二十五度，分为昼夜。故气至阳而起，至阴而止。"故睡眠是人体生长发育必不可少的生理过程，如何能使阴入于阳、阳守于阴是为关键，因为阴顺利入阳就不会出现入睡困难，阳顺利守阴就不会出现睡后易醒。对待患者我们要以证为本，先确定好疾病的病机，再根据其他症状随症加减，这是项颗教授的辨病思路。

（四）益气镇惊，安神定志法治疗失眠病案

安某，男，34岁。2021年12月20日初诊。

患者于10年前无明显诱因出现表情淡漠，失眠，入睡难，睡眠时间4～5小时，多梦易醒，醒后难以入睡，未予以重视，未服用有关睡眠类药物，现见上述症状不得缓解，遂来我院门诊就诊。刻下症：自述外因致睡眠质量明显减退，入睡困难，且浅睡眠醒后不减乏力，多梦，易于惊醒，遇事易惊，脑欠清，记忆力差，无头晕、头痛，偶有耳鸣，神疲乏力，善叹息，情绪低落，饮食不佳，小便正常，大便不成形；舌质淡红，苔腻，脉沉。血

压 125/85mmHg。

西医诊断：失眠。

中医诊断：不寐，心胆气虚、心神失养证。

治法：益气镇惊，安神定志。

处方：安神定志方加减。人参 15g，龙齿 20g，茯神 20g，石菖蒲 20g，远志 10g，川芎 10g，合欢花 25g，知母 10g，夜交藤 20g，炒酸枣仁 30g，甘草 6g，砂仁 10g。7 剂，中药颗粒，日 1 剂，开水冲服。项颗教授告其保持乐观豁达之心境，多与他人沟通，嘱增加适当的户外运动，合理安排作息时间，饮食均衡，调节好心态，静心，按时服药。

二诊：患者自述症状较前改善不显，头胀，腹胀，偶有口干，乏力，偶有耳鸣，大便不成形，舌脉同前。上方去龙齿、石菖蒲、川芎、知母、砂仁，加黄芪 10g，当归 10g，龙眼肉 10g，枳实 10g，柴胡 10g，木香 6g。14 剂，中药颗粒，日 1 剂，开水冲服。

三诊：口服上方后睡眠、腹胀、大便不成形均明显改善，余有手心汗出，舌脉同前。效不改方，在上方基础上加浮小麦 20g，五味子 10g。7 剂，中药颗粒，日 1 剂，开水冲服。

四诊：入睡可，醒后能续睡；食纳增，神疲减，耳鸣消失，形体渐丰，二便调；舌淡红，苔薄白，脉沉。继续守方治疗。

调治 3 周而告愈。嘱续服枣仁安神胶囊以巩固疗效。

按：患者情绪低落，首先从情志方面考虑，情志不舒，肝气郁结，心胆虚弱，胆怯易惊，郁则气滞，气血阴阳运行不畅，惊则乱，内扰心神，心神不安而不寐；然心胆虚弱，肝气郁结，气血阴阳运行不畅，又会影响脾胃运化功能，造成脾运化无力，气血生化乏源，进而加重不寐，因此不寐发病多由情志与胆怯引起，这也体现了项颗教授以病机为本、脏腑为本、治病必求于本的思想，进而辨明寒热虚实，强调辨证施治，以证为本。治以益气镇惊，安神定志，疏肝解郁兼以健脾之法，体现了五脏调和，重在心肝胆，以及顾护脾胃的学术特点。人参温甘微苦，入心、脾经，具有大补元气、健脾益肺、安神益智之功；茯神甘淡平，入心经，具有宁心安神的作用；远志苦辛温，入心、肾、肺经，具有宁心安神、祛痰开窍的作用；多者并用共达宁心安神之效。辅以石菖蒲温苦，归心、胃经，有开窍醒神、化湿和胃、宁神益智的作用；龙齿甘、凉而涩，入心、肝经，有镇静安神、清热除烦之效；酸枣仁，药性和缓，可养心之阴，益肝之血，心神得养，肝体得柔，五脏安和，故为安神助眠之要药；夜交藤甘平，入心、肝经，具有养心安神、祛风通络的功效；合欢花甘平，入心、脾经，可解郁安神，为阳药。《本草经考注》："合欢花能安五脏，和心志，令人欢乐无忧。"五者合用体现出以安神为要，相互为用。患者偶有饮食差，选用砂仁辛温，入脾、胃和肾经，化湿开胃、温脾止泻、理气。正与项颗教授强调辨治不寐的同时，切记五脏中不论何脏虚均时刻不忘顾护胃气之义不谋而合。最后选用甘草以达到调和诸药的目的。诸药合用，共奏安神定志、益气镇惊之功，佐以疏肝。该病案基本上体现出了项颗教授治疗不寐的学术特色。本方中含有人参，故不宜与五灵脂、藜芦同服。

项颗教授认为茯神与茯苓相比较，两者性味虽同为甘淡平，且皆为健脾药，但茯苓更侧重于健脾利湿、止泻，而茯神侧重于宁心安神，如果脾虚湿盛同时伴有心神不宁、失眠、健忘者，多选用茯神。生枣仁与炒枣仁功用基本相同，均有宁心安神作用，但生品性平，宜入清剂中，具有养心安神，滋补肝肾的作用，用于心阴不足或肝肾亏损及肝胆虚热所致的失眠；炒枣仁性偏温补，宜入温剂，长于养心敛汗，用于气血不足的胆虚不眠等。远志具有安神益智、交通心肾之效。夜交藤有引阳入阴之功。合欢花有解郁安神作用。该五药为项颗教授治疗不寐的核心药物，临床上常将上述药物联合使用，从典型医案当中也可以印证。

（五）补气健脾，养心安神法治疗失眠病案

孙某，女，56岁。2021年1月19日初诊。

患者于6年前开始照顾外孙，每日夜间醒来多次，睡眠4～5小时。半年前行宫颈癌手术，预后较好，偶有心烦，睡眠质量差，多梦易醒。近3个月，不寐加重，多梦，易醒，时而整夜不寐，偶有心悸、心烦，郁郁寡欢，

乏力。饱受不寐折磨，于多处寻医就诊，治疗效果不佳。刻下：睡眠欠佳，易醒，醒后难以入睡，心悸，心烦，头晕，乏力，纳呆，颜面萎黄少泽，小便正常，大便溏。舌质淡，苔薄，脉细无力。

西医诊断：失眠。

中医诊断：不寐，心脾气血两虚证。

治法：补气健脾，养心安神。

处方：归脾汤加减。人参10g，黄芪10g，白术10g，当归10g，木香6g，茯苓20g，远志10g，炒酸枣仁30g，合欢花25g，百合10g，甘草10g，焦山楂10g，焦神曲10g，焦麦芽10g。7剂，颗粒，开水冲服，早晚分服。项颖教授告其增加有氧运动，如太极拳、走步、跳舞等，保持心情愉悦，合理安排作息时间，饮食均衡。

二诊：患者自述口服上方后睡眠有些许好转，已能睡4个小时左右，但仍入睡困难，多梦易醒，时有耳鸣，偶有乏力，心烦减轻，食欲较前改善；大便成形，舌质淡、苔白，脉弦细。在上方基础上加生龙骨25g，生牡蛎25g，继服14剂，颗粒，开水冲服，早晚分服。

三诊：患者自述服用上方后入睡尚可，入睡后易醒次数减少，且醒后能续睡，睡眠时间可持续5个小时左右；时有右手握力差，神疲，饮食可，二便正常，舌质淡红，苔薄白，脉弦。继服14剂，颗粒，开水冲服，早晚分服。

四诊：患者自述口服上方后，睡眠质量改善明显，能够持续睡五六个小时，右手握力基本正常，饮食正常，二便正常，舌质淡红，苔薄白，脉弦。

按：患者因照顾孩子，平素情志不舒，加之手术，更加多思多虑，不思饮食，脾为后天之本，气血生化之源，脾胃健运，化生的水谷精微才得以灌注四旁，脾失健运，日久导致气血运行不畅。心主神明，心神有赖于心血的濡养而安，心神失养，扰乱神明而不寐。不寐多由情志问题引起，总的病机是阳盛阴衰，阴阳失交。治以补气健脾，养心安神，兼以疏肝解郁之法。药选人参甘微苦微温，入脾、肺、心、肾经；黄芪甘温，入脾、肺经；当归甘辛微温，入肝、心、脾经，三药合用，补气生血之功显著。白术甘苦温，入脾、胃经，有健脾益气之功；木香辛苦温，入脾、胃、大肠、胆经，有疏肝理气、健脾和胃之功；远志苦辛温，具有安神益智、交通心肾之功；酸枣仁甘酸平，入肝、肾、心经，能养心阴、益肝血而宁心安神，为养心安神的要药，对心肝阴血亏虚，心失所养之不寐有较好效果。远志、酸枣仁两药相须为用，既滋养阴血，又交通心肾，宁心安神作用增强，现代研究表明，远志与酸枣仁产生的活性成分在联合使用时，延长了低温应激小鼠睡眠时间，且镇静作用要优于单一成分。茯苓甘淡平，入心、肺、脾、肾经，具有健脾、宁心之功；合欢花甘平，入心、肝经，具有较好的解郁、安神、镇静之功；百合甘寒，入心、肺经，具有养阴润燥、清心安神之功，合欢花与百合相配，疏肝解郁效果更佳。龙骨、牡蛎和酸枣仁组成"敛阳三药"，促使阳快入阴，到达阴阳交合的状态。患者纳呆，经常便溏，选用焦三仙，健脾开胃，行气消食，焦山楂消食健胃、祛秽止泻，配合炒白术益气健脾、渗湿止泻；以炒麦芽能健脾开胃，诸药合用，共奏补益心脾、养血安神之效，佐以疏肝解郁。

在长期的临床实践中，项颗教授总结出失眠病因不外乎有七情所伤、饮食失节、劳倦过度等，但以情志所伤最为多见。本验案患者不寐的起因就是情志不遂，损伤心脾，使心失所养，脾失健运，脾血亏损，另患者精神不振，面色不华，唇淡，舌质淡，苔薄白，脉弦无力，症状、舌脉之象皆示气血亏虚；加之长期睡眠不规律，使得阴阳失于平衡。凡影响营卫二气循行，导致阳不入阴，阴不受阳等阴阳失和的致病因素，都是不寐病的病因。所以如何能使阴阳得复，才是治疗不寐的窍门。方用归脾汤益气补血，健脾养心。同时辅以心理疏导，嘱患者找到有益身心的兴趣爱好，这也充分体现了项颗教授治病以人为本的思想。

（六）疏肝健脾，养心安神法治疗失眠病案

李某，女，57岁。2021年9月9日初诊。

患者自述2年前因工作调整，情志不遂，开始出现睡眠差，睡眠质量不高，易醒，其后反复发作，曾就诊于多家医院，均未见好转。近2个月睡眠

情况越来越差，几乎每日都需要依靠安眠药入睡，并且剂量逐渐加大，药效越来越差，为求系统中医药治疗，来我院就诊。现症见失眠，入睡困难，睡眠质量浅，易醒，在凌晨3点时清醒，且难以再入睡，每夜睡眠时间仅有3小时左右，日间困倦，神疲乏力，平素脾气急躁，胸闷，善太息，纳呆，口干、口苦，大便一日2行，质稀，小便调。舌体胖大，苔白厚腻，边有齿痕，脉沉细滑。

西医诊断：失眠症。

中医诊断：不寐，肝郁脾虚证。

治法：疏肝健脾，宁心安神。

处方：逍遥散加减。柴胡10g，白芍20g，当归10g，炙甘草6g，白术10g，茯苓10g，枳壳6g，陈皮10g，合欢花20g，乌梅10g，徐长卿10g，佛手6g。7剂，中药颗粒，早晚各1次，开水冲服。氟哌噻吨美利曲辛片，每日中午服1片。右佐匹克隆片，每晚8：30准时服用1片。

二诊（2021年9月16日）：患者自述口服上方后，睡眠有所改善，每夜能睡4～5小时，日间工作、生活质量有所提升，胸闷、善叹息症状减轻。上方加苍术10g，厚朴10g，龙齿10g。7剂，中药颗粒，早晚各1次，开水冲服。氟哌噻吨美利曲辛片，每日中午服1片。右佐匹克隆片，每晚8：30准时服用1片。

三诊（2021年9月23日）：患者自述口服上方后，睡眠有所改善，每夜能睡7小时左右，日间生活正常，急躁易怒状况好转，胸闷、善叹息症状好转，大便恢复正常。上方去厚朴、苍术、龙齿，加川芎10g。7剂，中药颗粒，早晚各1次，开水冲服。氟哌噻吨美利曲辛片，每日中午服1片。右佐匹克隆片，每晚8：30准时服用半片。

四诊（2021年9月30日）：患者自述口服上方后，有1天睡眠情况欠佳，偶有胁肋不适。其余症状均好转，上方加川楝子10g，延胡索10g。14剂，中药颗粒，早晚各1次，开水冲服。停用右佐匹克隆片，若偶有情志不遂，可服用1次氟哌噻吨美利曲辛片。

后期电话随访得知，刚开始停用右佐匹克隆片时，偶见睡眠质量较差的情况，坚持服用中药，现睡眠质量好，情志得到改善，心情舒畅。

按：患者因工作环境改变，情志不遂，思虑过多，加之平素脾气急躁，导致情志内伤，气机郁滞，日久化火灼伤营阴，脾气受伤，肝脏失于条达，进而阴不敛阳，阳气外浮不得入于阴，导致不寐。肝疏泄太过则急躁易怒；肝气郁滞，故见胸闷，善叹息；肝气横逆犯脾，脾气虚弱，不能运化水谷，则纳呆、神疲乏力；气滞湿阻，则便溏；肝气郁而化火、上扰心神则口干、口苦。治宜疏肝健脾、宁心安神。方以逍遥散加减。逍遥散首见于《太平惠民和剂局方》，具有调和肝脾、疏肝解郁、养血健脾之功效。主要治疗肝郁血虚脾弱证。方中柴胡味苦，性平，微寒，入肝、胆二经，具有疏肝解郁、升举阳气之功，使肝气得以条达，为君药。当归味甘辛，性温，入心、肝、肺三经，养血、和血、止痛；白芍味酸、苦，性微寒，入肝经，养血敛阴，柔肝缓急，二者都具有养血、柔肝、止痛的作用，共为臣药。柴胡与当归、芍药同用，补肝体而助肝用。白术苦甘，性温，归脾、胃二经，具有补气健脾、燥湿利水、止汗安胎的功效，为脾家要药；茯苓味淡微甘，性平，入肺、脾、小肠三经，具有利水渗湿、健脾安神的功效，二者合用使运化有权，气血有源。炙甘草味甘，性平，入肺、脾、胃三经，益气补中，缓肝之急，调和诸药，为佐药。陈皮味辛，性温，入肺经，具有燥湿化痰、理气宽中的功效；枳壳味辛苦酸，性微寒，入肺、肝、胃、大肠四经，具有理气宽中、行气消胀的功效，与柴胡为伍，一升一降，加强舒畅气机之功，并奏升清降浊之效；佛手味苦辛酸，性温，入肝、脾、胃、肺四经，具有燥湿化痰、疏肝行气、和胃止痛的功效；陈皮、枳壳、佛手三药同用加强燥湿行气之功，为健脾行气的核心药。徐长卿味辛，性温，入肝、胃二经，能祛风化湿，止痛；乌梅味酸涩，性平，归肝、脾、肺、大肠四经，有涩肠生津、安蛔止痛的功效；合欢花味甘，性平，能够解郁安神，可以安五脏，令人欢乐无忧。二诊时加味苦、性温的苍术、厚朴，共同起到燥湿健脾之功；龙齿镇静安神，除热。三诊时加川芎以活血行气、祛风止痛。四诊时加入川楝子、延胡索行气止痛；诸药合用，使肝郁得舒，血虚得养，脾弱得复，气血兼顾，体用并调，肝脾同治。

商宪敏

一、医家简介

商宪敏（1940—　　），女，北京中医药大学东直门医院教授、主任医生，享受国务院政府特殊津贴，第三届首都国医名师，第三批全国老中医药专家学术经验继承工作指导老师，北京中医药大学中医药专家学术经验继承博士后导师。曾任北京中医药学会风湿病专业学会副主任委员。荣获北京市卫生系统服务标兵光荣称号。1991～1993年任北京中医药大学中医药专家副领队赴德国工作，参与创办欧洲第一所中医院——魁茨汀中医院，在当地以至欧洲影响深远，为中医走向世界作出贡献。2012年国家中医药管理局设立商宪敏全国名老中医药专家传承工作室建设项目，工作室获"岐黄中医药基金"传承发展奖，商教授获优秀指导老师奖。商教授注重科研，曾获北京市及国家中医药管理局科技进步奖。撰写论文数十篇、著作多部，主编的 *CLINICAL EXPERIENCES*（《中医临床经验》），被选为美国中医院校教材，其德文译本在德国成为中医翻译的范本。

商宪敏教授从医近60年，擅长风湿病、肾病、老年病及疑难杂症的诊治。尤其在类风湿关节炎、干燥综合征、强直性脊柱炎、痛风、骨性关节病、慢性肾病、慢性肾衰竭，以及老年常见病的中医诊治方面有所建树。对于中医痹证的诊治经验丰富，将痹证常用治法总结为十二法，即散风宣痹法、祛寒通痹法、除湿蠲痹法、清热散痹法、清热解毒法、化痰散结法、活血祛瘀法、健脾益气法、补肾壮骨法、养肝补血法、滋阴润燥法、通经活络法。

对肾系病证的诊治，强调补肾要遵循"阴中求阳""阳中求阴"的原则。补肾既要从滋肾阴与补肾阳入手，又要调整肾阴与肾阳的关系，使之达到"阴平阳秘，精神乃治"的动态平衡。临床根据治疗施以补肾的同时，重视与其他治法配合运用，提高疗效。肾系病证虽有急慢性之分，然慢性者多，且常隐匿起病，迁延难愈，故医者要善于守法守方，适度坚持，常可获效。

对于老年病的治疗，注重脏腑辨证，以脏腑辨证为总纲，运用脏腑理论，全面分析，倡导整体调治。认为从脏腑论治老年病常可获效，甚则事半功倍。对于老年病的中医治疗原则总结归纳为16字方针：保心救肺，强肾健脾，疏肝护胃，调和气血。

二、学术观点

商教授在辨治不寐证方面具有独到见解及经验。商教授在诊治不寐过程中，将辨证论治放在首位，遵循"有是证、用是方、用是药"的论治总则，选择对症方药、药对，加之精神疏导，常可出奇制胜而效如桴鼓。

不寐的病因有外邪所扰、七情所伤、饮食不节、劳逸失调及体弱多病等诸多因素，其中每因人体虚实、阴阳、正邪失衡，致使脏腑阴阳失调为主要病机。正如《景岳全书》所说："凡如伤寒、伤风、疟疾之不寐者，此皆外邪深入之扰也。如痰，如火，如寒气、水气，如饮食忿怒之不寐者，此皆内邪滞逆之扰也。舍此之外，则凡思虑劳倦，惊恐忧疑及别无所累，而常多不寐者，总属真阴精血之不足，阴阳不交，而神不守其堂。"机体气血阴阳失衡或气滞肝郁、肝热心火、痰浊痰热及体内瘀血均可导致脏腑功能失调而引起不寐。其多与饮食、情志、久病、体虚及体质等因素有关，故不寐辨证重于辨虚实与正邪。虚，即正气虚，不寐虚证多因血虚而心失血养。实，即邪气实。不寐实证多因邪实扰心而心神不安，多见于肝气不舒、气郁化火、五志化火、心肝火盛，邪热扰神而不寐，亦有饮食不节，宿食停滞或积为痰热，壅遏中宫而致胃气不和卧不得安，这就是《内经》所说"胃不和，则卧不安"。

（一）五脏精气不足，神不安于舍

"阴阳失交，阳不入阴"是失眠的总病机，故治疗应从调和阴阳入手，具体即从"调五脏阴阳平衡"论治。五脏虚损，平衡失调，导致的阴阳失衡是不寐发生的主要根本。通过多年的临床实践，商教授总结出调补五脏功能平衡，辨治不寐，取得较好的疗效。根据中医睡眠学说，睡眠与人体阴阳、气血、脏腑息息相关，阴阳的和调平秘、气血的充盛调畅、脏腑的协调统一、气机升降的和顺、神魂魄意志的安宁，是睡眠的必要条件。不寐发生的机制是多元的，阴阳、气血、脏腑不论哪个环节失调，都会影响睡眠，可以说五脏失和均可导致不寐。

1. 心

心居胸中，主血脉，心藏神，心开窍于舌，其华在面，心气旺、心血充盈，则血脉运行通畅，脉搏节律均匀，快慢适中，从容和缓有力。《素问·痿论》曰："心热者，色赤而脉络溢。"神，分广义的神和狭义的神。广义的神是指整个人体生命活动在外的表现。狭义的神即指心所藏之神，心的精神思维活动与五脏相关，主要是属于心的生理功能。人的精神思维活动以精血为物质基础，精血旺盛则思维敏捷，精血不足则思维活动迟钝，心主血脉，肝藏血，脾为气血生化之源，肾藏精，精血互生，所以此四脏均与神有关，而血输送营养物质是为心所主，所以神主要属于心的生理功能。心主神志的功能出现障碍时，则心烦、失眠、多梦、健忘、心神不安及谵语，甚至昏迷。如心血不足，神失所藏，则可见失眠多梦、健忘、神志不宁，治以养心血安心神。如血热扰心，可见神志不清、言语谵妄，甚至昏迷。若高热神昏，常治以泄热清心、安神开窍，所以心血是神志活动的主要物质基础。心开窍于舌，心脉络于舌，"舌为心之苗"。心血不足，多见舌质淡白；心经有热，多可见舌尖红而糜烂；心血瘀阻可见舌质紫暗或瘀斑；邪入心包或者痰阻心窍可见到舌强、语言不利。

2. 肝

肝，肝位于胁，主疏泄及藏血。肝主疏泄，为肝气主要功能。指肝气具有疏通畅达的功能，是肝气升发、冲和喜条达特性的表现。肝气疏泄主要关系人体气机的调畅。气机，泛指人体气的运动变化。气的运动不外乎升降出入，气有升有降，有出有入，是机体脏腑功能活动的正常表现。若气机出入失常，升降失司，则内脏功能失调，所以气机反映人体脏腑功能活动的基本情况。

影响气机调畅的表现，主要在两个方面。一是对情绪的影响。人的精神情志活动，除了心主神外，与肝密切相关。因为肝主疏泄，气机调畅才能气血平和、情绪舒畅，若肝失疏泄，气机不畅，则情志异常。临床常见的两种，即肝失疏泄和疏泄太过。①肝气郁结：肝气不舒，气机不能调畅，气滞肝络而致精神抑郁，闷闷不乐，多疑善虑，甚则悲痛欲哭，胸胁胀满，乳房胀痛，月经不调。②肝气疏泄太过：肝气疏泄太过，"气有余便是火""肝阳上亢"，肝火上炎，可见头晕目眩、头痛头胀、面红目赤、口苦等，亦有"暴怒伤肝"。

二是对消化功能的影响。中焦脾胃升降与肝之疏泄、胆汁分泌有密切关系。①胆与肝相连，内藏胆汁，中医称为"中精之府"。胆汁的分泌、排泄与肝之疏泄功能有关。肝失疏泄致胆汁分泌排泄不利，可见口苦、吐黄水、脘腹胀闷疼痛，亦可见胆汁外溢致黄疸。肝失疏泄，胃气不降，脾气不生，则嗳气、呕吐（肝气犯胃）、腹胀、腹泻（肝脾失和），肝失疏泄，气机不畅，瘀血阻滞，经脉不利，以致水液不利，可见水肿、腹水。②肝藏血，包括储藏血液、调节血量。唐代王冰曰："肝藏血，心行之，人动则血运于诸经，人静则血归于肝脏。"人体血液不仅与心、脾有关，还与肝有密切关系。其一，表现在血液运行上，血液运行在于心，统摄依赖于脾，而血液的储藏在于肝。《素问·五脏生成》曰："人卧则血归于肝。"说明肝有藏血的功能，人动则血运于诸经，这种调节血量的功能为肝所主。若肝有病，藏血功能失常，就会影响人体的正常活动。如肝藏血不足，则血不养目而见双眼干涩、夜盲、视力减退；血不养筋则筋脉聚集，屈伸不利，血不荣络，则见肢体麻木不仁；血注冲脉不足，则见月经量少或闭经。其二，肝藏血功能减退，可见各种出血倾向，如月经量过多、崩漏、吐血、鼻衄等。

心与肝的关系：其一，心主血，肝藏血。心肝阴血不足，可互相影响，可见头目眩晕、爪甲不荣、心悸、失眠多梦。其二，情志方面，肝主疏泄，心主神志。两脏都与情志有关，如精神刺激，所欲不遂，肝气郁结，情绪抑郁，闷闷不乐，善太息伴心悸易惊，心神不安，失眠多梦，甚至神不守舍，精神异常。

3. 肾

肾位于腰部，《素问·脉要精微论》曰："腰者肾之府。"中医所说的"肾"不仅指人体的泌尿器官，还包括人体的生长发育、生殖，及骨、脑等部分生理功能，故称之为"先天之本"。其一，肾藏精，主发育、生殖。精是构成人体的基本物质，也是人体生命活动的物质基础，故《素问·金匮真言论》说："夫精者，身之本也。"精，广义之精是指精、血、津液以及部分气，如营气。狭义之精是指根据其来源不同，分为"先天之精"和"后天之精"。"先天之精"禀受于父母，当人体成形之后，藏之于肾，成为肾藏之精。"后天之精"来源于水谷，指食物经脾胃消化吸收后的水谷之精微。后天之精输送到脏腑就成为脏腑之精，是脏腑活动的物质基础，维持脏腑的功能活动，促进人体的生长发育。先后天之精，相互依存，相互促进。人出生之前先天之精已存在，为后天之精的摄取准备了物质基础。人出生之后，后天之精供养先天之精，使先天之精得到不断补充，从而维持了人体脏腑的功能活动，促进人体生长发育。可见先天之精藏于肾，肾藏先天之精又不断受后天水谷之精的供养。其二，精能化气。肾精所化之气，称"精气"，又称"肾气"。人体的生长发育及生殖是肾气的作用，故肾气的功能是主持人体生长发育。肾的精气包括肾阴和肾阳，肾阴即肾精，肾阳即肾气，包括了功能与物质两个方面。

肾阴、肾阳在人体的生命活动中占有非常重要的地位。肾阴又称"元阴""真阴""真水"，是人体阴液的根本，对人体各脏腑起着濡润、滋养的作用。肾阳，又称元阳、真阳、真火，是人体阳气的根本，对脏腑起着温煦、生化的作用，"肾为水火之脏"。如《景岳全书》曰："五脏之阴气，非此不能滋；五脏之阳气，非此不能发。"肾阴是物质基础，肾阳是生命动力，两者结合成为生长发育、生殖的根本。肾阴与肾阳在人体内相互依存、相互制约，维持动态平衡，是发挥肾气正常生理功能的重要条件，若动态平衡破坏，阴阳失调则出现多种病证：①肾阴不足，阴不制阳，阴虚火旺，阴虚阳亢，可见潮热盗汗、五心烦热、男子遗精、女子梦交，此为虚热。②肾阳虚，阳不制阴，阳虚则寒，可见精神疲惫、腰膝冷痛、形寒肢冷、小便不利或小便频数、男子阳痿早泄，女子宫寒不孕。肾之精气不足，需同时考虑肾阴虚和肾阳虚两个方面。

4. 肺

肺主气，司呼吸。肺气过盛，造成气的升降出入失常，亦可导致失眠的发生。这类患者的特点是睡眠轻浅，极易惊醒。《黄帝内经太素·七邪》中记载："人不得偃卧何也……肺者藏之盖也，肺气盛则脉大，大则不得偃卧。"此种失眠的产生是由于外邪扰肺，使呼吸不利。此时易于入睡，但因咳嗽、憋气影响睡眠的质量，睡眠呈间歇性，多伴憋气、气急、鼾声、咳嗽、咯痰，白天思睡、倦怠。肺在志为忧，肺藏魄，故此时伴有不良情绪的发生，易于悲伤，不寐日久可使肺所藏之魄受损，则易发狂躁。

本症以失眠伴有肺阴不足为特点，肺阴不足的临床特点主要表现为失眠、咳喘无痰、或痰少而黏、口干舌燥、形体消瘦、午后潮热、五心烦热、盗汗，甚至痰中带血、声音嘶哑、舌红少津、脉细数。肺阴虚的病因病机是因先天禀赋不足，或六淫、七情、药物、饮食损害或五脏相传所导致。六淫之邪均能犯肺，损伤肺之津液，产生肺阴虚之证。治疗当以滋阴润肺为主。

5. 脾

脾主运化，脾藏意，亦称脾主意，脾主思维记忆功能。脾意不安于舍则可见睡前多思多虑，不能自主；脾气虚弱，生化无源，且脾主四肢，故不寐者多为梦中易醒，或有面部肢体的不自主运动，常伴有肢倦神疲、面色少华、饮食无味等表现。脾气不足则四肢肌肉功能不良，夜间肢体尤其是下肢不适，有沉重、抽搐、麻胀感，夜寐不安，此为脾主四肢之故。脾藏意、主思，思虑过度会导致脾气的气结或气滞，此时失眠伴有胸中闷乱、多梦、醒后疲乏无力，日久导致健忘、烦躁不宁。

（二）五脏相互乘侮，令神不守舍

1. 心肾不交

心属阳，位居于上，其性属火；肾属阴，位居于下，其性属水。正常情况下，肾水与心火相济，保持两脏的阴阳平衡，从而维持两脏的正常生理功能，即心肾相交。在上的心火必须下降于肾，使肾水不寒；在下的肾水亦须上济心阴，使心阳不亢。如果水火不能相济，心肾不交，心肾阴阳失调，则会发生病变。①水气凌心。心阳不振，心火不能下温肾阳，以致肾阳虚，水饮上泛凌心，症见心慌心悸（心阳虚衰，水气上凌）、水肿（阳虚不能化水，水湿泛溢）、喘息不能平卧（水气上逆，壅遏肺气）。②心肾不交。肾水不足，肾阴不能上承滋润心阴，导致心阴不能抑制心阳，心阳上亢而见心悸、怔忡、心烦、失眠。③阴虚火旺。肾阴虚不能制阳，致心火上炎而出现口舌生疮、口干少津、五心烦热等。

2. 精血两虚

心主血，肾藏精，精血互相滋生。《张氏医通》载："气不耗，精始归于肾而为精；精不泄，始归于肝而生清血；血不泄，始归精于心得离火之化，而为真血，以养脾胃而司运动，以奉生身。"肾精亏虚与心血不足相互为因果。心藏血，脑为之元神之府。心藏神包括了大脑的功能，而脑为髓海，又为肾所主，所以人体精神思维活动与心肾密切相关。肾精心血亏虚，可见失眠、多梦、健忘等症。喜怒忧思悲恐惊，各有所主，太过、不及均可致病。暴怒抑郁伤肝，过喜受惊伤心，多思忧虑伤脾，惊恐惧吓伤肾。因为七情所伤，遍及五脏，影响五脏功能，可致精血内耗，阴液损伤，阴虚热生，化火炎上扰神而不寐，其中以心火、肝火最为多见。

3. 心脾两虚

心脾两虚是脾气虚和心血虚的证候。临床表现为心悸、失眠多梦、健忘、纳呆、腹胀、便溏，或肌衄，或女子月经量少色淡，淋漓不尽，伴眩晕、倦怠、乏力，面色萎黄，舌淡脉弱。多因饮食不节，劳倦，或思虑过度，或久病失调及慢性出血等引起。本证以心血虚和脾气虚为特征。心血虚，心失所养则心悸、怔忡；心神不宁则失眠多梦。气血两虚不能上荣于头目，则眩晕健忘，月经量少，色淡或淋漓不尽，舌淡，脉细弱。脾气虚弱，运化无力，则面色少华，食欲不振，腹胀便溏，神疲乏力。脾为气血生化之源，脾主统血，心主血。两者在生理、病理上互为影响，若脾气虚弱，则生血不足，统摄无权，则血液流失，血虚则无以化气而气更虚，治疗以益气补血、健脾养心为法。

4."胃不和则卧不安"

胃不和指宿食停滞之证，以失眠伴有宿食中阻、运化不利等为临床特点。表现为失眠、脘腹胀满或胀痛，时有恶心或呕吐，嗳腐吞酸，大便异臭，或便秘、腹痛，舌苔黄腻或黄糙，脉弦滑或滑数。主要病机是饮食不节、暴饮暴食，食伤中焦，而致宿食停滞。食停则胃气郁滞致胃脘胀闷，甚则疼痛；胃失和降，胃气上逆，即"胃不和则卧不安"之失眠。治疗应消食导滞、和胃安神。

（三）邪热扰神，神不安于舍

郁、火、痰、食积，或独伤人，或互结为害。《景岳全书·不寐》曰："不寐证……然惟知邪正二字则尽之矣。"临证时首先需辨虚实。邪热内扰于心则心神不安，邪热包括七情、六淫、内外因及因内所生之邪（郁、痰、火、瘀等）。气机不畅则气郁，津液不归正途则生痰，久郁不畅则化火，血脉不行则血瘀，故郁、火、痰是引起不寐的常见病理因素。

1.郁

人之七情，人皆有之，喜怒忧思悲恐惊，各有所主，太过、不及均伤人致病。

暴怒抑郁伤肝，过喜受惊伤心，多思忧虑伤脾，惊恐惧吓伤肾。所以七情所伤，遍及五脏，影响五脏功能，可致精血阴液耗损，阳气亢盛，心肝热盛，气郁痰瘀，彼此互相影响。七情所伤致不寐者，多见于肝郁不舒，郁久化火，或暴怒伤肝，肝火亢盛和七情过激，五志化火，心火上炎而造成肝心火旺，火热扰心而不寐。

2.火

火（热）：人体正常生命活动有赖于阴阳保持对立统一协调，是阴阳平衡的结果。一旦阴阳失衡，出现偏盛偏衰，疾病乃生。"阳盛则热"即属阳证，阴盛则寒即属阴证。火乃热盛之极，因火盛而不寐者，以肝火、心火者多，肝火亢盛，或因暴怒火炎，或肝郁化火，亦有肝肾阴虚，水不涵木所致。前者为实火，而后者为虚火。故临床辨证当辨清实火、虚火。

（1）心肝火旺：火乃热盛之极，因火盛而不寐者，以肝火、心火者多，肝火亢盛，或因暴怒火炎，或肝郁化火。亦有因肝肾阴虚，水不涵木所致，前者为实火，后者为虚火。心火过旺者，或因母病及子，或外感温热、暑湿之邪，邪热扰心，心神不安，而神昏不寐；心肝火旺者，火热扰神，神无所主，不能入睡，常见心悸不寐，入睡困难，情绪急躁，心神不宁，梦多纷纭，甚至健忘。

（2）痰火：不寐之因除心肝之火，还有痰火。脾胃乃后天之本，失其升降之序，则土壅湿聚，是为生痰之源，痰停久滞，化热生火；或肝郁气滞，痰气互结，木郁化火，痰、气、热、火合邪，上扰心神则致不寐。常见气急、心烦、大便难，舌苔黄腻，脉弦滑数，失眠久久难除。正如《医统》所云："痰火扰心，心神不安……火炽痰郁，而致不眠者多。"究其痰热痰火之因，不独是脾虚痰生，常与肝胆气滞、肝胃失和有关。

（3）胃火：饮食不节，饥饱无常，饮食自倍，恣食辛辣厚味，嗜酒豪饮浓茶。正如《素问·痹论》云："饮食自倍，肠胃乃伤。"食伤脾胃，积食不化，久之化热，致脘腹胀满疼痛，吞酸嗳腐，胃灼烧心，胃火扰心，而卧下难安，夜难入寐，寐亦不实。

3. 痰

脾胃居于中焦，一阴一阳，互为表里。脾主运化，胃主受纳，一升一降，气化如常。若平素脾胃虚弱，饮食不节，嗜食辛辣厚味，或烟酒成癖，脾胃乃伤。脾壅湿聚，酿生痰湿，又胃滞食积；阻遏于中，痰食交结而扰心神，夜不成寐。中气不足，脾虚痰生，胃气失和而夜寐不安者，可选用《灵枢·邪客》中的半夏秫米汤。胆胃不和，痰热内扰，虚烦不眠者临床诚不少见，可选用《三因极一病证方论》之温胆汤。

（四）心理疏导治不寐

商教授临证善于对患者进行心理治疗，在诊疗中注意了解患者的工作条件、生活环境、人文关系及个人家庭等情况，从而有重点地进行心理疏导并配合生活方式、饮食习惯调节，多维度治疗不寐。爱德华·特鲁多医生的墓碑上有这样一段墓志铭：To cure sometimes, to relieve often, to comfort always（有时去治愈，常常去帮助，总是去安慰）。这段墓志铭越过时空，久久地流传在人间，至今仍熠熠闪耀着人文之光。这句墓志铭说明了医务工作者的职责，不仅仅要治疗、治愈疾病，更多的是要去帮助和安慰患者。人文关怀对呵护健康很重要，尤其在当下经济飞速发展的时代，从孩童到父母到祖辈，人们的学习、工作、生活都处于紧张繁忙的状态，各行各业都有不同的压力和难度，人与人之间也疏于情感的交流和人文关怀。而人是社会的人，是有情感的人，良好的心态是健康的保障。正如马克思所言："一种美好的心情比十剂良药更能解除生理上的疲惫与痛楚。"不寐的病因每每与七情所伤相关，所以"心病"还需"心药"医，这就是人文关怀，也可谓"话疗"。这种医生以语言为手段对病人进行安抚、科普、精神治疗，不仅能使病人的情绪得到缓解，心理获得平衡，精神得到振奋；而且由于心境、情绪好了，就能充分发挥人体自愈的潜能，还可辅助药物作用，甚至可以减少或停用药物。

人文关怀是有条件、有技巧的。①医生要有诚心和善心，还要有热心和耐心。对心情郁闷、忧虑、焦躁、抑郁、悲观，甚至绝望的患者，要主动沟通、热情相处、耐心倾听、诚恳疏导，劝慰安抚，要像对待亲人一样对待患者。总之，要人性化，要有亲和力。②医生要在平时的生活中积累较为丰富的人生阅历和生活常识，对社会、历史、人文，以及生活起居、运动、饮食等诸多方面都有一定的了解和认知，掌握科普知识，特别是卫生常识，这样有了较为充实的生活基础，医生才能有理有据地说服和引导患者，使之疏解负面情绪，保持好的心情，增加正能量，恢复正常生活。③对患者进行心理疏导，要因人因病而异。应和开药方一样有针对性，要对症下药。例如，有位中年女性，自幼体弱，平日乏力，不寐已久，夜寐不安，时寐时醒，经常感冒。形疲神倦，动则心慌，纳少，脘胀，舌胖淡，苔薄白，脉细，多由脾胃虚弱、气血不足、心神失养所致。商教授治以健脾养胃、补益气血为主，除服中药外，特别要与患者交流，嘱咐该如何注意饮食调养。服药可以补益气血，而增强食物营养消化吸收的条件，注意科学进餐则是最重要、最根本的，同时注意季节气候变化和合理增减衣被，预防感冒。另一例患者为中年男性，50 岁，工厂销售科领导，高血压病 10 年，已服降压药维持血压正常。平素性急易怒、脾气暴躁，近因工作紧张，压力大，恰逢其独子今年初中毕业，面临升学考试，孩子学习懈怠，家长时常生气，训斥孩子。故近来失眠，入睡困难，寐多梦，偶有彻夜不眠。常胸闷叹息，时有头晕、耳鸣、口苦、口干、大便干燥，脉弦而数，舌红苔黄。这是典型的素体肝阳亢盛，适逢工作压力过大，又为孩子升学着急生气，肝气不舒，气郁化火，肝火扰心，阳不入阴而不寐。治宜疏肝清热、镇心安神。同时将病因病机分析给患者听，特别强调，若长期不能缓解，家庭没有和谐的环境，不仅孩子情绪低落，更影响学习效率，影响身心成长，也会加重患者的高血压。给予精神心理疏导后，患者对疾病的原因有了进一步了解，情绪趋于和缓，睡眠得到改善。另外，如果遇到患者有家属陪伴就医时，也应鼓励家人对患者的病痛和情绪有所理解，积极配合，共同努力，增强治疗信心。

商教授在使用中药治疗失眠的同时，同样重视患者自我情绪的管理，主动询问患者所思所想，帮助患者树立健康的心态，增强药物治疗的信心，消除紧张焦虑的情绪，以求达到稳定的疗效。如患者过于压抑时则可进行适当宣泄，唱歌、练习书法、体育锻炼都是很好的宣泄方法，当我们完全沉浸于干自己喜欢的事情中时，内心深处的压抑就会随之释放。内心的焦虑情绪缓解后，睡眠可随之得到改善。在临床进行心理疏导时，商教授经常对患者说："我们是同一战壕的战友，看好病是医生和患者共同协作的结果。"这更增加了患者遵医嘱，积极配合战胜疾病的信心。

三、临床特色

不寐，指不能获得正常睡眠为特征的一种病证，俗称失眠。《内经》称之为"目不瞑""不得卧"或"不得眠"。商教授认为临床常见如下证候。

（一）肝火扰心证

症状：不寐难入眠，寐则多梦，甚则彻夜不眠，急躁易怒，伴有头晕头胀，目赤耳鸣，口干而苦，便秘溲黄，舌红苔黄，脉弦而数。

治法：疏肝泻火，镇心安神。

方药：龙胆泻肝汤加减。不寐难入睡者加茯神、莲子心、生龙骨、生牡蛎。胸闷胁胀，善太息者，加佛手、郁金、合欢皮。肝胆之火上炎所致彻夜不寐、头晕目眩、头痛欲裂、大便秘结者，加钩藤、延胡索、生地黄。

（二）痰热扰心证

症状：心烦不寐，胸闷脘痞，泛恶嗳气，口苦，头重、目眩，舌偏红，苔黄腻，脉滑数。

治法：清化痰热，和中安神。

方药：黄连温胆汤加减。不寐伴胸闷嗳气，脘腹胀满，大便不爽，苔腻脉滑，加半夏秫米汤；饮食停滞，胃中不和，嗳腐吞酸，脘腹胀痛，加神曲、焦山楂、莱菔子；痰热盛者，痰火上扰心神，彻夜不寐，大便秘结者，予安宫牛黄丸或礞石滚痰丸。

（三）心脾两虚证

症状：心神不宁而不寐，寐亦不实，多梦易醒，醒难复睡，心悸健忘，神疲食少，头晕目眩，四肢倦怠，腹胀便溏，面色少华，舌淡苔薄，脉细无力。

治法：补益心脾，养血安神。

方药：归脾汤加减。若不寐较重者，加五味子、炒酸枣仁、夜交藤。入睡难者或加生龙骨、生牡蛎，琥珀粉3g（分冲）；心血不足较甚者，加熟地黄、白芍、阿胶；若兼见脘闷纳呆，苔腻，重用太子参、茯苓，并加法半夏、陈皮。

（四）心肾不交证

症状：烦躁不寐，入睡困难，心悸多梦，伴头晕耳鸣，腰膝酸软，潮热盗汗，五心烦热，咽干少津，男子遗精，女子月经不调，舌红少苔，脉细数。

治法：滋阴降火，交通心肾。

方药：六味地黄丸合交泰丸加减。其中心阴不足为主者，可选用天王补心丹；若阴血不足，心火亢盛者，可选用朱砂安神丸或加栀子豉汤；心烦不寐，彻夜不眠者，加磁石、珍珠母、生龙骨、生龙齿；心肾两虚，心肾不交者治宜滋肾安神，可用《辨证录》交济汤。

（五）心胆气虚证

症状：不寐，多噩梦，易于惊醒，善恐易惊，神魂不安，胆怯心悸，伴气短自汗，倦怠乏力，舌淡，脉弦细。

治法：益气镇惊，安神定志。

方药：《医学心悟》安神定志丸合用酸枣仁汤。若心肝血虚，惊悸汗出者，加人参、黄芪、白芍、当归；若木不疏土，胸闷，善太息，纳呆腹胀者，加柴胡、香附、陈皮、山药、白术；若心悸甚，惊惕不安者，加生龙骨、生牡蛎，丹参、葛根；因酒伤而心悸，不寐者，用《兰室秘藏》葛花醒醒汤或枳椇子丸；因心气不足，痰涎内阻，心胆虚怯，昼夜不寐者，用《古今医鉴》高枕无忧散。

（六）胃腑积滞证

症状：不寐，脘腹胀满或胀痛，时有恶心或呕吐，嗳腐吞酸，大便异臭，或便秘、腹痛，舌苔黄腻或黄糙，脉弦滑或滑数。

治法：消食导滞，和胃安神。

方药：保和丸加减。山楂、神曲、半夏、茯苓、莱菔子、麦芽、陈皮、连翘、茯神、远志。若胸闷胁胀，善太息者，加佛手、郁金；若嗳气上逆者，加旋覆花、代赭石。

四、验案精选

（一）痰火扰心案

张某，女，69 岁。2020 年 11 月 16 日初诊。

患者长期睡眠差已多年，曾多地服药治疗未效，唯按摩后好转，近 1 个月曾按摩 3 次，前两次有效，第三次后完全难以入睡，彻夜难眠，服艾司唑仑可睡 4 小时。刻下症：颈项强痛，时手麻、心慌，胃病 30 年，纳呆，食后脘胀，二便调。口干口苦昼轻夜重，皮痒 1 个月，腰亦疼痛，初始于用"曲度牵引仪"后引发。舌体暗稍红，苔白边齿痕，脉滑弦稍数。

西医诊断：失眠。

中医诊断：不寐，痰火扰心证。

治法：清热化痰，养心安神。

处方：温胆汤加减治疗。茯苓 30g，化橘红 10g，茯神 10g，法半夏 9g，制远志 10g，郁金 10g，胆南星 6g，炙甘草 6g，莲子心 3g，白芍 18g，首乌藤 30g，丹参 30g，7 剂，水煎服，日 1 剂，早晚分服。

二诊（2020 年 11 月 30 日）：药后 5 天，睡眠改善，每日可睡 3～4 小时，头痛未作。刻下症：颈强，口干，手麻已除。纳少，食后胃无不适，大便调（自服核桃每日 1 个），神疲乏力。舌体暗，苔黄微腻边齿痕，脉沉细滑似数。效不更方，前方去郁金、化橘红，加太子参、生薏苡仁。14 剂，水煎服，日 1 剂，早晚分服。

三诊（2020 年 12 月 21 日）：睡眠时好时坏。口干口苦减轻，皮痒已除，手足麻消失。纳少，喜食素，现乏力懒动，怕冷，上下台阶费力。大便日一次，成形。舌体暗，苔根薄黄微腻边齿痕，脉沉细滑。

处方：百合 30g，茯神 10g，制远志 10g，麦冬 10g，太子参 10g，莲子心 5g，醋五味子 6g，胆南星 6g，烫骨碎补 12g，桑寄生 30g，白芍 18g，生甘草 6g，首乌藤 30g。14 剂，水煎服，日 1 剂，早晚分服。

按： 该病患主要为痰热内扰所致，正如《景岳全书·不寐》云："痰火扰乱，心神不宁，思虑过伤，火炽痰郁而至不眠者多矣。"治以化痰和胃，养心安神。选用温胆汤为主方以清热化痰，清心安神。方中半夏为君，燥湿化痰，降逆和胃，以开宣泄降中阻于脾胃的浊阴之邪，即"决渎壅塞"之意；茯苓、橘皮健脾化湿；胆南星、莲子心清热降火；郁金、丹参化痰开窍活血；重用首乌藤、茯神、远志以养心安神；配合甘草益脾和胃，调和诸药。全方使得心肾相交，阴阳得和，用于痰热互结、痰热上扰之失眠，能起到理气化痰、清胆和胃、除烦安神之效，使肝气条达，脾胃健运，痰火自消，心神乃安，不寐向愈。商教授认为该证每起于胃气不和、积湿生痰、因痰化热、痰扰神明而致，素禀虚弱或久病之人每易患此。

温胆汤方出自《备急千金要方》，为中医经典名方之一，原方由半夏、竹茹、枳实、陈皮、生姜、甘草六味药组成，具有温养胆气、化痰和胃之功。文中云："大病后虚烦不得眠，此胆寒故也，宜温胆汤。"宋代陈无择《三因极一病证方论》（简称《三因方》）中温胆汤所载温胆汤与前方相比各药每服剂量减少，而生姜减少更多，增加了茯苓、大枣，主治心胆虚怯，触事易惊，或梦寐不详，或异象感惑遂致心惊胆慑，气郁生痰，痰与气搏，变生诸证，或短气悸乏，或复自汗，四肢浮肿，饮食无味，心虚烦闷，坐卧不安。《三因方》这一调整使温胆汤性由温而平，同时临床适用范围更广了。《三因方》虽沿用了《千金》的温胆之名，但已经部分地改变了原方的性质，改为平调胆胃剂，主治改为"痰涎"和"气郁"变生的诸症。正因为《三因方》温胆汤不偏热，也不偏寒，中正平和，所以临床用它较多。

二诊时，患者气虚与热象共显，而痰郁有所减轻，已有获效，辨证准确，效不更方，然仍有神疲乏力、舌边齿痕明显脉沉，又因舌苔变黄，故去化橘红以减方中药物燥性，减郁金以防行气疏泄太过，加太子参、生薏苡仁以补气健脾兼消利湿热，取二者凉性与补气祛湿之用。

三诊时，脉象由滑数转为滑，热象渐退，且了解到患者长期喜食素，纳少，营养缺乏且单一，致气血生化乏源，故乏力懒动、骨质疏松。阳气虚弱，卫阳不能输布周身，所以怕冷。故调整用药，以益气宁心、化痰和胃、补肾壮骨通经络为法。用太子参、茯神、莲子心、制远志、首乌藤补益气阴宁心安神，百合、麦冬、胆南星化痰和胃，骨碎补、桑寄生、首乌藤补肾壮骨通畅脉络缓解骨质疏松，白芍、五味子养肝血敛肝阴，生甘草调和诸药。

（二）脾肾两虚案

顾某，女，39岁。2021年4月14日初诊。

睡眠差8年左右，始于孩子幼时有病忧虑，现每天服用盐酸曲唑酮方能安睡。近1～2年晨起忙于照顾孩子，或感心前区不适，曾做心电图及心脏彩超未见异常。刻下：神疲乏力，难以入睡，睡亦不安。经常腰痛，久坐痛甚，怕冷，纳可，大便每日一行，质黏不成形。平日月经超前，进冷饮、着凉则错后，时或经期着凉即刻经净。现经量少，色暗有血块，白带有味。舌体胖大色暗，舌苔薄黄微腻，舌边齿痕，脉沉细。

西医诊断：失眠。

中医诊断：不寐，脾肾两虚，痰热血瘀证。

处方：太子参12g，苍术10g，白术10g，茯苓30g，胆南星6g，苦参10g，炙远志10g，益母草15g，桂枝10g，炒薏仁30g，法半夏9g，淡竹叶10g，桑寄生30g，茯神10g。7剂，水煎服，日1剂，早晚分服。

二诊（2021年4月21日）：服药后睡眠好转，近两天未服安眠药亦可安睡。（新住屋于4年前装修，其女体弱多病）神疲乏力，气短，纳可。晨起眼干，疲惫，咽部不适，大便每日1次，成形，欠畅。舌暗，苔薄黄微腻，边有齿痕，脉沉弱。

处方：炙黄芪15g，首乌藤30g，白芍18g，茯神10g，炒枣仁30g，白术15g，熟地黄15g，炙甘草6g，鸡血藤30g，太子参12g，茯苓30g，枸杞10g，阿胶珠10g，7剂，水煎服，日1剂，早晚分服。

三诊（2021年4月28日）：刻下见易饥，纳可，进冷食大便不成形。夜间口渴，眼干咽干明显，易疲劳。舌体胖大色暗尖似红，舌苔薄黄微腻边齿痕，右脉沉弱左脉沉滑。前方加胆南星5g，石斛12g。7剂，水煎服，日1剂，早晚分服。

四诊（2021 年 5 月 5 日）：睡眠好转，仍多梦，醒后可复睡，纳可，食后脘堵，大便每日 1 ～ 2 次，不成形。5 月 1 日月经来潮，量少，色暗，血块，腰痛加重。舌体胖大色暗，苔薄黄微腻边齿痕，脉沉弱右尤甚。

处方：炙黄芪 15g，首乌藤 30g，白芍 18g，茯神 10g，炒枣仁 30g，白术 15g，熟地黄 15g，炙甘草 6g，鸡血藤 30g，太子参 12g，茯苓 30g，枸杞 10g，阿胶珠 10g，胆南星 5g，炒麦芽 10g，炒谷芽 10g，桑寄生 30g。7 剂，水煎服，日 1 剂，早晚分服。

五诊（2021 年 5 月 12 日）：睡眠好转，精神体力增加，纳可，口干，眼干减轻。仍疲劳，气短，鼻干有黄痂。大便每日 1 次，多不成形，质黏。以前看手机都懒动，现可看手机，久坐下肢麻，久立腰痛。舌体大暗苔薄黄微腻边齿痕，脉沉弱右尤甚。

处方：炙黄芪 15g，苍术 10g，白术 10g，白芍 18g，茯神 10g，炒枣仁 30g，枸杞子 10g，胆南星 6g，石斛 12g，麦冬 10g，制首乌 9g，阿胶珠 10g，莲子心 5g，桑寄生 30g，女贞子 15g，熟地黄 15g，首乌藤 30g。7 剂，水煎服，日 1 剂，早晚分服。

按：《景岳全书·不寐》："思虑劳倦，惊恐忧疑，及别无所累而常多不寐者，总属真阴精血之不足，阴阳不交，而神有不安其室耳。"患者在孩子小时因其感冒发烧心生忧虑，近年来又忙于照顾孩子而身心劳倦，经久伤于脾肾，脾虚气血化生不利，则出现月经量少；脾虚不能统血则出现月经超前；脾虚生痰，痰湿内停，日久痰结化热，痰湿与瘀热互结阻于中焦，使阳火不能下行，阴水不能上输，阴阳不交，则神不安矣。商教授首以化痰逐瘀，补气安神为法，兼以健脾祛湿。《医述·不寐》言："不寐由阴气之虚，不寤由阳气之困，故不寐当养阴，而不寤当养阳也。"患者脾失化源，肾失藏精，后天与先天之本皆有不足，精血无从化生，脑为髓之海，脑亦藏神，髓由精血所化，精血不足故脑失所养，是神可安乎。此患者病初因其子儿时易发烧故经常担忧，近年来又忙于照料孩子需早起忙碌，致患者自觉心胸满闷，情志不舒，肝失条达横犯脾胃，肝、脾、心、肾皆失所养，又岂能安适乎。患者无急性症状，故从根本处着手，健其脾胃，调其气机，化痰祛湿，活血安神，以太子参、苍白术加茯苓益气健脾除湿，胆南星、法半夏、炒薏仁化痰祛湿，远志、淡竹叶、茯神宁心安神，益母草、鸡血藤、桑寄生活血逐瘀，桂枝通阳化气安抚心神，苦参既能燥湿又能通心络疗悸动。诸药合用，从根本起其沉疴，实为妙法。

二诊时，病情有好转，痰热明显减轻，然神疲乏力、舌边齿痕脉沉细弱依旧，晨起咽、眼不适，精血不足、阴虚火旺也，故新方以益气养阴、补血安神为主。炙黄芪、白术、太子参益气养阴；白芍、熟地黄、枸杞、阿胶珠补养阴血；首乌藤、鸡血藤养血行血；炒枣仁、茯神、茯苓以养血宁心安神；炙甘草健中调和诸药。实乃用药法度严谨。

三诊时，出现易饥，夜间口渴，咽干眼干等症状，应是脾胃气阴不足，虚火上炎引动心火，故加石斛以养胃阴，加胆南星以清心安神。

四诊时，出现食后胃脘胀闷不舒，遂去石斛加谷麦芽健胃消食；月经量少色暗有块，经期腰痛，说明气血不足且有瘀滞，复加桑寄生助双藤行气活血，助枸杞增强益肾养血之功。

五诊时，历经1个月的治疗，睡眠已有改善，口干、眼干减轻，然其鼻干有黄痂，大便质黏，可知湿热痰火未尽除，故于前方减熟地黄、太子参、炒谷麦芽，加女贞子、石斛、炒苍术、莲子心，并将胆南星增量以增养阴清热、清心化痰之效。并嘱患者保持心情舒畅，少食辛辣刺激食物以巩固疗效。

（三）脾肾虚，痰热盛，兼心肾不交案

王某，女，69岁。2021年9月14日初诊。

入睡难10年。纳可，食后脘堵闷，进甜食稍泛酸，无烧心，10年前在某三甲医院行胃镜检查诊为萎缩性胃炎。耳鸣20余年，右耳重，左耳轻，时轻时重。体检发现血脂高，脂肪肝。刻下症见睡眠差，入睡难，易早醒，醒即如厕小便，常夜尿3次。夜间口干甚。大便日一行，基本成形，进食不慎或食冷即如厕腹泻。舌胖大稍暗苔根薄黄微腻边齿痕，脉细。

西医诊断：慢性萎缩性胃炎，失眠，耳鸣。

中医诊断：胃痞，不寐，耳鸣，脾肾虚痰热盛，兼心肾不交证。

处方：太子参15g，炙黄芪15g，茯神10g，胆南星6g，炒枣仁30g，制远志10g，石菖蒲10g，丹参30g，炒麦芽10g，炒谷芽10g，莲子心5g，生薏苡仁30g，酒萸肉10g，首乌藤30g。14剂，水煎服，日1剂，早晚分服。

二诊（2021年10月12日）：药后入暮咽干，耳鸣似有减轻，睡眠深度有改善，纳可，食后无不适，进甜食后泛酸。舌胖大、暗红，苔薄黄微腻，边有齿痕，脉细滑稍弦。

处方：太子参15g，炙黄芪15g，茯神10g，胆南星6g，炒枣仁30g，制远志10g，石菖蒲10g，丹参30g，莲子心5g，生薏苡仁30g，酒萸肉10g，首乌藤30g，石斛12g，葛根30g。14剂，水煎服，日1剂，早晚分服。

三诊（2021年11月5日）：睡眠时好时差，或入睡难，精力差，记忆力尚好，易烦急，纳可，已有饥饿感，食后无不适，大便调。舌暗胖，苔根、苔中间黄厚微腻边齿痕，脉沉细。上方去茯神、胆南星、葛根、石斛、远志，加马齿苋30g，蒲公英15g。14剂，水煎服，日1剂，早晚分服。

按：患者为老年女性，耳鸣20余年，失眠10年，伴高脂血症、脂肪肝。《素问·逆调论》有言："不得卧而息有音者，是阳明之逆也。足三阳者下行，今逆而上行，故息有音也。阳明者，胃脉也。胃者，六腑之海，其气亦下行，阳明逆不得从其道，故不得卧也。"此患者饭后自觉脘腹胀闷，进甜食反酸，有10余年胃病史。《难经》云："人之安睡，神归心，魄归肺，魂归肝，意归脾，志藏肾。五脏各安其位而寝。且夜属阴主静，日属阳主动，阴阳和平，安然寤寐。"脾胃不调，气血生化乏源，故气血精血亏虚无以养护脏腑，脏腑不荣，神魂等难以各安其位。中焦不利，日久成瘀，水道不通，津液输布不利，聚而化痰，痰瘀互阻。所以首诊治以益气养血，化痰活血，和胃安神为法。选方基本是不忘散合温胆汤加减而成，古方"不忘散"出自《备急千金要方》卷十四，名见《证治准绳》卷五，由远志、石菖蒲、人参、茯苓、茯神组成，具有开窍益智、宁心安神、补气益血之功效。临证中商教授用太子参、炙黄芪、丹参、首乌藤益气养血；胆南星、制远志、石菖蒲化痰活血醒窍；炒麦芽、炒谷芽、炒枣仁、茯神、莲子心、生薏苡仁和胃清火养血安神；再辅以山萸肉养阴润燥精血互生。方中滋肾清心寓有交通心肾、水火相济之意。

二诊患者服上方后睡眠改善，胃不适亦有减轻，耳鸣也有好转，然入暮咽干，脉稍有弦滑，去炒谷麦芽，加石斛以滋阴养胃，加葛根以益津液、引津液上行。

经诊后患者睡眠曾有好转，故加重剂清热（蒲公英）、祛湿（马齿苋）之品以观后效。

三诊患者睡眠时好时差，或入睡难，精力差，易烦急，易有饥饿感，食后无不适，说明辨证大法正确，舌苔渐退，湿热痰火减少，但患者脾胃虚弱日久，舌苔厚腻复现，火气尚存，余热未尽退。所以根据患者症状调整方药，以益气养血、清心安神为法，兼以活血化瘀。用太子参、炙黄芪、炙甘草、首乌藤益气养血安神，生薏苡仁、炒枣仁、莲子心清心安神，丹参活血安神。随服药渐进，患者睡眠日益好转，食后胃不适已愈，纳可便调，诸证尽皆向好。

（四）心肝火旺案

倪某，女，38岁。2022年10月11日初诊。

患者平时工作繁忙，长期睡眠差，易早醒，易发口腔溃疡，最近未作。纳可，大便日一行，不成形，神疲乏力，口干思饮。既往因两颧皮肤泛红，曾于北京某三甲医院诊断为结缔组织病，并服用羟氯喹治疗，后自行停药。脉滑细，舌暗红，苔薄黄，边齿痕。

西医诊断：失眠。

中医诊断：不寐（气阴两虚，痰火扰心证）。

治法：益气养阴，清心化痰。

处方：生黄芪15g，白术30g，太子参10g，麦冬10g，青风藤30g，女贞子15g，五味子6g，生甘草6g，炒酸枣仁30g，生百合30g，合欢皮15g，茯神10g。14剂，水煎服，日1剂，早晚分服。

二诊（2022年10月28日）：服药后睡眠好转，乏力神疲减轻。纳食佳，食后无不适，大便日一行，已成形，时或口干，口苦轻，思饮（寒热均可），末次月经 10 月 3 日。脉滑细，舌暗红苔薄黄少津，边齿痕。前方去太子参、青风藤，加北沙参 15g，石斛 12g，胆南星 6g。14 剂，水煎服，日 1 剂，早晚分服。

三诊（2023 年 3 月 7 日）：患者 3 年前体检发现甲状腺结节，2022 年 11 月 9 日协和医院行甲状腺左侧切除，术后病理示左侧甲状腺乳头状癌。目前优甲乐 50μg（周一至周五）、75μg（周六、日），复查甲状腺功能正常。刻下无明显自觉不适，唯长期睡眠差，近因工作焦虑"上火"、口臭，入睡难，或早醒难复睡，寐亦多梦，大便不干，臭味大而黏。月经周期准，量、色尚可，末次月经 2 月 6 日。舌红苔黄糙少津，脉细弦滑。

中医诊断：不寐，阴虚肝旺，痰火扰神。

治法：清肝泻火，化痰宁神。

处方：生石决明 30g（先煎），生龙骨 30g（先煎），生牡蛎 30g（先煎），莲子心 6g，合欢皮 15g，麦冬 12g，胆南星 6g，五味子 9g，茯神 10g，白芍 18g，生百合 30g，生山栀 6g，炒薏米 30g，柴胡 9g，生甘草 5g。14 剂，水煎服，日 1 剂，早晚分服。

四诊（2023 年 3 月 21 日）：药后睡眠好转，每晚 11 点睡，入睡快，可睡 6～7 小时，晨起 7 点起床，精神体力好。纳可，大便日一行，成形，臭味已除。脉细滑稍弦，舌红暗苔薄黄，津少不明显，边齿痕。热象已减，上方去生石决明、山栀，改炒薏米为生薏米 30g，加青蒿 15g。14 剂，水煎服，日 1 剂，早晚分服。

按：历代中医论述不寐病因，各家均有所主，或宗阴阳，或宗虚实，或有邪无邪，或脏腑失调。如《医效秘传》曰："夜以阴为主，阴气盛目闭而安卧，或阴虚为阳所胜，则终夜烦而不眠也。"此多为后人认同。又如张景岳将不寐病因概括为"有邪"与"无邪"，曰："寐本乎阴，神其主也。神安则寐，神不安则不寐；其所以不安者，一由邪气之扰，一由营气之不足耳。有邪者多实，无邪者皆虚。"张氏所谓"有邪""无邪"主要指机体内在气血、精神、脏腑功能的失调或痰热的影响而言。综上所述，不寐之因多与心脾肝肾诸脏相关。因心主血、肝藏血、脾统血，脾主运化，血之源乃水谷精微所化，上奉于心，则心得所养；受藏于肝，则肝体柔和；统摄于脾，则生化不息；调节有度，化而为精，内藏于肾，肾精上承于心，心气不交于肾则神安寐宁。若思虑、忧郁、劳倦等伤及诸脏，精血内耗，互为影响，可致不寐，甚至成长期不寐之症。

本案患者女性，38岁，正值青年成熟期，本应青春焕发，精气神充实；然因多年复发性口腔溃疡及结缔组织病，3年前又发现甲状腺结节。初诊主诉长期睡眠差，易早醒。神疲乏力，口干思饮，大便不成形，日一行。脉象滑细，舌质暗红，舌苔薄黄，舌边齿痕。四诊合参，中医诊断为不寐，属气阴两虚，痰热扰心证，治以益气养阴，清心化痰，方药以生脉散合归脾汤加减。处方中太子参、黄芪、白术补气健脾，麦冬、五味子、女贞子滋心肾之阴，又敛心肾之气，酸枣仁、百合、茯神、生甘草滋阴清热、祛痰安神，合欢皮"安五脏、和心志"，解郁安神，黄芪、女贞子配伍青风藤益气养阴，兼能祛风除湿以增强扶正祛邪之力。两周后二诊，睡眠好转，神疲乏力减轻，大便已转成形，说明辨证准确，方药对证，气虚缓解，唯口干、口苦，思饮，舌苔少津，此为痰热盛，阴液不足，故减青风藤之温燥，改太子参为北沙参，并加石斛以助滋养阴津，加胆南星更增清热化痰安神之力。三诊患者原有不适已不明显，但因长期睡眠差，近又工作焦虑，新增入睡难，或早醒难复睡，寐亦多梦；口臭、大便味大而黏；舌红苔黄糙少津，脉细弦滑。诊断仍为不寐，证属阴虚肝旺，痰火扰神；治以滋阴潜阳，清火化痰；方中生石决明、生龙骨、生牡蛎平肝潜阳，滋养肝肾、重镇安神；麦冬、五味子、白芍、百合滋阴增液、养阴安神；柴胡、白芍、合欢皮、生甘草疏肝解郁安神；胆南星、山栀、茯神、莲子心、薏米清心化痰安神。四诊患者药后睡眠大为好转，入睡快，可睡6～7小时，睡起精神体力好，大便臭味除、质成形，舌面津少改善。为巩固疗效，继宗前法前方用药治疗。该患者长期睡眠差，体力不支，历经中医药治疗2个月，能较快地改善，收效满意，源于辨证精准，立法正确，选方用药合理，再次说明临床诊治辨证是关键。当病情、病因变化时，辨证随之改变，立法和方药亦需调整变化，方能取得疗效。

（五）气阴两虚痰瘀案

刘某，男，26岁。2020年4月27日初诊。

睡眠差，入睡难，躺下四五个小时后方能入睡，寐多梦，乏力神疲，微怕冷，午后下肢冷，腰背发紧，眼睑下发黑、发暗，纳可，大便日一行，软便。舌暗胖稍红，苔根黄腻，边齿痕，脉沉滑。

中医诊断：不寐，气阴两虚，痰瘀扰心证。

治法：益气养阴，镇静安神。

处方：太子参12g，麦冬10g，五味子6g，苦参10g，炙黄芪15g，茯神10g，炙远志10g，丹参30g，炒枣仁30g，郁金12g，生百合30g，川芎10g，生龙骨30g（先煎），生牡蛎30g（先煎）。7剂，水煎服，日1剂，早晚分服。

二诊（2020年5月4日）：腰腿紧减轻，睡眠好转，能较快入睡。睡前小便次数多，溲黄，大便日一行，不尽感，不成形，怕冷减轻，精神好转。脉沉滑舌暗，苔根薄黄微腻，边齿痕。一诊方加白术20g，改炙黄芪为生黄芪15g，以加大补气通便之功。14剂，水煎服，日1剂，早晚分服。

三诊（2020年5月18日）：腰腿紧已除，精神状态好转，怕冷未作。矢气多，有异味。近4～5天至晚上则身热，痒，起皮疹。饮酒或热水浴之后，前胸皮肤痒或红。大便不尽感已除，仍不成形。左臀部皮脂腺囊肿，时或突出，无痛无痒。皮肤干燥，面部皮肤油腻，夜尿由每晚七到八次减至二到三次。睡眠好转，入睡改善，唯梦多。近半年来易害怕，脉沉滑，舌淡胖，苔黄白腻边齿痕。

处方：生黄芪20g，茯苓30g，防风10g，五味子9g，白术30g，柴胡10g，乌梅6g，炒苍术10g，炒白术10g，炒薏苡仁30g，苦参10g，茯神10g，白芥子6g，牡丹皮10g。14剂，水煎服，日1剂，早晚分服。

四诊（2020年6月2日）：大便日一行，基本成形，异味减轻。精神体力好转，乏力减轻。晚上睡前觉得发热，汗出多，夜尿一到两次。皮疹减轻，不痒。面部黑眼圈儿变浅，记忆力好转，夜寐梦较前减少，头发油腻不明显，纳可，时有肠鸣，经常打喷嚏，舌暗，苔根黄腻，边有齿痕，脉沉滑稍数。

处方：炒薏米30g，炒枳壳10g，苍术10g，白术15g，五味子6g，茯苓30g，麦冬10g，厚朴9g，生龙骨30g（先煎），生牡蛎30g（先煎），丹参30g，苦参10g，地肤子15g，生甘草6g。30剂，水煎服，日1剂，早晚分服。

五诊（2020年7月21日）：服四诊方后乏力、神疲好转，停药后神疲乏力又作，右侧臀部的皮脂腺囊肿缩小至原来体积的1/2大，注意力欠集中。服药以后胃肠炎未发作，近期打嗝，每天约30个。嗳气、纳可，大便遇冷后不成形，睡眠改善、胸前皮疹减少。左脉沉滑，右脉沉稍细，舌胖稍红，苔根黄微腻，边齿痕。效不更方，宗前法，缓缓图治。

处方：石斛12g，茯苓30g，白术30g，生薏米30g，法半夏6g，苏梗10g，白豆蔻6g，枳壳10g，生薏米30g，法半夏10g，黄连6g，吴茱萸3g。14剂，水煎服，日1剂，早晚分服。

按：本患者为年轻男性，初诊以不寐、乏力为主，怕冷、双眼圈发暗发黑，结合面相舌苔，四诊合参。患者以气阴两虚为主，兼有痰热血瘀。故选高枕无忧散加减治疗。高枕无忧散出自明代龚廷贤《寿世保元·不寐》，主要由人参、陈皮、茯苓、麦冬、半夏、龙眼肉、竹茹、枳实、酸枣仁、石膏、甘草、生姜组成。即温胆汤加人参、石膏、麦冬、酸枣仁、龙眼肉而成，主治心胆虚怯，昼夜不睡者。方中补中有消，以扶正为主，兼除邪热，是治不寐的良方。不寐的辨证病位在心，心主神明，神安则寐，神不安则不寐，心神的濡养得之于水谷精微所化生的气血。患者气阴两虚贯穿始终，心之气阴虚，心失所养，神不守舍而不寐；脾气虚，痰湿内停，久之化热，痰热扰心，阳不入阴而难入睡；患者年轻男性，性急易怒，肝气不舒，气郁化火，心肝火旺，上扰心神，亦难入睡；气虚气滞，血行不畅，血滞血瘀，而见眼圈黑暗；痰瘀互结，遂成皮下囊肿；肺气虚则表不固，风邪乘酒后、浴后毛孔开而入。风邪袭表，皮毛失疏而泛发风疹，色红而痒。初诊、二诊治疗以益气养阴、重镇安神为主，兼以化痰活血清热。三诊已现精神、睡眠好转，新添风疹皮痒，且皮下痰核显著，拟以治标为先，予益气养阴、散风凉血兼除湿化痰。四诊、五诊诸症好转，综合前三次的方药，继续益气养阴、祛湿化痰、清热活血为治以巩固疗效。

（六）心脾两虚案

沈某，男，58岁。2020年11月20日初诊。

久居重庆。述入睡难20余年。长期睡眠差，入睡难，多梦，早醒难复睡，每天靠服佐匹克隆和抗焦虑药物。乏力神疲，多思多虑，夜不能寐。今年春节以来肛门下坠感（内痔），已行肠镜检查，未见异常。纳可，多食胃堵，或烧心，偶发心慌，大便日一行，成形，不尽感，每年体检，多年心电图示T波改变。右脉沉滑，左脉沉弱，舌胖稍暗，苔薄似黄，边齿痕。

西医诊断：失眠。

中医诊断：不寐，郁证，心脾两虚，气郁气陷。

处方：太子参10g，党参15g，红景天10g，薤白10g，郁金12g，炙远志10g，茯神10g，炒枣仁30g，葛根30g，炙甘草6g，白术30g，檀香6g（后下），红芪10g，丹参30g，柴胡5g。20剂，水煎服，日1剂，早晚分服。

二诊（2020年12月11日）：药后神疲乏力好转，肛门下坠及大便不尽感均减轻，纳可，食后仍脘闷，口干渴、口苦，晨起为甚，眼痒，轻度眼干。上方去党参、远志，改太子参15g，加黄连3g，胆南星6g。20剂，水煎服，日1剂，早晚温服。

三诊（2021年3月23日）：患者久居外地，因疫情而未能及时复诊。前药服用2月余，服药时睡眠好转。刻下症：入睡难，长期服安定及抗抑郁药，压力大则神疲乏力。消化差1年余，食欲佳，食后脘胀，腹下坠，大便日1～3行，多可成形，怕冷。饮水即如厕，夜尿一次。脉沉，舌暗胖大，苔薄白，边有齿痕。

中医诊断：不寐，心脾两虚，气郁痰瘀。

处方：炙黄芪15，红芪10g，炙远志10g，茯神10g，当归10g，白术30g，党参10g，法半夏9g，炒枣仁30g，苏梗10g，柴胡6g，丹参30g，炙甘草 6g, 白芍 18g, 桂枝 6g, 菟丝子 15g。14 剂, 水煎服, 日 1 剂, 早晚分服。

按: 本患者为中年男性, 工作繁忙, 压力大, 经常出差奔波于多个大城市之间。《类证治裁·不寐》中记载:"思虑伤脾, 脾血亏损, 经年不寐。"中医认为, 心脾损伤可暗耗阴血, 血不养心、神不守舍致使心神不宁而不寐。初诊以不寐、心悸怔忡为主诉, 患者以心脾两虚为主, 兼有痰热血瘀。故选归脾汤加减治疗。归脾汤始载于宋朝, 主治思虑过度、劳伤心脾所致之证。明代医家于归脾汤原方中增加远志、当归二药, 以增强养血安神之功效。不寐乃气血失合, 阴阳不相顺接而致, 故应以健脾养血、安神补气为主, 归脾汤中黄芪、党参、白术、炙甘草具有健脾补气之功; 酸枣仁、茯苓、远志、龙眼肉具有宁心安神之功; 大枣、生姜调和诸药, 共奏补益心脾、养血安神之功。

本案患者为中年男性, 身高体壮, 本应健康无恙, 但初诊即发现脉象沉细, 重取无力, 结合患者乏力神疲、肛门下坠感、大便排不尽、心慌等症状, 实均属气虚、气陷之证, 为虚证, 故予补中益气, 升阳举陷, 选用归脾汤加减, 加柴胡意在升举中气, 柴胡配白芍还有疏肝解郁的作用。

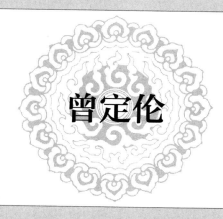

曾定伦

一、医家简介

曾定伦（1947—　　），重庆市人，主任中医师，成都中医药大学博士生导师，重庆市名中医，第五批全国老中医药专家学术经验继承工作指导老师，国家中医药管理局名医工作室指导老师。曾担任中华中医药学会理事，中华中医药学会急症分会常委，中华中医药学会仲景学术分会委员，重庆市中医药学会副会长，重庆市中医药学会医院管理专委会主任委员，重庆市中医药学会仲景专委会副主任委员。1992年、2004年两次被评为全国卫生系统模范先进个人，2003年被重庆市政府评为发展中医先进个人。

曾定伦教授擅长诊治中医内科常见病、多发病和疑难危重症，尤为擅长呼吸系统、消化系统和心脑血管系统疾病的诊治，具有丰富的临床经验和显著的疗效。研制十味降脂片和中风一号，临床运用取得显著疗效。主编学术专著《重庆中医优势病种》，并作为副主编、编委，先后参编《重庆中医急诊55年》《中医精华浅说》《方药妙用》《巴渝名医证治心悟》等学术著作5部。发表学术论文30多篇。获得专利2项，重庆市中医药科技成果8项，其中2项获重庆市卫生局（市中医管理局）科技成果二等奖、4项获重庆市卫生局（市中医管理局）科技成果三等奖。曾担任成都中医药大学和重庆市北碚区职大中医大专班兼职教师，主讲《伤寒论》《金匮要略》、内科和方剂学等。

二、学术观点

（一）中风病"内风"病机源自《内经》说

中风又名卒中，因其起病急骤，症见多端，变化迅速，如风性善行数变，故以"中风"名。关于中风病的病机，中医学界历来以唐宋、金元分经纬，有唐宋以前以"外风"立论，金元以后主张"内风"为主的论断。曾定伦老师提出:《内经》不但是中风病"内虚邪中"外风病机的理论源头,更是中风病"内虚积损"内风病机的学术肇端。

1. 中医学界对"中风"病机的传统认识

关于中风的病因病机,几乎所有近代文献及中医典籍(包括各版全日制中医院校教科书)均提出分为两个阶段:唐宋以前主以"外风",以"内虚邪中"立论,如《灵枢·刺节真邪》云:"虚邪偏客于身半,其入深,内居荣卫,荣卫稍衰,则真气去,邪气独留,发为偏枯。"仲景宗其旨,在《金匮要略》中首创"中风"病名,倡中风病"脉络空虚,贼邪不泻"之说,并提出根据中风病患者不同临床症状判断外邪所入侵的病位。"邪在于络,肌肤不仁;邪在于经,即重不胜;邪入于腑,即不识人;邪入于脏,舌即难言,口吐涎"。唐宋以后,特别是金元时期,"中风"病因学说有了一大转折,突出以"内风"立论,如刘河间力主"肾水不足,心火暴甚";李东垣认为"形盛气衰,正气自虚";朱丹溪主张"湿痰化热生风"。至张景岳倡导"非风"之说,提出"内虚积损"论:"凡病此者,多以素不能慎,或七情内伤,或酒色过度,先伤五脏之真阴,此致病之本也。再或内劳外伤,复有所触,以损一时之元气;或以年力衰迈,气血将离,则积损为颓,此发病之因也。盖其阴亏于前,而阳损于后,阴陷于下,阳乏于上,以致阴阳相失,精气不交,所以忽尔昏愦,卒然仆倒。"

2.《内经》关于"中风"病状和"内风"病机条文阐释

《内经》虽未明确提出"中风"病的病名,但根据"中风"病的临床表现有许多描述性的名称,如卒然昏仆,不省人事者名之以"仆击、大厥、薄厥、煎厥",又如半身不遂,语言不利者以"痱风、偏枯"等为名。曾定伦老师认为《内经》条文中记载的"大厥、暴厥"等卒然昏仆,不省人事为表现的疾病,虽然不完全等同于中风病,也可以是厥证、痫证等,但至少包括了中风病中脏腑患者的临床病状。他提出:《内经》不但提出了中风病"内虚邪中"的病机理论,而且对"内虚积损,脏腑亏虚,内风扰动"的"内风"病机进行了非常详细、深刻的论述,《内经》才是中风病"内风"病机的学术源头,其相关条文阐释如下。

（1）阳热火盛，阴精竭绝。《素问·生气通天论》云："阳气者，烦劳则张，精绝，辟积于夏，使人煎厥。目盲不可以视，耳闭不可以听，溃溃乎若坏都，汩汩乎不可止……有伤于筋，纵，其若不容，汗出偏沮，使人偏枯。""目盲不可以视，耳闭不可以听"描述了中风中脏腑患者的病状；而"阳气者，烦劳则张，精绝"则是指体内阳气亢盛，消烁阴精，虚火上炎，阴精竭绝的病理状态。病情积蓄到夏天，天气酷热，挥汗如雨，更易耗散阴津，阴精、阴液耗散，使阳无所附，亢逆于上而发生"煎厥"；阴血亏少，失于养筋，经脉受损，则出现"体纵、偏枯"的病症。该条文清晰地道出："煎厥""体纵""偏枯"等病症均是由"阳气亢盛，阴精竭绝"的病机所导致的。

（2）精气耗损，五脏内伤。《素问·通评虚实论》云："凡治消瘅、仆击、偏枯、痿厥、气满发逆，肥贵人则膏粱之疾也。隔塞、闭绝，上下不通，则暴忧之疾也。暴厥而聋，偏塞闭不通，内气暴薄也。""仆击"包括突然仆倒的中风症，"偏枯"则是半身不遂，"痿厥"是昏仆后四肢不用，相当于中风后遗症。该条指出中风病的易患人群为养尊处优，形体肥胖，忧思多虑，情绪波动较大者，并且再次阐述中风病"五脏亏损"的病因病机，即膏粱之疾，是伤于酒色，耗伤脾气肾精之病；暴忧之病，即悲忧伤肺，宗气耗散之所病；内气暴薄，郁怒伤肝，气机疏泄失常之所致。该条指出所有上述症状的疾病（包括中风病）均是由于饮食、情志、起居、调摄不当，内伤五脏精气所导致的，即后世张景岳所倡"内伤积损"，而不见外邪所侵的原因。

《素问·脉解》："内夺而厥，则为喑痱，此肾虚也，少阴不至者，厥也。""喑"者声不能出；"痱"为肢体不用，均可见于脑中风患者。"内夺而厥"是指引发该病状的病因为人体五脏精气内损；"此肾虚也，少阴不至者，厥也"进一步分析了该病的病机，即声音出于肺而其本在肾，形强在血而由肾精所化，精气之本皆主于肾，故肾精气不足则为厥也。同样《素问·调经论》"肾藏志……志不足则厥"；《灵枢·本神》"肾藏精，精舍志，肾气虚则厥"也反复告诉我们中风、厥逆的病机是肾精气的亏损。

（3）气机紊乱，气血失常。现代医学表明中风是脑血管出血或栓塞导致的大脑功能失常的疾病，而《内经》中即明确提出神智异常的疾病与气血、血脉的密切关系。如《素问·生气通天论》："阳气者，大怒则形气绝，而血菀于上，使人薄厥。"肝藏血，主疏泄，大怒伤肝，肝失疏泄，肝气亢上，携血上冲，则发生"薄厥"。《素问·调经论》中"有者为实，无者为虚。今血与气相失，故为虚焉。血与气并，则为实焉。血之于气并走于上，则为大厥，厥则暴死，气复反则生，气不反则死。"指出"血与气并走于上"是"大厥"的病机，近贤张锡纯释之云："知其为肝风内动，以致脑充血也。其曰薄厥者，言其脑中所宛之血，激薄其脑部，以至于昏厥也。"同时告诉我们表现为"大厥"的中风中脏腑者"生死一线"的凶险预后，这与现代医学高血压、脑动脉硬化患者因精神刺激等原因引发脑出血，短时间内死亡的预后相一致。

《素问·大奇论》："脉至如喘，名曰暴厥。暴厥者，不知与人言。"该条是讲：患者脉搏至数急促得像喘气一样，脉为气血循行之所，脉行数乱是气血逆乱的表现，多患有"暴厥"疾病，包括"厥证"和"中风"等；"不知与人言"可见于中风不得言语者，该条下一句则道出了"暴厥"中风患者的病机："夫人厥则阳气并于上，阴气并于下。阳并于上，则火独光也；阴并于下，则足寒，足寒则胀也。""不得语言者"，无气作声也，肺为气之主，肾为气之根，不语当责之肺肾气虚；目昏眩者，无血养睛也，脾主生血，肝主藏血，目无见责在肝脾无血。"阳气并于上，阴气并于下"，此即阴精、营阴亏耗于下，孤阳独亢于上，水火不交之候。

《内经》上述条文均是以临床表现为名，如仆击、偏枯、痿厥、薄厥、暴厥、失语等可见于"中风"患者之症候，言其病因病机，均是由于阴阳失调，阴精受损，五脏内伤，气血循行失常所导致的急性发作的疾病，而无一条提及"感受外邪"。金元之河间、东垣、丹溪及张景岳等后世诸家均是在上述《内经》条文的核心宗旨下，根据自身诊疗经历总结出中风病"内风"病机，所以曾定伦老师认为"中风"病"内风"的中医病机起源非唐宋以后，实则在《内经》之中。

（二）"理脾胃，复升降"治慢性疑难病思想

1. 深究脾升胃降生理

运动是物质的属性，也是生命活动的表现，中医认为人的生命活动依赖于气的升降出入，从而保证人体不断从自然界中摄取生命活动所需要的物质，并通过气化，升清降浊，供应人体新陈代谢，促进生命活动正常进行，如《素问·六微旨大论》云："出入废则神机化灭，升降息则气立孤危。故非出入，则无以生长壮老已；非升降，则无以生长化收藏。"气的运动形式称为"气机"，气机输布运行是五脏功能活动重要特征，其共同的基本形式为升降出入。而五脏因为生理功能不同，在全身气机输布、运行上各具特点，《素问·刺禁论》："脏有要害，不可不察。肝生于左，肺藏于右，心部于表，肾治于里，脾为之使，胃为之市。"明言五脏在气机运动方式上的不同表现及相互关系。

对于脾胃的生理功能，曾定伦老师认为《内经》条文中"脾为之使，胃为之市"包含两层意思：①脾胃为后天之本，气血生化之源。杨上善注云："脾为土，旺四季。脾行谷气，以资四脏，故为使也；胃为脾腑，贮五谷，授气与脾，以资四脏，故为市。"王冰释之云："营动不已，糟粕水谷，故使者也；水谷所归，五味皆入，如市杂，故为市也。"姚止庵《素问经注节解》云："趋走不息谓之使，脾主运化水谷，以营养一身。百物聚集谓之市，胃谓水谷之海，以变化五味。"血液、津液等营养物质的生成是由饮食物进入胃腔，经过脾胃的消化、小肠的吸收，泌别清浊，其清者由脾传输心肺气化而成。《内经》条文中对脾胃化生气血精微物质"后天之本"的作用进行了详细的论述，《素问·灵兰秘典论》云："脾胃者，仓廪之官，五味出焉。"《灵枢·营卫生会》云："中焦亦并胃中，出三焦之后。此所受气者，泌糟粕，蒸津液，化其精微，上注于肺脉，乃化而为血。"《灵枢·决气》云："中焦受气取汁，变化而赤，是谓血。"故后世云脾能藏纳营血。李中梓在《医宗必读》中说："一有此生，必资谷气，谷入于胃，洒陈于六腑而气至，和调于五脏而血生，而人资之以为生者也，故曰后天之本在脾。"②脾胃位居中州，擅长

转枢气机，为三焦气机之枢纽。朱丹溪《格致余论》释之曰："脾居坤静之德，而有乾健之运，故能使心肺之阳降，肾肝之阴升，而成天地之交泰，是为无病之人。"吴达《医学求是·血证求源论》亦云："五行之升降，以气不以质也。而升降之权，又在中气……水火之上下交济者，升则赖脾气之左旋，降则赖胃土之右转也。故中气旺，则脾升而胃降，四象得以轮旋。中气败，则脾郁而胃逆，四象失其运行矣。"胃受盛腐熟水谷，主受纳，脾"为胃行其津液"，主运化，脾主升清，胃主降浊，两者生理功能上，纳运结合，升降相因，燥湿相济，不但共同行使对饮食物受盛、腐熟、运化的功能，而且两者共居中焦，为气机升降的枢纽。故曾老师认为《素问·刺禁论》中左右表里并非解剖部位，而是说明五脏在气化功能中的作用和地位——肝升肺降，心表肾里，脾胃转枢气机为气机输布、运行的中心枢纽，如此人体气机输布、运行构成了一个动态的、连续的、完整的系统，而这个系统中脾胃位居中焦、有升有降、通连表里内外上下，如枢盘，似车轴，密切配合，不仅帮助各脏气机输布，也制约各脏气机的过度升降，维持其和谐状态，起着调度、协调的作用。如黄元御在《四圣心源·中气》中云："脾为己土，以太阴而主升，胃为戊土，以阳明而主降。升降之权，则在阴阳之交，是谓中气。胃主受盛，脾主消磨，中气旺则胃降而善纳，脾升而善磨，水谷腐熟，精气滋生，所以无病。脾升则肾肝亦升，故水土不郁，胃降则心肺亦降，金火不滞。火降则水不下寒，水升则火不上热。平人下温而上清者，以中气之善运也。"

《灵枢·营卫生会》"中焦如沤"是将中医五脏配五行的"整体观"和五行生克制化的"运动观"紧密联系，全面认识、深入探讨脾胃升降功能作为"后天之本"在运化水谷，生成气血和转枢气机，调畅脏腑生理功能中的重要作用。

2.详辨脾胃升降病理

（1）脾胃升降失常对消化吸收功能影响：脾胃为水谷之海，气血生化之源，主饮食物的消化吸收。《脾胃论·天地阴阳生杀之理在升降浮沉之间论》云："胃为水谷之海，饮食如胃，而精气先输脾归肺，上行春夏之令，以滋养全身，乃清气为天者也。升已而下输膀胱，行秋冬之令，为传化糟粕，转味而出，乃浊阴为地者也。"饮食物进入人体，经过脾胃的消化、吸收、分离成精微营养物质和糟粕后，需要通过脾胃升降功能将水谷精微输布全身而将糟粕向下传导给大小肠，一旦脾胃升降失常，就会出现饮食物消化、吸收，以及营养物质输布和糟粕排泄异常的疾病，如胃失和降，胃气上逆，饮食物不能在胃腑中正常受纳、腐熟，引起的呕吐、呃逆、噎膈、脘胀等病症，而脾不升清，运化功能亦受影响，饮食物消化、吸收及精微物质向上输布障碍，趋于下而至肠腑，导致纳呆、腹胀、腹泻等发生。如《素问·阴阳应象大论》云："清气在下，则生飧泄；浊气在上，则生䐜胀，此阴阳反作，病之逆从也。"

（2）脾胃升降功能失常对津液代谢的影响：水谷精微中，津液是重要组成部分，也是人体必需的营养物质，《素问·经脉别论》云："饮入于胃，游溢精气，上输于脾。脾气散精，上归于肺，通调水道，下输膀胱。水精四布，五经并行。"脾胃的运化功能和脾散精功能在津液生成、输布中起着至关重要的作用，具体表现在两方面。一是脾胃自身对水饮运化、输布的作用。水液进入人体后首先经过胃腑受纳、吸收，游溢精气，同时将多余的水液在肺肃降功能的配合下传输到大小肠及膀胱。而水液精气传输到脾后，通过脾脏运化、升清作用将水液进一步消化、吸收为精微物质——津与液，并通过"灌溉四旁"作用，直接将津液输布全身四肢百骸。一则津液代谢需要五脏气机升降出入协调完成，而脾胃为气机升降枢纽，对肺气宣发和肃降、肾气蒸腾和气化、三焦气机通畅均起着调节作用。脾胃升降功能失常，脾不升清，肺金失养，宣肃失司，无力行其通调水道、下输膀胱职能，脾不能为胃行其津液，水饮停于胃脘，胃失和降，于是水津不能四布，五经焉得并行，导致水谷之湿郁而不化，积于腹中则气行受阻而发为胀满，外溢皮肤则积于肌腠而成浮肿，故《素问·至真要大论》云："诸湿肿满，皆属于脾。"所以提出"大肠主津，小肠主液"，完善了中医脏腑理论的李东垣认为脾胃是津液代谢的关键，"大肠主津，小肠主液，大肠、小肠受胃之荣气，乃能行津液于上焦，灌溉皮肤，充实腠理。"（《脾胃论·大肠小肠五脏皆属于胃

胃虚则俱病论》）

（3）脾胃升降失常对肢体九窍的影响：五官分属于五脏，为五脏之外候，"五脏常内阅于上七窍"，五脏精气分别注于七窍，故脏腑内在病变必然引起五官九窍的变化。五脏之中，由于脾胃在水谷精微生成、输布和气机输布中的枢纽作用，脾胃升降功能失常易导致五官九窍的疾病。《素问·阴阳应象大论》云："谷气通于脾，雨气通于肾。六经为川，肠胃为海，九窍为水注之气。"说明了九窍与五脏和脾胃之间的关系，若脾胃升降失调，五脏枢机不利，痞塞中满，加之五脏得不到后天水谷精微物质濡养，则会出现九窍不利。明·薛己在论治头面部疾患时，指出："脾胃发生元气不能上升，邪害空窍，故不利而不闻香臭者，宜养脾胃，使阳气上升，则鼻通矣。"同样脾升胃降对人体四肢所需要的水谷精微物质的"至经"，维持四肢正常运动功能起着关键作用，《素问·太阴阳明论》云："四肢皆禀气于胃，而不得至经，必因于脾，乃得禀也。今脾病不能为胃行其津液，四肢不得禀水谷气，气日以衰，脉道不利，筋骨肌肉，皆无气以生，故不用焉。"脾胃受纳运化，升清降浊功能正常，水谷精微物质充盛，则营卫协调，五脏安和，清阳上升则耳聪目明，腠理固密，筋骨强劲，浊阴下降则湿浊渗泄，下窍通利，脏腑调和。故《素问·玉机真脏论》曰："脾太过，则令人四肢不举，其不及，则令人九窍不通，名曰重强。"

（4）脾胃升降失常对脏腑功能的影响：人体是有机的整体，脾胃为气血生化之源，五脏六腑皆禀脾胃之气以生息。因此脾胃发生病变，必然影响其他脏腑引起疾病。黄元御《四圣心源·劳伤解·中气》说："脾升则肾肝亦升，故水木不郁，胃降则心肺亦降，金火不滞。火降则水不下寒，水升则火不上热。平人下温而上清者，以中气之善运也。"若脾胃虚弱，水谷精微生成不足，脾升清化赤为血减少，则营血大亏，心失所养而见心悸、失眠、多梦等症；脾胃升降失常，清浊困阻中焦，土壅木郁，则肝失条达，气机郁滞而生脘胁胀满、呕吐、吞酸等症；脾虚胃弱，气血匮乏，不能上输于肺，土不生金，则肺气失养，宣肃乖戾而见气短、胸满、咳嗽、喘息、痰多之症。《素灵微蕴·喘解》云："肺气上逆之病也，而肺逆之原，则在于胃。脾以太阴而主升，胃以阳明而主降……肺胃不降，病在上焦，而究其根本，则缘中气之虚。中气者，阴阳升降之枢轴也……故脾胃转运，升降无阻。中气虚损，阴旺湿滋，壅郁不运，则脾不上升而清气常陷，胃不下降而浊气常逆，自然之理也。"脾胃虚弱，土不制水，则水湿壅盛，下流于肾，后天气血匮乏则先天之精失于濡养，肾之蒸腾气化功能不足，而生肾病。曾定伦老师认为脏腑功能是人生命活动的核心，而脾胃在脏腑气机和功能调节中具有重要地位，善治脾胃者可以调五脏，因此老师治疗疑难重症，常从调理脾胃气机，复其升降入手。正如周慎斋所言："诸病不愈，必寻到脾胃之中，方无一失，何以言之？脾胃一虚，四脏皆无生气，故疾病日久矣。万物从土而生，亦从土而归，补肾不如补脾，此之谓也。治病不愈，寻到脾胃而愈者颇多。"

3. 明晰调脾胃，复升降，治疑难病治则

疑难病是指病因未明，临床症状纷繁复杂，寒热错杂，虚实互见，诊断不清，治疗掣肘，病程长，医治难度较大的一类疾病的总称。"损伤脾胃，真气下溜，或下泄而久不能升，是有秋冬而无春夏，乃生长之用陷于殒杀之气，而百病皆起；或久升而不降亦病焉。"李东垣认为临床许多因素皆可损伤脾胃，使脏腑真气下陷，就如只有秋冬的降沉，而无春夏的升浮，便会导致生长的功用下陷于肃杀的地气中，因而各种疾病都会发生。反之，如果清气久升而无降，就像只有春夏而无秋冬降沉，同样也会发生疾病。由于脾胃居中焦，通达四旁，其气之升，上养心肺，其气之降，下濡肝肾，化生气血津液，调畅五脏气机，滋养四肢百骸、皮肉筋骨、五官九窍，故曾定伦老师在辨治内科疑难病中非常重视通过调理脾胃，恢复气机升降达到治疗目的。

（1）疑病多气滞痰阻，复升降以行气滞，健脾胃以消痰浊。中医理论中气的升降出入变化称之为"气机""气化"，是人体正常生命状态的表现形式，张景岳有云："凡有余之病，由气之实；不足之病，因气之虚。如风寒、积滞、痰饮、瘀血之属，气不行则邪不除，此气之实也；虚劳、遗漏、亡阳、失血之属，气不固则元不复，此气之虚也。虽曰泻火，实所以降气也；虽曰补阴，实所以生气也。气聚则生，气散则死。""气血冲和，百病不生。一有怫郁，诸病生焉。"疑难病患者临床症状多纷繁复杂，阴阳表里，寒热

虚实，疑似难辨，患者往往自诉病痛很多，涉及多系统、多脏腑异常，但大多查无实质性病变，或虽疑为实质性病变，而又不能定性、定位，明确诊断。临床上常以心身疾病、功能性疾病及亚健康状态者为主，多"无形"可辨，年深日久或失治误治可发展为器质性损害。曾定伦老师认为这类患者中医病机共同的特点是气滞痰阻。首先邪侵伤正，气机不畅，继而脏腑升降失调，气滞则津停痰聚，失治误治，损伤脾胃，脾胃升降失常进一步郁阻气机，导致痰浊、水湿、瘀血等有形实邪内聚，而见病症百出。如肝脾病机，肝性曲直喜条达，一有抑郁，最常见横逆犯脾，如仲景所说："见肝之病，知肝传脾，当先实脾。"同样脾虚湿困，或胃气不和，脾胃升降失常致中焦气机不畅，也可见土湿侮木，肝木不疏，而见脘腹胀满，呃逆嗳气，纳呆食少，饥不能食等症状。脾困失运，胃不散精，气机郁滞，气不布津，则液聚为痰。痰气交阻，随气上下，无处不到，既可内及脏腑筋膜，亦可外流骨节经络，表现出不同的脏腑经络见症，从而疑症百出，复杂难辨。治疗此类疾病，曾定伦老师主张抓住气滞痰阻病机，以行三焦气机而复升降，健脾胃运化以祛痰浊为主要法则，脾胃升降调和则五脏六腑气机顺畅，心神得主，肺复宣肃，肝能疏泄，肾主封藏，各尽其功能，则三焦真元通畅，气血运行复长，水液代谢正常，无生痰助湿之源，则病可愈。

（2）难病多痰凝络瘀，调脾胃，复升降以化痰通络。难病是指临床上诊断清楚，病因明确，但病情顽固，易于反复，病期冗长，病位深痼，涉及多个脏腑，常规辨治疗效较差的疾病，如胸痹（冠心病）、中风病、历节病、癫痫、瘿瘤等疾病。曾定伦老师认为该类疾病或因外感六淫、内伤七情，导致湿滞痰浊，血瘀食积等有形实邪内停脏腑；或因病程较长，反复发作，迁延难愈，失治误治，药石杂投，损伤中焦运化，阻遏气机，脾运失常，胃失和降，枢机不畅；或因脾胃素虚，脾不升清，胃失降浊，或他脏病损，影响脾胃枢机，久之则三焦气滞，水泛津停，生湿酿痰，痰气交阻，气不行血，营血涩滞，脉络不畅而为瘀，"病久入深，荣卫之行涩，经络时疏""邪客于皮毛，入舍于孙络，留而不去，闭塞不通，不得入于经，流溢大络而生奇病。"（《素问·缪刺论》）对于该类疾病治疗，曾定伦老师主张抓住"痰凝络瘀"病机，脾胃不但为气机升降枢纽，也是生痰蕴湿之源，主统血行，为疾病的根源所在，健脾胃以化痰浊，复升降以行气郁，理气机以消瘀血为基本大法，临床治疗时需要根据疾病病种不同，疾病所属脏腑之不同，灵活加减应用。

（3）杂病多虚实兼夹，温脾升清补其虚，清胃降浊去其实。内伤杂病，涉及多个系统，内而脏腑经络，外而四肢孔窍，病机涉及气血、阴阳、表里、寒热、虚实，临床多见兼夹为病。《素问·太阴阳明论》："阳道实，阴道虚。故犯贼风虚邪者，阳受之；食饮不节，起居不时者，阴受之。阳受之则入六腑，阴受之则入五脏。入六腑则身热，不时卧，上为喘呼；入五脏则䐜满闭塞，下为飧泄，久为肠澼。""阳"指阳明胃腑，"阴"指太阴脾脏，胃主降浊，推陈致新，病则腑气不通，浊气不降，糟粕不行，且阳明之病，易于化热燥结，故病则多从燥化、热化，易为实热之证。脾主运化、升清，病则水谷精微不能化生，清阳不升，脾气易虚，且湿易伤脾，故脾病多虚证、寒证。"阳道实，阴道虚"对胃病多实、脾病多虚的病机趋向作了高度概括，后世总结为"实则阳明，虚则太阴"，然而脾胃两脏密切相关，生理上纳运结合，升降相因，燥湿相济，病理上亦相互影响，故脾胃病常常虚实互见，寒热错杂，在此基础上影响其他脏腑，引起人体脏腑、气血紊乱，而导致内伤杂病的发生。所以曾定伦老师主张通过调理脾胃，复其气机升降来治疗内伤杂病。如营卫气血不足者，以健脾和胃，助其生化之源而治之；五脏精气血津液诸不足者，通过补脾胃养后天之本，以充气血阴精，养五脏之体用，李东垣所谓"调脾胃以安五脏"，叶天士所指"上下交损，治其中"；四肢经络病变者，运脾胃以使水谷胃气得禀于四肢百骸，宗筋得润，束利机关；五官九窍病变者，调脾胃升降，使清气得升而灌注九窍，濡养五官，使浊气下降而不上壅为痰，上泛为湿，则九窍开利，五官清静。

（三）详查病机辨析不寐病

1. 阴阳理论

曾定伦教授指出，阴阳寤寐学说认为不寐的病因病机多种多样，但总属阴阳失调，寤寐失常。寤寐调和，阴平阳秘。阳气的入里出表、潜降封藏是睡眠与觉醒的主要内在因素，阴阳盛衰偏颇、营卫调和失常均会导致失眠，因此，在失眠的辨证中尤为注重辨别其阴阳属性，"善诊者，察色按脉，先别阴阳"。曾定伦教授认为"阳入于阴则寐"，阳不入阴是失眠症的根本机制。

2. 心神理论

曾定伦教授指出，睡眠是大脑的功能，睡眠周期受大脑神经调节，失眠的表现是睡眠周期紊乱，其本质则是脑睡眠调节的失调。中医认为，心即是大脑，神即是大脑的功能。心神失调可以产生大脑神经功能障碍，而失眠则是心神失调最典型的表现之一。虽然心神失调的原因是多方面的，譬如失眠，外界环境因素、器质性疾病、心理社会因素等都可以引起失眠。如外界环境的变迁和干扰、重大生活事件的刺激、社会因素（上夜班）等等，干扰和损害睡眠及情绪的调节机能，导致心神不安。当心神被扰后，大脑必然动员调节机制来应对来自外界和体内的不良刺激。随着干扰的延长或者损害的加大，大脑的调节机能可能发生紊乱。这种紊乱可能表现为调节机能的亢进，也可能表现为调节机能的抑制，这些都会导致心神失宁而失眠。

3. 痰、瘀、虚、郁理论

曾定伦教授提出顽固性失眠多系痰瘀虚相兼为患，即"怪病多痰、久病多瘀多虚"的观点。临床上顽固性的失眠大多病程日久，久病多痰多瘀多虚，多数都可辨证正虚邪实。正虚多为肝肾亏损，邪实多为痰热瘀阻，故肝肾亏损，痰热瘀阻。心神受扰，阳不入阴是顽固性失眠的基本病机，很少单纯表现为实证或虚证。如痰热内扰型失眠常由饮食不节，暴饮暴食、恣食肥甘生冷、或嗜酒成癖，导致肠胃受热，痰热上扰。表现为不寐、头重、胸闷、心烦、嗳气、吞酸、不思饮食，苔黄腻，脉滑数。而无论是否由于七情致病，久患失眠之症，人的心情不畅，均会产生气机郁滞的情况。故曾教授指出，失眠患者多痰瘀互结、虚实夹杂、久病多郁。

三、临床特色

（一）滋水补肝法治疗不寐

曾定伦教授针对围绝经期失眠，提出滋水补肝治疗大法。曾定伦教授指出，围绝经期女性常因家庭、工作、生活等，出现抑郁、焦虑等情志异常，从而影响肝的疏泄功能。肝喜条达而恶抑郁，肝气郁滞，疏泄功能失常，进而导致肝阴血不足，这也是导致围绝经期女性失眠的因素之一。根据围绝经期失眠的病机特点，曾定伦教授认为围绝经期女性失眠以肝肾亏虚多见，常兼热兼郁，肾阴亏虚则不能上济心火，阴不制阳，虚火妄动，热扰神明，从而出现失眠、心烦、心悸等；肾阴不足，水不涵木，肝阳上亢，可见面部烘热、头痛、口干口苦等症；肾阴亏虚，脑失所养，则见健忘；若因素体阳虚，喜食生冷，或感受寒邪，导致肾阳虚衰，不能温煦四肢，亦可出现四肢不温。肝血亏虚，脑失所养，则见头目晕眩。冲脉为血海，任脉主胞胎，皆有赖于营血的充养，肝阴血不足，冲任失养，则见月经量少色淡，甚则经闭而不行。肝藏血，血舍魂，肝血不足，魂不守舍，则寐不安；情志不畅，木失条达，肝气郁结，则见胸闷胁胀、急躁易怒。因此，围绝经期失眠以肝肾亏虚证多见。在治疗上，曾定伦教授根据多年的临床经验，针对围绝经期失眠肝肾亏虚兼热兼郁的特点，以滋肾水、补肝血、清热解郁、宁心安神为治法，拟滋水补肝汤。予生地黄滋养阴血；当归、白芍、川芎补血调血，血足则肝柔，肝柔则魂藏，魂藏则寐安；山茱萸肉补益肝肾，为平补阴阳要药；枸杞子补阴滋肾水；酸枣仁养血补肝，宁心安神；茯神健脾气，安心神。

（二）豁痰逐瘀法治疗不寐

曾定伦教授提出顽固性失眠多系痰瘀虚相兼为患，即"怪病多痰、久病多瘀多虚"。临床上顽固性失眠大多病程日久，久病多痰多瘀多虚，故顽固性失眠当虚实兼顾，化痰行瘀兼以补虚，以温胆汤、桑钩地黄汤与丹参、桃仁、红花、川芎之属加减化裁。曾定伦教授临证常用黄连温胆汤为主方治疗失眠，法半夏为君，燥湿化痰，竹茹、黄连为臣，清热化痰，清心除烦；枳实行气消痰，使上扰之痰随气而下，陈皮燥湿理脾，茯苓健脾渗湿，以杜生痰产湿之源。再酌加安神定志之品，而获全效。

（三）疏肝解郁法论治不寐

曾定伦教授认为肝脏与其他脏腑关系密切，许多疾病虽病位不在肝，但溯其根源多责之于肝。肝主疏泄，调畅全身气机，对人体生命活动有指导作用。若肝失疏泄，则百病丛生。无论是否由于七情致病，久患失眠之症，人的心情不畅，均会产生气机郁滞的情况。如《丹溪心法》："气血冲和，百病不生。一有怫郁，百病生焉。"《景岳全书》："盖寐本乎于阴，神其主也。神安则寐，神不安则不寐。"心主神明而藏神，肝主藏血而舍魂，魂随神往，白昼随神游于目而动，入夜则魂归于肝而静，静则神安而能寐。如此则心境平和，神魂安宁。若情志不舒、气机郁滞、肝络血瘀或暴怒伤肝、气郁化火、阴虚火旺或肝血亏虚、魂不守舍皆可影响心神安宁而致不寐。故对于顽固性的失眠，在辨证论治时都应酌加疏肝理气解郁之品，如香附、佛手、玫瑰、香橼、延胡索等芳香解郁之品，则疗效更佳。

由于心是各种导致失眠病因的靶向器官，心神受扰是各种失眠症的共同病机。因此在对失眠症进行治疗时，应在辨证施治的前提下，适当选加养心安神、宁心安神、镇心安神之品，如制首乌、当归、白芍、酸枣仁、柏子仁、益智仁、茯神、灵芝，五味子、珍珠母、磁石之属。

四、验案精选

（一）平肝和胃、活血安神法治疗失眠案

患者，男，45岁。2018年8月10日初诊。

7年前胃镜检查示浅表性胃炎。现睡眠时好时差，或睡6～7小时，或

通宵不寐，胃胀嗳气时作，倘睡眠稍好，胃痛胃胀也相应减轻。头胀痛，大便溏薄，易感冒，怕风。舌质暗红苔薄，脉细微弦。BP160/90mmHg。

西医诊断：失眠。

中医诊断：不寐，肝胃不和，气滞瘀阻。

治法：平潜肝阳，和胃降逆，活血安神。

处方：龙骨30g（先煎），牡蛎30g（先煎），赤芍15g，白芍15g，石菖蒲10g，栀子15g，代赭石10g（先煎），旋覆花10g（包煎），蒲公英30g，柴胡10g，夜交藤30g，茯神15g，白术12g，菊花30g，天麻粉10g（冲服），钩藤30，夏枯草30g，川芎6g，郁金15g，砂仁6g（后下），鸡内金粉6g（冲服）。6剂，每日1剂，日三服。

二诊（2018年8月17日）：药毕睡眠改善，胃痛胃胀缓解。BP140/90mmHg。上方减夏枯草、菊花、葛根，加远志15g，珍珠母30g。6剂，每日1剂，日三服。

三诊（2018年8月23日）：精神状态良好，述睡眠明显改善，原方化裁继服巩固。

处方：生龙骨30g（先煎），牡蛎30g（先煎），赤芍15g，白芍15g，白术10g，茯苓12g，石菖蒲10g，丹参6g，郁金15g，桑寄生30g，厚朴10g，砂仁6g（后下），鸡内金粉6g（冲服），陈皮6g，天麻粉10g（冲服），钩藤30g（后下），隔山撬30g，远志15g，旋覆花15g，夜交藤30g，合欢皮30g，柏子仁20g，炒酸枣仁30g。

随访病情稳定。

按：患者长期脾胃虚弱，久患慢性结肠炎或肠激惹综合征迁延不愈，复因情志不悦，而伴发严重失眠，互相影响。本证型不寐与慢性胃肠病同见，辨病与辨证相结合治疗，平肝和胃贯其始终。

失眠不是单一的病症，临床症状多样复杂，缠绵难愈。曾定伦教授认为本病源于脑，前人有"脑为元神之府"之说，脑才是主宰人体精神意识、思维活动的中枢；心主血脉，脑需要心血的供养，以保持脑的功能正常活动；肝主情志，调达全身气机，调节精神情绪活动。按传统心主神明理论，从心论治失眠，但是临床常常疗效不明显。寤寐与肝魂有重要关系，盖"肝藏魂""随神往来者谓之魂"（《灵枢·本神》），肝失条达，魂不安藏。《血证论·卧寐》云："肝病不寐者，肝藏魂，人寤则魂游于目，寐则魂归于肝，若阳浮于外，魂不入肝，则不寐。"故曾定伦教授主张从肝论治，根据《伤寒论》柴胡加龙骨牡蛎汤化裁制定了治疗失眠的基本方，由柴胡、生龙牡、天麻、钩藤、郁金、白芍、石菖蒲、赤芍、丹参、夜交藤、合欢皮组成。方中柴胡、生龙牡疏肝平肝，一升一降，气机得畅；天麻、钩藤平肝息风，现代药理研究天麻有镇静、降血压作用；柴胡、白芍柔肝疏肝；郁金、菖蒲解郁疏肝开窍，理气和胃；赤芍、丹参活血安神，现代药理证实有镇静安眠作用，用于瘀阻失眠者；夜交藤、合欢皮能引药入阴，取其"昼开夜合"之性，治疗各种失眠。诸药相伍共奏疏肝养肝之效，使五脏皆平，气机通畅，失眠得调。临证变通，确能获得较好的疗效，因此从肝论治更切临床实际。

（二）疏肝泻火、解郁安神治疗失眠案

患者某，女，49岁。2019年7月11日初诊。

患者离婚后失眠2月余，难以入睡，睡后易醒，醒后难以入睡，原服用安定1片后尚可睡2～3小时，现服安定后仍入睡困难。症见入睡困难，睡前思虑，甚则彻夜难眠，伴4～5点早醒，焦虑，烦躁，情绪低落，口干欲饮，乏力，头胀，食可，二便平，舌尖红，苔薄黄，脉弦滑。

西医诊断：失眠。

中医诊断：不寐，肝郁化火证。

处方：龙胆泻肝汤加减。黄芩12g，牡丹皮20g，栀子15g，柴胡15g，白芍10g，茯苓10g，白术15g，生甘草6g，薄荷3g，香附15g，合欢皮30g，夜交藤30g，煅龙骨25g（先煎），牡蛎25g（先煎），灵芝30g（先煎）。6剂，每天1剂，水煎，早中晚分服。服药期间，暂不予服用安眠药。

二诊（2019年7月18日）：上药服完后可持续睡7小时，睡眠较浅，梦多，舌脉同前。效不更方，6剂。

三诊（2019年7月25日）：稍有反复。症见心烦减，入睡困难，断续可

睡 4 小时，睡眠偏浅，梦多，仍口干，舌质红，苔白腻，脉弦滑。

处方：煅龙骨 25g（先煎），牡蛎 25g（先煎），牡丹皮 20g，黄芩 10g，栀子 15g，龙胆草 6g，当归 10g，柴胡 10g，泽泻 10g，生地黄 10g，合欢皮 30g，夜交藤 30g，灵芝 15g（先煎）。6 剂。每天 1 剂，水煎，早中晚分服。

四诊（2019 年 8 月 2 日）：睡眠时间维持在 5 小时左右，中间醒 1 次，醒后可再入睡，精神放松，稍口干，舌质淡，苔白，脉弦滑。守上方 6 剂以巩固疗效。

按： 顽固性失眠病程长，久病则虚，故临证施治时旁人多以补为主，如应用酸枣仁汤养血安神，归脾汤健脾养心安神，天王补心丹滋阴养血、补心安神等。病案中患者有入睡困难、甚则彻夜难眠，焦虑，烦躁易怒，口干，头胀，脉弦等肝火旺盛的特点。张怀亮教授云："若论不寐者，非皆因于火，而多因于火也。"肝主疏泄，性喜条达而恶抑郁，中年妇女易情绪抑郁，导致肝气郁滞；长期睡眠不足，屡次服用安眠药无效，多属情绪不佳，肝气郁结日久则化火；五志过极化火，烦闷日久，则肝火更盛。肝主升发，肝火旺盛，气机冲上，阳气太过，则不得入阴，故入睡困难，甚则彻夜难眠。龙胆泻肝汤药物组成有龙胆草、黄芩、栀子、泽泻、木通、当归、生地黄、柴胡、生甘草、车前子，用药多为苦寒，主要用于清泻肝胆实火，清利肝经湿热，本案有口苦溺赤、舌红苔黄、脉弦数有力，为辨证要点。故曾定伦教授用龙胆泻肝汤加减。在疏肝解郁、泻火的基础之上当酌情使用养心安神药。如情志不舒者，加合欢皮、夜交藤解郁安神；心神不宁、心悸、怔忡者，加酸枣仁、柏子仁养心安神；体质偏虚者，加灵芝补虚安神；睡眠不实，多梦者，加龙骨、牡蛎镇惊安神；若夹痰者，加远志祛痰安神等。

本案患者主要因为离婚情感刺激导致急性失眠，失眠程度严重，属忧思恼怒伤肝，肝失条达，肝气郁久，化火上扰心神而引起。曾定伦教授在拟方辨治的同时，注重日常调护。首先，强调饮食调养，在日常生活中，嘱患者饮食应该保持清淡，尽量少吃油腻辛辣的食品，姜、葱、蒜、辣椒等也减少使用，可以多吃一些养阴清热的食物，如莲藕、银耳、百合、雪梨、蜂蜜等。其次，精神调养，在平时应该注重修身养性，尽量心情舒畅，不要动怒。再次，强调运动养生，多锻炼身体，日常多练太极拳、八段锦、气功等。最后，嘱生活作息规律，按时上床睡觉，按时起床，养成规律的生物作息时间。

（三）滋水补肝治疗绝经期失眠案

患者某，女，49岁。2019年7月28日初诊。

患者1年前因家庭琐事烦扰出现入睡困难，睡前易思虑，入睡时间超出1小时，半夜2～3点易醒，醒后再次入睡困难，严重时每周2～3晚彻夜不眠。晨起神疲、头昏沉，伴潮热汗出、手足心发烫、心烦易怒，夜尿1～2次，大便调，纳可。停经1年。舌红苔薄白，脉弦细。

西医诊断：失眠。

中医诊断：不寐（肝肾阴虚证）。

治法：滋水补肝，养心安神。

处方：滋水补肝汤加减。桑寄生30g，川牛膝20g，生地黄12g，山茱萸肉10g，枸杞子10g，当归6g，白芍10g，川芎6g，茯神30g，炒酸枣仁30g，五味子15g，香附15g，夜交藤30g，灵芝30g（先煎），龟板30g（先煎），合欢皮20g，牡丹皮20g，石斛20g。6剂，每日1剂，水煎服。

二诊（2019年8月4日）：患者服药后入睡困难稍改善，睡眠时间延长，偶有易醒，醒后可再次入睡，纳可，二便调。舌淡红，苔薄，脉弦细。患者服药后症状改善，故守上方继服7剂以巩固疗效。

三诊（2019年8月12日）：患者述30分钟左右能入睡，半夜醒后亦能再睡，有时夜间多梦，自觉睡眠浅，次日精神可，潮热汗出好转，手足心发烫已不明显，近日胃纳不佳，二便调。

处方：桑寄生30g，川牛膝20g，生地黄15g，山茱萸肉10g，枸杞子10g，当归6g，白芍10g，川芎6g，茯神30g，炒酸枣仁30g，五味子15g，夜交藤30g，灵芝30g（先煎），龟板15g（先煎），合欢皮20g，牡丹皮20g，石斛20g，炒麦芽20g，炒稻芽20g。6剂，每日1剂，水煎服。

后患者复诊数次，经电话随访，现患者夜间睡眠已大致正常，无明显潮热、盗汗、头昏等症状。嘱患者保持生活规律，适当运动，保持心情舒畅，避免情绪波动。

按：《灵枢·五音五味》云："今妇人之生，有余于气，不足于血，以其数脱血也。"女子每因经、带、胎、产而伤于血，故而女子患病常表现为阴血亏虚之象。《素问·上古天真论》云："女子……七七，任脉虚，太冲脉衰少，天癸竭，地道不通，故形坏而无子。"《妇人大全良方》曰："女子四十九岁而断精。"均说明绝经期女性肾气阴阳逐渐虚衰。肾为先天之本，肾之阴阳虚衰易导致全身阴阳平衡失调。《素问·阴阳应象大论》云："肾生骨髓，髓生肝。"说明肝肾在生理上具有密切的关系。《诸病源候论》说："肾藏精，精者，血之所成也。"肾藏精，为先天之本，是元气之根，"气不耗，归精于肾而为精，精不泄，归精于肝而为清血。"肝血有赖于肾精的充养，肾精足则肝血旺，因此有"血之源头在乎肾"之说。精血同为水谷之精所化生，二者同源互化，肾精充足，则肝血充盈。血液流经肾，又可与肾精合成为肾所藏之精，肾精与肝血的关系是肝肾同源的基础。在病理上，肝肾又相互影响，《灵枢·本神》说："肝藏血，血舍魂，肝气虚则恐。""恐惧而不解则伤精，精伤则骨酸痿厥。"由此可见，肝血不足会导致肾精无以充养，出现肾精不足的现象，肾精不足又会导致肝血不足，两者相互影响。经期女性失眠以肝肾亏虚多见，且常兼热兼郁，肾阴亏虚则不能上济心火，阴不制阳，虚火妄动，热扰神明，从而出现失眠、心烦等；肾阴不足，水不涵木，肝阳上亢，可见手足心热、口干口苦等症；肝血亏虚，肝肾阴虚，心神失养，则见不寐多梦。冲脉为血海，脉主胞胎，皆有赖于营血的充养，肝阴血不足，冲任失养，则见经闭不行。肝藏血，血舍魂，肝血不足，魂不守舍，则寐不安。情志不畅，肝木失达，肝气郁结，则见胸闷胁胀、急躁易怒。因此，围绝经期失眠以肝肾亏虚证多见。

方中生地黄滋养阴血；当归、白芍、川芎补血调血，血足则肝柔，肝柔则魂藏，魂藏则寐安；山茱萸肉补益肝肾，为平补阴阳要药；枸杞子补阴滋肾水；酸枣仁养血补肝，宁心安神；茯神健脾气，安心神。现代药理学研究表明，酸枣仁含有皂苷、黄酮等成分，主要通过抑制神经中枢影响慢波睡眠的深睡阶段，延长平均深睡时间，起到镇静催眠的作用。五味子补肾宁心；灵芝益气安神；合欢皮行气解郁。诸药合用，肝肾同补，清热解郁，宁心安神，则得寐矣。

（四）胆郁痰扰失眠案

患者某，男，29岁。2019年8月13日初诊。

患者诉反复失眠焦虑2年余，多次在三甲西医院就诊，诊断为焦虑状态，予抗焦虑、镇静安眠药物口服，开始还能入睡4～5小时，每每工作紧张、加班、思虑过多、情绪波动时症状加重，后逐渐疗效不佳，近2个月来因工作压力大，长期加班，几乎不能彻夜不能入睡。刻下症见失眠，几乎彻夜难眠，困倦乏力，焦虑，心烦，头昏胀，恶心，口干苦，时感心悸，情绪低落，大便干结，解便不畅，舌瘦、红，边有瘀纹，苔薄黄滑腻，脉弦。

中医诊断：不寐。气滞痰阻，痰热内蕴，痰瘀互结，内扰心神。

治法：理气化痰，清热通腑，宁心安神。

处方：黄连温胆汤和定志丸加减。茯苓15g，法半夏12g，陈皮6g，枳实6g，竹茹15g，胆南星10g，石菖蒲12g，黄芩10g，远志12g，丹参12g，郁金15g，龙骨25g，牡蛎25g，琥珀粉6g（冲服），酒大黄12g（后下），栀子6g，青礞石30g（先煎），甘草6g。6剂，水煎服，每日1剂。并告之避免操劳，慎起居，节劳作，畅情志，勿食辛辣油腻饮食，忌烟酒，清淡饮食。

二诊（2019年8月20日）：患者精神状态明显改善，诉服药后大便通畅，随大便泻下较多黏液状物，服药3天后每晚能睡5个小时左右，虽然入睡仍较困难，但入睡后睡眠质量明显改善，焦虑状态明显缓解，头昏胀、恶心、口干苦、心悸症状明显好转。现仍入睡较困难，每晚需口服氯硝安定半片方能入睡，时有口苦口干，舌红，苔薄滑，脉细弦。

服药后胆热得清，木郁得达，肠腑通畅，痰热下泻，而不能上扰心神，效不更方，上方守方加入宁心安神助眠药物，改善睡眠质量，助阳入阴。

治法：清胆和胃，清热豁痰，养心安神。

处方：黄芩10g，茯苓15g，法半夏12g，陈皮6g，枳实10g，竹茹

12g，胆南星 10g，石菖蒲 12g，远志 12g，郁金 30g，龙牡各 12g，赤芍 20g，栀子 6g，琥珀粉 10g（冲服），夜交藤 30g，酸枣仁 30g，合欢皮 20g。6 剂，水煎服，每日 1 剂。

三诊（2019 年 9 月 12 日）：患者喜形于色，精神饱满，现基本能上床后 30 分钟内入睡，睡眠质量可，虽梦较多，易惊醒，但头晕乏力、焦虑状态明显缓解，头昏胀、恶心、口干苦、心悸症状基本消失，工作效率明显提高，大便通畅，日一行，舌淡红，苔薄滑，脉细弦。上方守方继服。

该例患者共计五诊，服药 30 余剂，2019 年 11 月起基本停用氯硝安定等镇静催眠药物，睡眠基本正常，情绪明显改善，工作、生活基本正常。

按：张秉成《成方便读》云："夫人之六腑，皆泻而不藏，惟胆为清净之腑，无出无入，寄附于肝，又与肝相为表里。肝藏魂，夜卧则魂归于肝，胆有邪，岂有不波及于肝脏哉？且胆为甲木，其象应春，今胆虚即不能遂其生长发陈之令，于是土得木而达者，因木郁而不达矣。土不达则痰涎易生，痰为百病之母，所虚之处，即受邪之处，故有惊悸之状。二陈、竹茹、枳实、生姜，和胃豁痰、破气开郁之品，内中并无温胆之药，而以温胆名方者，亦以胆胃甲木，常欲其得春气温和之意耳。"曾定伦教授认为张氏解"温胆汤"主治病机虽有"胆虚木郁，土不达而痰浊内生"，即首先情志内郁，胆木不疏，而后脾土失达，运化失常，痰浊内生之先后转承，但在临床上，特别是西南巴蜀之地，两江交汇，湿浊蕴蒸，加之饮食习惯喜食辛辣厚味，痰热内生、内盛而致内扰胆、胃、心神也是非常常见的，故曾定伦教授在临床上多合黄连、黄芩施用，取其清热化痰，清胆理气，治疗由情志、饮食习惯、体质禀赋等原因导致的痰热内盛，内扰心神所致的各种神志性疾病，效果显著。黄连温胆汤出自清代陆廷珍的《六因条辨》，去燥化痰、清热除烦，治疗胆虚木郁，土不达而痰浊内生之各类疾病，疗效显著。

《素问·灵兰秘典论》云："心者，君主之官也，神明出焉……胆者，中正之官，决断出焉。"人的精神活动虽由心主管，但其他脏腑也参与，不同的脏腑所起的作用有所不同。心对精神活动起主宰作用，而胆起决断作用。胆气通于心，不仅是心与胆均"盛精汁三合"（《难经·四十二难》），胆的经脉"上肝，贯心"（《灵枢·经别》），在神志上起主辅配合关系。心藏神，神之主在心；胆主决断，某些神志活动取决于胆。在神志方面，二者相辅相成，相互为用。临床上，如果胆病，胆气就会上扰心神而出现心悸不宁，惊恐畏惧，嗜睡或不眠等症。胆为清净之腑，喜温和而主生发，木郁不达，脾虚生痰，痰热上扰，则心神不安，虚烦不眠。曾教授用黄连温胆汤为主方治疗该病，法半夏为君，燥湿化痰，竹茹、黄连为臣，清热化痰，清心除烦；枳实行气消痰，使上扰之痰随气而下，陈皮燥湿理脾，茯苓健脾渗湿，以杜生痰产湿之源，再酌加安神定志之品，而获全效。

（五）肝郁血瘀失眠案

患者某，女，55岁。2019年11月6日初诊。

患者10年前因经济和家庭压力等影响导致失眠，近1年退休后失眠加重。曾于当地医院就诊，服用中药调理未见明显好转。夜间10点左右上床，入睡困难，入睡时间超出1小时，辗转反侧，睡眠浅，多梦，5～6点早醒，7点左右可再入睡，8点起床，自觉夜间可睡二三个小时，严重时自己感整夜未睡，午休躺1小时（睡不着）。白天精力欠佳，头昏痛，双目干涩，时有心慌、胸闷，长期情绪焦虑、烦躁、低落，注意力不集中，记忆力下降。胃纳一般，便溏，1～2次/天，小便频数，夜尿5～6次/晚。

查体：舌暗，舌边瘀点，苔薄白，脉弦涩。辅助检查：PSQI：20分；SAS：轻度焦虑（54分）；SDS：轻度抑郁（60分）。

西医诊断：失眠，焦虑抑郁状态。

中医诊断：不寐（肝郁血瘀证）。

处方：柴胡加龙骨牡蛎汤化裁。北柴胡12g，龙骨30g（先煎），牡蛎30g（先煎），党参15g，茯神30g，桂枝15g，法半夏20g，大枣10g，珍珠母20g（先煎），黄芩6g，五味子15g，首乌藤15g，赤芍10g，桃仁3g，红花3g，酸枣仁30g，川芎6g，佛手10g，甘草10g。7剂，水煎服，每日1剂，每日3次。并嘱患者调畅情志、作息规律、按时起床，遵医嘱按时服药，定期随诊。

二诊（2019 年 11 月 13 日）：服药第一周仍入睡困难（入睡 1 小时），睡眠浅、梦多症状好转，自觉夜间可睡 4～5 小时。午休 30 分钟。白天精神尚可，情绪较前平稳。仍感注意力不集中。纳可，大便仍不成形，小便频。舌暗，舌边瘀点，苔薄白，脉弦细。患者二诊症状较前好转，考虑患者仍大便不成形，原方加山药 30g，诃子 15g，白扁豆 20g 健脾涩肠温中。

三诊（2019 年 11 月 20 日）：现患者 22：30 上床，入睡可，睡眠浅、梦多好转，5～6 点醒后可再睡，7 点左右起床，自觉夜间可睡 7 小时左右，基本不午休。白天精力可，纳可，大便基本成形，近期小便可。舌暗，舌边瘀点，苔薄白，脉弦滑。原方加红花 10g，白芍 12g 活血散瘀、柔肝养血。

处方：北柴胡 12g，龙骨 30g（先煎），牡蛎 30g（先煎），党参 15g，茯神 30g，桂枝 15g，法半夏 20g，大枣 10g，珍珠母 20g（先煎），黄芩 6g，五味子 15g，首乌藤 15g，赤芍 10g，桃仁 3g，红花 10g，酸枣仁 30g，川芎 6g，白芍 12g，佛手 10g，甘草 10g。7 剂，服法同前。

四诊（2019 年 11 月 27 日）：患者目前入睡可，夜间可睡 7 小时余。日间精力可，头昏痛、情绪低落及大便均好转。舌红，苔薄白，脉弦小数。续前方 7 剂。

一周后门诊随访患者，失眠症状基本消失，情绪可，复查 PSQI：4 分；SAS：无焦虑（37 分）；SDS：无抑郁（42 分）。

按：本案患者入睡困难，疲倦，眼睛干涩，心慌，胸闷，焦虑、烦躁，大便不成形，舌暗，舌边瘀点，苔薄白，脉弦，考虑肝郁肾虚血瘀证。夜卧不宁故肝藏血不利，久之则见情绪焦虑、烦躁、低落等肝气郁结之征象；气机不畅，郁而化热，热邪扰心，故见心慌、胸闷等不适；"人卧血归于肝，肝受血而能视"，肝藏血不足，故双目干涩。舌暗红、舌边瘀点为血瘀之象。长期失眠慢性损耗后阴阳互损，故有日间精力差、大便不成形、夜尿频等肾虚症状。脉弦则进一步印证肝郁于中，故予柴胡加龙骨牡蛎汤加减和解少阳、安神定悸。柴胡加龙骨牡蛎汤首见于《伤寒论》107 条："伤寒八九日，下之，胸满烦惊，小便不利，谵语，一身尽重，不可转侧者，柴胡加龙骨牡蛎汤主之。"是小柴胡汤减量，去炙甘草，加龙骨、牡蛎、铅丹、桂枝、茯苓、大黄而成。小柴胡汤可和解少阳，加龙骨、牡蛎、铅丹重镇降逆；桂枝合茯苓温阳通腑、平冲利水，可治疗小便不利，一身沉重；半夏和胃降逆；党参、大枣和中益气；大黄通腑泄热。患者大便长期不成形，故原方中去大黄；易铅丹为珍珠母降逆安神，改茯苓为茯神，合五味子、酸枣仁养心安神，加佛手疏肝解郁，加川芎取"酸枣仁汤"之辛散、宣通助肝，血行则瘀散，邪去则神安。

（六）疏肝固肾法治疗失眠案

患者某，女，64岁。2018年7月2日初诊。

患者失眠3年余，现卧床难眠，上床2～3小时方可入睡，间断醒4～5次，夜间共计入眠不足4小时，且伴多梦、尿频（多则7～8次，甚则失禁），腰酸乏力，精神萎靡。曾服艾司唑仑等，疗效不显。高血压、冠心病史20余年，日间时有胸闷、心悸，眼圈发黑，尿常规正常。BP 150/100mmHg。舌紫暗苔白，脉微弦。

西医诊断：失眠。

中医诊断：不寐，肾虚不固，肝阳上亢，瘀阻心脉证。

治法：平肝潜阳，固肾安神活血。

处方：柴胡10g，生龙骨30g（先煎），生牡蛎30g（先煎），赤白芍各15g，丹参6g，郁金15g，夏枯草20g，菊花10g，山茱萸10g，菟丝子10g，桑寄生30g，川牛膝20g，天麻粉10g（冲服），钩藤30g（后下），葛根15g，川芎6g，枳壳15g，生地10g，知母15g，夜交藤30g，合欢皮30g，柏子仁20g，酸枣仁30g。6剂，每日1剂，日三服。

二诊（2018年7月9日）：药毕睡眠改善，做梦次数减少，腰酸减轻。BP 140/90mmHg。上方减夏枯草、菊花、葛根、菟丝子，加远志15g，珍珠母30g。6剂，每日1剂，日三服。

三诊（2018年7月16日）：精神状态良好，述睡眠明显改善，现能睡6小时左右，多梦缓解，夜间尿频由7～8次减至2～3次，BP 130/90mmHg。原方稍事化裁，继服巩固。

处方：生龙骨 30g（先煎），生牡蛎 30g（先煎），赤白芍各 15g，丹参 6g，郁金 15g，桑寄生 30g，川牛膝 20g，山茱萸 10g，山药 20g，生地黄 10g，天麻粉 10g（冲服），钩藤 30g（后下），乳香 6g，没药 6g，远志 15g，知母 15g，夜交藤 30g，合欢皮 30g，柏子仁 20g，酸枣仁 30g。随访病情稳定。

按：本例以失眠、尿频为主症，尿常规等检查均正常，无湿热下注之证，病机为肾气亏虚，肝阳上亢。肾气不足，摄纳失司，气化不利，表现为尿急、尿频或尿失禁。严重失眠、心烦不安为肝郁阳亢，扰乱心神。故予平肝潜阳、补肾固涩活血，获效甚佳。本证型多见于 50 岁以上妇女，常伴腰酸乏力，若遇情志抑郁易诱发。